MENTAL HEALTH AND MENTAL DISORDERS

정신건강론

정명희 김안식
박서진 오은주
윤명길 이영희
이용환 주민경
공저

수양재

머리말

1960년대 이후 놀라운 경제성장과 의료기술의 발달로 인해 우리나라의 평균수명이 1990년 72세에서 2022년 83.05세로 증가하였으며, 소득수준이 높아지면서 관심을 가지게 된 영역 중의 하나가 건강분야이다. 이러한 시대적 흐름으로 최근 유행하고 있는 단어들, 즉 웰빙(wellbeing), 힐링(healing) 등은 건강하게 살아가고자 하는 현대인의 관심을 반영하고 있다. 건강은 신체건강과 정신건강으로 나눌 수 있으며, 범람하는 정보, 가족구조의 변화, 치열한 경쟁, 스트레스의 과다노출 등으로 정신건강에 대한 관심이 증가되고 있는 추세이다.

따라서 본 책은 증가하고 있는 현대인의 환경적 스트레스와 정신건강의 관계, 다양한 정신건강의 문제와 질환(장애), 생애주기에 따른 정신건강의 문제를 이해하고 정신건강 관련 사회복지실천방법을 학습함으로써 정신건강증진을 위한 기본적인 지식과 실천역량을 습득하도록 하는 데 목적을 두고, 한국사회복지교육협의회(2020)의 『사회복지학 교과목 지침서』를 바탕으로 정신건강을 이해하고 실천하기 위해 필요한 정보와 기술을 수집하는 데서 시작되었다.

본 책은 정신건강을 이해하기 위해 4부 총 15장으로 구성하였다. 구체적으로 1부 정신건강의 기초적 이해에서는 두 개의 장으로 구성하였는데, 1장 정신건강의 개념에서는 건강의 정의와 정신건강의 이해에 대해 소개하였고, 2장 스트레스와 정신건강에서는 적응과 정신건강, 대인관계와 정신건강 및 스트레스와 정신건강에 대해 기술하였다.

2부 정신건강 실천이론과 실제에서는 세 개의 장으로 구성하였는데, 3장 정신건강 실천이론에서는 정신장애의 이해, 의료와 재활 및 회복모델에 대해 소개하였고, 4장 정신건강과 사회복지에서는 정신건강전문가, 정신건강서비스 전달체계, 정신건강증진기관 및 시설현황, 정신건강정책 및 관련 법의 이해에 대해 기술하였고, 5장 정신장애의 분류에서는 국제질병분류체계(ICD-10)와 정신질환의 진단 및 통계편람(DSM-5)에 대해 소개하였다.

3부 생애주기와 정신건강에서는 세 개의 장으로 구성하였는데, 6장 영유아기 및 아동·청소년기 정신건강에서는 지적장애, 학습장애, 의사소통장애, 주의력결핍 과잉행동장애, 틱장애, 자폐스펙트럼장애, 파괴적, 충동조절 및 품행장애에 대해 소개하였고, 7장 성인기 정신건강에서는 조현병, 우울장애, 양극성장애, 공황장애 및 성격장애에 대해 기술하였으며, 8장 노년기 정신건강에서는 치매, 노인기 우울증 및 노인과 정신건강에 대해 소개하였다.

4부 주요 정신건강 이슈별 사회복지실천에서는 일곱 개의 장으로 구성하였는데, 9장 학대 및 폭력과 정신건강에서는 아동학대와 정신건강, 가정폭력과 정신건강 및 학교폭력과 정신건강에 대해 소개하였고, 10장 자살과 정신건강에서는 자살과 자살행동의 개념, 자살이론, 자살의 현황 및 자살 관련 정책에 대해 기술하였고, 11장 중독과 정신건강에서는 중독의 이해, 중독의 유형, 중독의 현황 및 중독자 지원정책에 대해 소개하였으며, 제12장 문화적 다양성과 정신건강에서는 다문화와 정신건강, 성적 소수자와 정신건강 및 장애인과 정신건강에 대해 기술하였고, 13장 재난과 정신건강에서는 재난 및 재난관리의 이해, 재해구호의 개념과 특성, 재해구호복지 지원활동의 원칙, 재해구호의 지원주체 및 재해구호의 지원내용과 서비스에 대해 소개하였고, 14장 가족과 정신건강에서는 이혼 및 재혼과 정신건강, 조손 및 한부모가족과 정신건강 및 정신장애인 가족과 정신건강에 대해 기술하였으며, 15장 인권과 정신건강에서는 인권 및 인권의식과 정신건강에 대해 자세하게 소개하였다.

본 책을 통해 정신건강에 관심이 있는 일반인을 비롯해, 정신장애로 인해 어려움을 가지고 생활하고 있는 이들과 이들 주위의 모든 사람들이 올바른 대인관계를 형성하고 적응력을 기르며 자신의 능력을 최대한 발휘해 나가는 데 도움이 되었으면 하는 바람이다.

마지막으로 본 책의 출판을 맡아 주신 수양재의 강성민 사장님을 비롯해 모든 관계자 여러분들께 진심으로 감사를 드립니다.

2024년 2월

저자 일동

차례

PART 1

정신건강의 기초적 이해

Chapter 01

정신건강의 개념

배울 내용

1. 건강의 정의
2. 정신건강의 이해

학습목표

1. 건강의 정의를 설명할 수 있다.
2. 정신건강에 대한 학자들의 주장을 구분하여 설명할 수 있다.

1. 건강의 의미

우리나라는 1960년 이후 눈부신 경제성장과 의료기술의 발달로 평균수명이 1990년 72세에서 2022년 83.05세(남자는 80.50세, 여자는 86.5세)로 증가하였으며, 소득수준이 높아지면서 관심을 가지게 된 영역 중의 하나가 건강분야이다. 일반적으로 건강하다는 것은 개인의 신체적 상태에 질병이 없는 정상적인 상태를 의미한다. 그러나 최근에는 보다 구체적이고 적극적인 의미로 신체적 상태를 넘어서 정신적 상태 및 사회적 상태까지 영역을 넓힌 포괄적인 의미를 담고 있다. 세계보건기구(WHO)의 정의에 의하면, 건강하다는 것은 성장 · 발육이 저해되지 않고 순조롭게 진행되는 상태로서 단순히 질병에 감염되지 않았거나 허약하지 않다는 것만을 의미하는 것이 아니라 신체적 · 정신적 · 사회적 모든 인간발달의 측면에서 아무런 문제가 없는 상태를 의미한다. 이러한 설명은 건강에 대한 의식변화를 잘 보여 준다. 즉, 과거에는 건강이란 신체적으로 질병이나 장애가 없고, 스스로 정상적인 활동을 할 수 있는 상태를 의미했지만 오늘날에는 정신적 건강 및 사회적 영역의 건강까지도 요구하고 있다〈**그림 1-1, 표 1-1**〉.

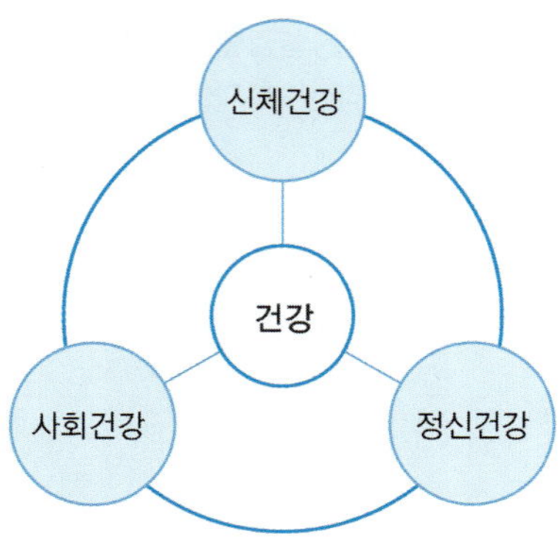

그림 1-1. 건강의 의미

표 1-1. 건강의 의미

구분	내용
신체적 건강	신체건강이란 신체적 질병이 없고 정상적 신체기능과 양호한 영양상태와 체력을 지닌 상태를 의미한다. 즉, 생명의 보호유지와 신체의 제 기능에 대한 조화적 상태를 유지하여, 질병을 이겨내고 일상생활을 충분히 할 수 있는 육체적인 상태를 의미한다. 다시 말해 생명유지, 신체발달, 신체이동과 운동능력을 포괄하는 개념이라고 할 수 있다.
정신적 건강	정신건강이란 정서적 · 심리적으로 편안한 상태를 의미한다. 즉, 정신질환이 없고, 자기 자신의 행동에 정신적 갈등을 경험하지 않으며, 자기 자신의 일에 만족할 만한 근로능력이 있고, 존경하는 마음과 사랑하는 마음, 그리고 윤리 · 도덕적인 사고를 할 수 있는 상태라고 할 수 있다. 정서적 · 심리적으로 평안한 상태 안에서 사람들은 자신의 인지적 · 정서적 능력을 활용하거나, 사회인으로 활동하거나, 일상의 평범한 요구를 충족할 수 있다.
사회적 건강	사회건강이란 사회적 능력, 사회적 기술 등 타인과 관계를 맺을 수 있는 능력과 기술의 건강성을 의미한다. 사회적 차원에서 건강한 사람은 다른 사람과 함께 있는 것에 편안함을 느끼고 타인의 입장을 배려하며 자신을 사회에 공헌하는 구성원으로 여긴다. 인간은 다양한 사회환경, 즉 가족, 학교, 이웃, 직장 등에서 살면서 상호작용을 하므로 사회적으로 건강한 사람은 적절한 대인관계 기술을 지니고 있다.

최근 급속히 변화되는 사회 · 문화적 환경 속에서 대두되고 있는 단어가 있다면 '정신건강'일 것이다. 왜냐하면 빠르게 변화되어 가는 사회 · 문화적 환경 속에 나타나는 정신건강 문제가 날로 늘고 다양한 연령대에서 다양한 문제로 나타나고 있기 때문이다.

2. 정신건강의 이해

1) 정신건강의 정의

사람은 누구나 오래 살고 싶은 욕구를 가지고 있다. 그러나 중요한 것은 오래 사는 것이 아니라 건강하게 오래 사는 것이다. 최근 유행하는 단어들, 즉 웰빙(wellbeing), 힐링(healing) 등의 단어는 건강하게 살아가고자 하는 현대인의 관심을 나타내고 있다. 더불어 정신건강에 대한 관심이 증가되고 있는 추세이다. 정신건강에 대한 정의를 살펴보기 전에 '정신'이란 단어에 대한 정의를 살펴보면, 새국어대사전(1976)에는 정신(精神)이란 ① 마음, ② 물체적인 것을 초월한 실재(實在), ③ 근기(根氣), 기력(氣力), ④ 참된 목적, 사물의 근본으로 정의되어 있다. 이 정의에서 보면 정신은 신체와 반대된 것으로 마음과 동일하게 보고 있음을 알 수 있다. 따라서 정신건강이라고 하면 정신을 건강하게 유지하고 증진시키고자 하는 것이라고 할 수 있다.

이러한 정신건강(mental health)에 대한 구체적인 정의는 "행복하고 만족하며 원하는 것을 성취하는 것 등의 안녕 상태" 또는 "정신적으로 병적인 증상이 없을 뿐 아니라 자기 능력을 최대한 발휘하고 환경에 대한 적응력이 있으며, 자주적이고 건설적으로 자기의 생활을 처리해 나갈 수 있는 성숙한 인격체를 갖추고 있는 상태"로 정의된다(권기상, 1998). 또한 미국 정신위생위원회(National Committee for Mental Hygiene)에서는 "정신건강이란 다만 정신적 질병에 걸려 있지 않은 상태만이 아니고 만족스러운 인간관계와 그것을 유지해 나갈 수 있는 능력을 말한다. 이것은 모든 종류의 개인적·사회적 적응을 포함하며 어떠한 환경에도 대처해 나갈 수 있는 건전하고, 균형 있고, 통일된 성격의 발달을 의미한다"라고 보고하고 있다.

2) 정신건강에 대한 학자들의 견해

정신건강에 대한 정의들을 살펴보면, 정신건강의 요소에는 자기통제, 성장추구, 자아존중, 스트레스에 대한 대처와 환경에 대한 적응 및 지배가 포함된다. 이와 같은 맥락에서 정신건강을 '적응'과 같은 뜻으로 사용하기도 하고, 적응이라는 말 대신에 '건전한 성격(healthy personality)'이라는 말을 사용하기도 한다. 따라서 정신건강 내지 건전한 성격특성에 대해 학자들이 각각 어떤 규준을 제시하며 이를 어떻게 설명하고 있는지에 대해 살펴보면 **표 1-2**와 같다(김이영 외, 2023).

표 1-2. 정신건강에 대한 학자들의 견해

구분	내용
프로이트 (1856~1939)	프로이트(Freud)는 건강한 사람을 사랑할 수 있고, 일할 수 있는 능력을 가지고 있는 사람으로 보았고, 신경증적인 사람들이 해낼 수 없는 것을 해내는 사람으로 보았다. 또한 그는 세 가지 성격의 구성요소들(원초아, 자아, 초자아)이 균형을 이루고 있고, 정신성욕의 발달(psychosexual development)과 관련시켜 각 단계(구강기-항문기-남근기-잠재기-생식기)에서의 욕구가 만족되었을 때, 건전한 성격의 사람으로 성장한다고 주장한다.
에릭슨 (1902~1994)	에릭슨(Erikson)은 인간은 8단계의 발달단계를 거치게 되고, 각 단계마다 그 시기에 해결해야 될 사회발달 문제, 즉 발달과업이 있는 것으로 보았다. 그리고 각 시기에 해결해야 될 과업을 만족스럽게 해결하면 앞으로 건전한 발달을 할 수 있지만 잘 해결되지 못한다면 앞으로의 발달단계에 적응하기 어렵다고 보았다.
설리반 (1892~1949)	설리반(Sullivan)은 불안을 감소시키는 활동을 그 주요 역할로 하는, 에너지 체계를 성격으로 보았다. 그러므로 성숙된 건전한 성격이란 통합적 사고를 통해 현실적으로 적합한 행동을 하는 것이다. 그는 인간의 인지발달을 미숙한 사고단계를 의미하는 원초적 사고단계(prototaxic thought), 시간적 · 공간적으로 우연히 연결되어 있어 단순히 마음으로만 이루어진 사고를 말하고 흔히 신경증 환자에게서 발견되는 사고인 병존적 사고단계(pratotaxic thought), 정신적으로 성숙되고 건전한 사람이 갖게 되는 사고인 통합적 사고단계(syntaxic thought)의 3단계로 보았다. 또한 설리반은 건강한 사람은 타인과 통합적인 관계를 맺으며, 궁극적인 만족과 안정은 정확한 지각과 자기 자신 및 타인에 대한 신념을 가질 때에만 이루어진다고 보았다.
로저스 (1902~1987)	로저스(Rogers)는 건강한 성격을 가진 사람은 항상 진정한 자기를 사실 그대로 나타내며, 감정이나 신념을 숨기려고 하지 않으며, 또한 그의 생각대로 느낀 대로 행동하는 사람들이며, 결과에 대해 책임을 질 줄 아는 사람으로 보았다.

구분	내용
야호다 (1958)	야호다(Jahoda)는 정신건강의 조건을 포괄적인 내용으로 다루고 있는데, 그 내용은 다음과 같다. • 자아정체감: 정신적으로 건강한 사람은 자기 자신을 하나의 인간으로 수용하고 자기의 욕구와 행동을 알고 있으며, 자신을 객관적으로 인식하는 등의 자아정체감을 지니고 있다. • 자아실현: 정신적으로 건강한 사람은 성장과 발달에 대한 욕구를 지니고 있으며, 무엇보다 강한 자아실현 욕구를 가지고 있다. • 통합력: 정신적으로 건강한 사람은 개인의 내적·외적 갈등 및 기분과 정서의 조절 간에 균형을 이루고 있으며, 특히 삶에 대한 통합적인 노력을 꾸준히 한다. • 자율성: 자기결정, 의존과 독립의 조화, 자기행동 결과의 수용성을 포함한다. 자기의 결정, 행동, 사고, 감정을 포함하여 개인이 스스로 책임지는 것을 말하며, 그 결과 타인의 자율성과 선택의 자율성도 존중할 수 있다. • 현실지각능력: 정신적으로 건강한 사람은 현실을 왜곡시키지 않고 있는 그대로 받아들이고, 다른 사람들에 대한 민감성을 유지하고 적절히 자신의 감정을 주고받을 수 있다. • 환경적응능력: 정신적으로 건강한 사람은 환경에 대한 적응능력을 가지고 있어 대인관계가 원만하고, 사랑을 할 수 있는 능력을 가지고 있다.

(1) 매슬로우의 욕구 위계설

특히 매슬로우(Maslow, 1908~1970)는 사람들이 동기화되는 요인과 개인을 완전하게 기능하는 삶으로 이끌어 가는 동기에 관심을 가졌으며, 완전하게 기능하는 사람만이 자아실현을 하는 것으로 보았다. 건강한 성격의 사람이란 자아실현을 할 수 있는 사람으로 보았다. 구체적으로 그는 인간의 행동을 유발하는 동기는 가장 강한 것에서부터 가장 약한 것에 이르기까지 수준이 있는데〈**그림 1-2**〉, 이는 기본 생리적 욕구, 안전 욕구, 소속감과 사랑의 욕구, 자존감 욕구, 자기실현 욕구이다. 욕구 단계가 낮을수록 생존을 위해 필요한 가장 기본적이며, 낮은 욕구는 인간의 행동에 많은 영향을 미친다. 그리고 욕구 단계가 높을수록 덜 기본적이며 잠재적인 영향력도 더 약하다. 또한 욕구 단계가 높을수록 같은 욕구를 가진 사람은 점점 소수로 줄어든다. 모든 동물과 마찬가지로 인간은 생리적, 안전의 욕구를 공유하고 있고, 무리를 이루고 사는 고등생물과 마찬가지로 인간도 소속감과 사랑 욕구를 공유하고 있지만 오로지 인간만이 자존감과 자기실현의 욕구 단계가 있는 것으로 보았다.

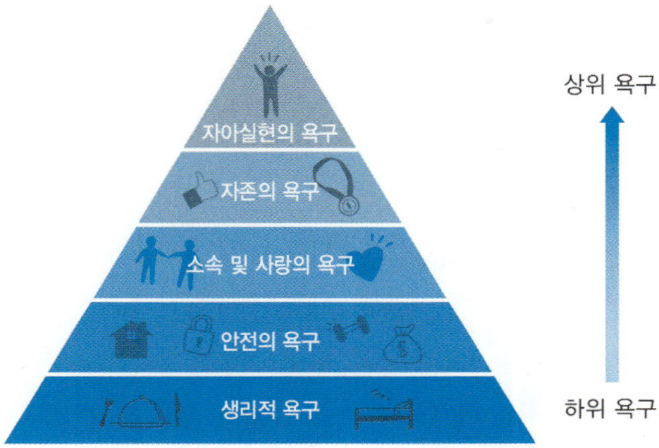

그림 1-2. 매슬로우의 욕구 이론 5단계

매슬로우는 욕구 이론을 발표하면서 인간의 욕구를 결핍 욕구(deficiency needs)와 성장 욕구(growth needs)로 구분하고, 잘 적응된 인간을 관찰하여 이론체계를 구성하였다. 즉, 잘 적응된 인간은 무의식적인 욕구에 따라 행동하고 성장하는 것이 아니라, 그들 스스로 성장하고 즐기며 새로운 것을 학습하고 능력을 키워 나가면서 발전한다고 보았다.

또한 인간은 수동적 존재가 아니라 자신이 스스로 행동을 선택하고, 자신이 스스로 형성할 수 있는 능동적인 존재라고 보았다. 즉, 인간은 개인적인 성장을 위한 잠재력을 지니고 있으며, 기본적으로 선한 마음으로 자아실현(self-actualization)의 욕구를 충족하고자 노력하는 존재라고 생각했다. 따라서 완전하게 자신의 기능을 다하는 사람만이 자아를 완전하게 실현하는 것으로 보았다. 특히 자아실현의 동기가 그 사람의 삶에 큰 영향을 미치기까지 몇 개의 욕구 단계를 거친다고 가정하였다.

그러나 앞서 설명한 인간의 욕구 5단계(생리적, 안전, 소속감 및 사랑의 욕구와 자존감,

자아실현의 욕구)는 인간의 모든 욕구를 설명하기에는 부족하다. 왜냐하면 시대는 점점 빠르게 변하고 있고 사람들이 가지고 있는 욕구도 시대에 맞게 변화해 가고 있기 때문이다. 따라서 매슬로우는 **그림 1-3**과 같이, 현대시대에 맞는 발전된 욕구 이론 8단계를 소개하였다.

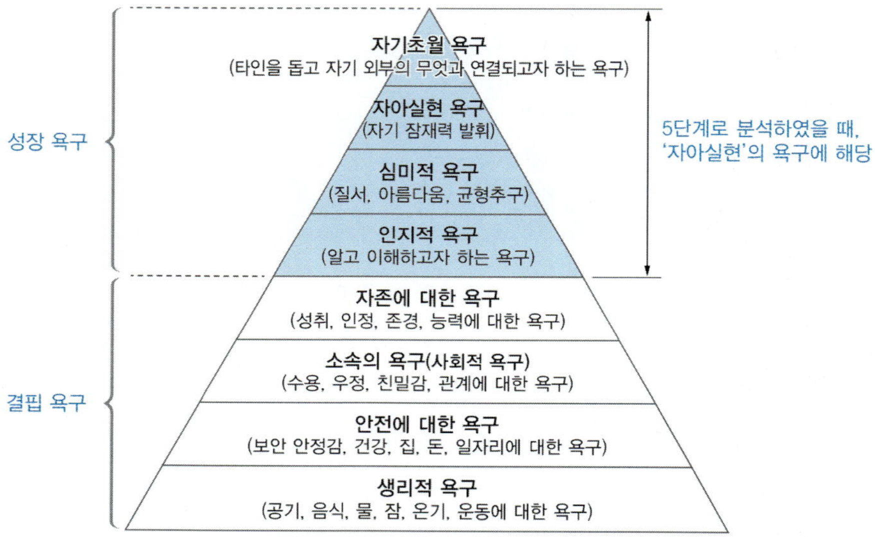

그림 1-3. 매슬로우의 욕구 이론 8단계

매슬로우의 욕구 이론에서 기존의 5단계 중 1단계부터 4단계까지를 결핍 욕구라고 한다면 성장 욕구라고 불리던 자아실현의 욕구를 더 세분화하여 8단계로 자세히 구분 지어 설명하였다. 즉, 인지적, 심미적, 자아실현, 자기초월의 욕구[1)]를 성장 욕구로

1) • 인지적 욕구: 교육, 문화, 지식적으로 알고자 하는 인지적 욕구(intellectual needs)는 정보와 학문에 접근하고 방법을 알며 지식적으로 모든 것의 의미를 알고자 하는 욕구이다.
• 심미적 욕구: 문화예술을 추구하며 자연, 환경을 통한 심미적 욕구(aesthetic needs)는 눈에 보이는 외적인 아름다움보다 정서적이고 감성적인 내적인 아름다움을 추구하는 욕구이다.

제시하면서 높은 단계의 상위 욕구의 세분화를 통해 제시하였다. 다시 말해 기존에 있었던 결핍 욕구가 네 가지였고 성장 욕구가 한 가지였다면, 현대시대의 발전된 욕구 이론은 결핍 욕구 네 가지, 성장 욕구 4가지로 총 8단계의 욕구 이론을 정립하였다. 따라서 매슬로우는 성장 욕구를 충족한 사람들이 정신적으로 건강한 사람으로 보고 있다.

(2) 긍정적 정신건강 모델

전통적인 정신건강(mental health)은 질병 모델(disease model)의 일원론적 관점을 반영하여 건강한 상태를 우울증, 불안장애와 같은 정신질환이 없는 것으로 정의하였다. 이는 과거의 사망 주원인이 급성질환이나 감염성 질환일 때 적합하였으나, 사망 원인이 스트레스와 밀접한 관련이 있는 암과 심장질환 등의 만성질환(통계청, 2019)으로 변화한 최근에는 이러한 관점을 적용하는 것의 한계를 보여 준다. 이에 더하여 WHO(1946)가 발표한 세계보건기구헌장은 건강이 "단순한 질병의 부재가 아닌, 신체적 · 정신적 · 사회적으로 완전한 안녕 상태를 의미한다"라고 제안하였으며, 이에 따라 건강에 대한 새로운 접근의 필요성이 제기되었다.

건강에 대한 새로운 접근의 필요성과 병리 중심의 정신건강 모델에서는 정신장애를 제거하고 감소시킬 수는 있지만, 정신장애를 예방하거나 증진시키는 데는 적절하지 못하다는 여러 연구 결과(Catalono et al., 2004)를 통해 긍정적 정신건강을 추구하며 정신장애의 예방에 초점을 맞춘 성장모델(Growth Model)이 대두되었다.

- 자아실현 욕구: 5단계의 자아실현 욕구보다 더 발전된 자아실현 욕구(self-actualization needs)는 그 개인의 전체적인 욕구로서 최상의 욕구라고 할 수 있다. 이 욕구는 최대한 자신의 잠재력을 실현하는 것이다.
- 자기초월의 욕구: 자기초월의 욕구란 자기 자신의 완벽한 완성을 넘어서 타인과 사회에 기여하고자 하는 욕구를 뜻한다. 자기초월의 욕구는 그 밑에 있는 낮은 욕구의 계층들이 상위 계층으로 전환되기 위해 최하위계층에서 시작하여 각 상위 계층을 뛰어넘으려고 노력하는 '작은 자기초월'을 이룬다. 그리고 발현하는 '큰 자기초월'이 최종적으로 나타나는 욕구라고 볼 수 있다. 결핍 욕구 이후에 나타나는 자아실현과 자기초월의 욕구를 인간의 일반적이며 통상적인 욕구를 넘어섰다고 하는 뜻에서 '메타욕구(Meta-needs)'라고 명명하였다.

긍정적 정신건강(positive mental health) 모델은 정신적으로 건강한 상태가 단순히 정신질환이 없는 것을 의미하지 않는다고 정의하고 있다. 카즈딘(Kazdin, 1993)은 정신건강에 정신장애의 부재와 더불어 웰빙과 완전한 기능적인 상태를 포함시켜야 한다고 제안하였다. 이에 더하여 정신건강과 정신질환이 단일한 연속선상에 위치하지 않는다는 미국 공중 위생국 보고서(U.S. Department of Health and Human Service, 1999)의 발표에 따라 정신건강의 2요인 모델이 제시되었다. 즉, 정신건강과 정신장애는 상호 관련이 있으나 동시에 독립적인 차원으로 존재한다고 이해할 수 있다(Keyes & Lopez, 2002). 이에 따라 키에스(Keyes, 2007)는 긍정적 정신건강이 정신건강의 긍정적 특징인 정신적 웰빙과 정신장애의 유무를 반영한 심리적 부적응으로 구성된다고 제안하였다.

① 정신적 웰빙

웰빙에 대한 연구는 철학적 입장에 따라 크게 두 가지 관점으로 나누어 볼 수 있는데, 행복을 주관적 관점으로 보는 쾌락주의적 입장(hedonic tradition)과 객관적 관점으로 보는 유데모니아 입장(eudaimonic tradition)이 있다(Ryan & Deci, 2001).

쾌락주의적 관점은 즐거움을 극대화하는 반면 고통을 최소화하려는 인간의 측면을 강조한 정서적 웰빙(emotional well-being)을 의미한다. 이는 부정정서가 부재하며 긍정정서가 존재하는 상태로, 삶에 대한 주관적인 만족도로 나타난다. 정서적 웰빙은 삶의 질에 대해 인구 · 사회학적 변인들을 통한 객관적인 평가가 아닌 삶의 질을 주관적으로 평가할 수 있다는 점에서 많은 연구자들의 지지를 받았다. 그러나 순간적인 정서상태를 질문한다는 점에서 개인의 지속적인 삶의 질을 반영하지 못하고 있다는 점, 접근 방식이 심리학적 이론에 근거하지 않기 때문에 삶의 질을 정확히 측정할 수 없다는 비판이 제기되었다(김승희, 2013; Ryff, 1989). 따라서 리프(Ryff, 1989)는 이런 한계점을 최소화하기 위해 웰빙을 평가할 때, 개인이 사회에 참여 및 기여함으로써 긍정적인 기능을 하고 있는가(well-functioning)의 여부를 포함하는 심리적 웰빙의 개념을 소개하였다.

심리적 웰빙(psychological well-being)은 자기실현적 관점에서 정의하는 행복으로, '좋은 삶'은 즐거움과 삶에 대한 만족을 경험하는 것 이상을 포함한다. 정서적 웰빙이 주관적인 기준으로 행복을 평가하는 반면, 심리적 웰빙은 객관적인 기준으로 행복을 평가한다. 이를 위해 심리적 웰빙에는 에릭슨의 심리사회적 발달, 매슬로우의 자아실현 등 다양한 심리학적 이론이 포함되며, 이를 바탕으로 심리적 웰빙은 총 6개의 차원으로 구성된다. 구체적으로 살펴보면 심리적 웰빙은 자기 자신과 삶을 긍정적으로 수용하고, 타인과의 긍정적인 대인관계를 형성하며, 자신의 행동에 대한 자율성과 주변 환경에 대한 효율적인 통제 능력을 가지고, 삶의 목표를 위해 자신이 가진 잠재력을 실현시키는 삶을 살 수 있는 것을 말한다(남정원, 2022).

그리고 사회적 웰빙(social well-being)은 키에스(1998)의 통합적 웰빙의 개념에서 새롭게 제시된 개념이다. 인간은 환경과 관계를 맺고, 관계를 지속시키며 살아갈 수밖에 없으므로 개인이 가지고 있는 사회에 대한 신념, 사회와 관계를 맺는 태도 및 방식 등은 개인의 인지, 정서, 행동 전반에 영향을 미칠 수 있다. 따라서 심리적 웰빙이 개인 내적인 삶에 초점을 두는 것과 달리, 사회적 웰빙은 사회구조, 공동체 내 개인의 과제에 초점을 두고 있다. 키에스(1998)는 사회적 웰빙의 개념을 다섯 가지의 차원으로 구분하였는데, 즉 사회적 웰빙은 개인이 사회가 일관성이 있고 자신이 사회에 수용되어 있다고 지각하며, 따라서 사회에 개인의 가능성 및 잠재력을 실현하여 사회에 기여하는 것을 의미한다(남정원, 2022).

키에스(2005)는 세 가지 웰빙을 통합하여 정신적 웰빙이라고 정의하면서 인간이 개인적 성장과 사회적 기여를 위해 노력하며 동시에 삶에서 행복감을 경험할 수 있다고 주장하였는데, 그가 주장한 정신적 웰빙의 구성 개념 및 정의는 **표 1-3**과 같다.

표 1-3. 키에스(2005)의 정신적 웰빙의 구성 개념 및 정의

요인	개념	정의
정서적 웰빙	긍정 정서	기분 좋음, 쾌활함, 평온함, 충분함, 행복함을 느낌
	삶의 만족도	전반적인 삶에서 행복감과 만족감을 느낌
심리적 웰빙	자기수용	자신과 과거의 삶에 대해 긍정적인 태도로 다양한 삶의 양상을 수용하는 태도를 지님
	개인적 성장	자신의 잠재력을 통찰하고, 자신의 성장과 새롭고 도전적인 경험에 대해 개방성을 가짐
	삶의 목적	삶에 대한 방향성을 제시하는 목표 및 신념, 삶의 의미를 가짐
	환경 통제	행동의 계획 및 조절을 통해 개인의 생활환경을 개선 및 관리할 수 있음
	자율성	독립적이고, 사회적으로 수용되는 개인 내적인 기준을 가지고 있으면서 이에 따라 결정을 내릴 수 있음
	긍정적 대인관계	따뜻하고 만족스러우며 신뢰할 수 있는 관계를 맺고, 이러한 관계에서 공감과 친밀감 경험 및 교류할 수 있음
사회적 웰빙	사회적 수용	사람들이 가진 차이와 복잡성을 인식 및 수용하며, 타인에 대한 긍정적인 태도를 가짐
	사회적 실현	사람과 사회집단, 사회전체와의 잠재력을 지니고 있고, 긍정적으로 발달 또는 성장할 수 있다고 믿음
	사회적 기여	자신의 삶과 역할이 사회에서 유용하며, 자신의 활동이 타인에게 가치 있고 존중받을 만하다고 평가됨
	사회적 일치	사회 및 사회적 삶에 관심을 가짐으로써 사회와 문화가 논리적이고 예측 가능하며 이해할 수 있으며 의미 있다고 느낌
	사회적 통합	공동체 및 지역사회에 속해 있다는 소속감을 가지며 그로부터 지지와 편안함을 얻을 수 있다고 느낌

② 심리적 부적응

적응이 개체와 환경이 균형 있고 조화로운 관계를 유지하며 욕구좌절 및 갈등을 합리적으로 해결하는 것을 의미하는 반면, 부적응(maladjustment)은 자신이 처해 있는 환경과의 부조화 상태를 의미한다. 이러한 부적응의 요인은 매우 다양하고 복합하여 원인을 규정하기 어렵지만 일반적으로 생물학적 요인, 충동과 욕구의 좌절, 불건전한 정서적 경험의 3가지로 나눌 수 있다(임승권, 1995). 구체적으로 첫째, 생물학적 요인은 부모로부터 유전된 생물학적 특질 또는 신체적 · 생리적 요인들을 의미하며, 질병이나 신체적 외상에 의해 개인의 적응 능력 및 성격에 영향을 미치는 것을 포함한다. 둘째, 충동과 욕구의 좌절은 개인의 충동 및 욕구가 내적, 외적 조건에 따라 좌절을 경험하여 부적응 상태가 되는 것을 의미한다. 충동과 욕구의 좌절이 모두 부적응 상태로 이어지는 것은 아니지만 개인의 욕구좌절은 내성 또는 적응력에 영향을 받아 부적응을 초래할 수 있다. 셋째, 불건전한 정서적 경험이란 개인이 겪는 정서적 경험 중 과도한 공포심이나 불안, 적대감 및 죄책감, 열등감 그리고 차별감을 야기하는 경험을 의미하며, 이러한 경험들이 부적응 행동의 원인이 될 수 있다.

심리적 부적응은 일반적으로 정서적인 고통을 의미하며, 내재화 문제행동과 외현화 문제행동으로 구분할 수 있다. 내재화 문제행동은 사회적 위축, 신체화, 우울, 불안 등의 증상을 의미하며, 개인의 내부로 향하는 행동을 의미하기 때문에 내현화된 문제행동은 타인에게 잘 드러나지 않는다는 특징을 지닌다. 그리고 외현화 문제행동은 개인의 외부, 즉 타인이나 환경에 대한 공격적 행동, 비행, 싸움, 가출, 폭력 등의 부정적인 행위를 하는 것을 의미하는 것으로 타인에게 잘 드러난다는 특징을 가지고 있다.

③ 정신건강의 유형

키에스(2007)는 정서적 · 심리적 · 사회적 웰빙을 통합한 정신적 웰빙의 세 가지 수준과 정신장애의 유무로 정신건강의 유형을 구분하였다. 정신적 웰빙의 세 가지 수준은 '번영(Flourishign)', '양호(Moderately Mentally Healthy)', '쇠약(Languishing)'이다. 키에스(2007)가 제안한 정신건강의 범주를 살펴보면 **표 1-4**와 같다.

표 1-4. 키에스(2007)의 정신건강의 범주적 진단

유형	진단기준
완전한 정신건강(Complete Mental Health)	정신장애가 없으며, 정신적 웰빙이 번영인 상태
양호한 정신건강(Moderately Mentally Health)	정신장애가 없으며, 정신적 웰빙이 양호한 상태
단순 쇠약(Pure Languishing)	정신장애가 없으며, 정신적 웰빙이 쇠약인 상태
단순 장애(Pure Mental Illness)	정신장애가 있으며, 정신적 웰빙이 번영 또는 양호에 해당하는 상태
쇠약 및 장애의 복합(Mental disorder and Languishing)	정신장애가 있으며, 정신적 웰빙이 쇠약에 해당하는 상태

정신건강 범주에 따른 심리적 기능 수준의 차이는 선행 연구를 통해 지지되고 있다. 구체적으로 만성적인 신체적 질환의 경우 단순 쇠약, 양호한 정신건강, 완전한 정신건강 순으로 유병률이 낮아졌으며, 일상에서의 무기력감, 삶의 목표 의식, 타인과의 친밀감, 직업적 측면에서의 성실성(조퇴, 무단결근 등) 등을 기준으로 하여 심리사회적 기능을 평가한 결과 완전한 정신건강의 유형이 가장 높은 수준의 심리사회적 기능을 보이며, 쇠약장애 복합에 해당하는 집단이 단순 장애에 해당하는 집단보다 심리사회적 기능 수준이 낮은 것으로 나타났다(Keyes, 2005).

이와 같은 결과를 바탕으로 키에스와 로페즈(Keyes & Lopez, 2002)는 정신건강의 유형을 네 가지로 구분하고 있는데〈**그림 1-4**〉, 번영(Flourishing) 유형은 정신장애가 없고 정신적 웰빙 수준이 높은 유형을, 분투(Struggling) 유형은 정신장애가 있지만, 정신적 웰빙 수준이 높은 유형을 의미한다. 쇠약(Languishing) 유형은 정신장애가 없고 정신적 웰빙 수준이 낮은 유형을, 부적응(Flounderring) 유형은 정신장애가 있고 정신적 웰빙 수준이 낮은 유형을 의미한다(남정원, 2022).

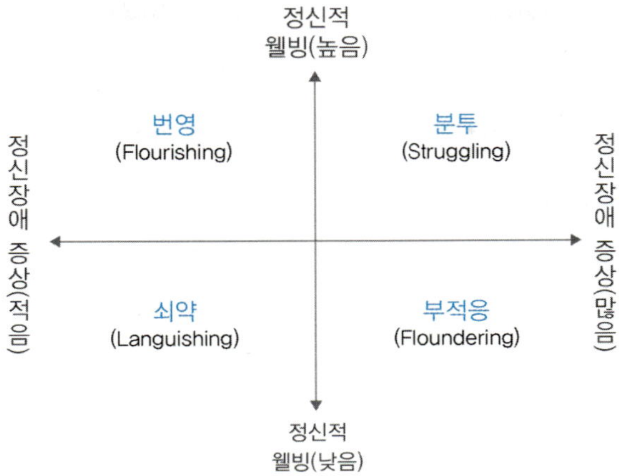

그림 1-4. 긍정적 정신건강의 4가지 유형

지금까지 살펴본 다양한 정신건강의 정의와 여러 학자들의 견해들을 종합해 볼 때, 정신건강이란 자기 능력을 최대한으로 발휘하고 환경에 대한 적응력을 가지며 독립적, 건설적, 자주적으로 자기의 생활을 유지해 나가는 능력을 말하며, 이를 위해 신체적 · 심리적 · 사회적 · 도덕적 측면이 조화가 되어 그 바탕이 된 상태를 의미한다.

3) 건강과 이상의 판단기준

현대사회는 급격한 사회 변동에 따른 가치관의 변화와 자기중심의 이기적인 생활, 인간성 상실로 인해 더불어 살아가는 삶이 점점 파괴되면서 여러 가지 문제점들이 나타나고 있다. 이런 문제점들을 이상행동이라고 말할 수 있는데, 이상행동에 대한 정의는 정신적 문제를 중심으로 장애가 발생하여 일정 기간 이상 원만한 사회생활을 영위할 수 없는 정신적 이상 상태를 의미한다. 구체적으로 대인관계가 원만하지 못하고 기능의 상실 또는 장애를 경험하거나 심한 경우 퇴행적 행동이 나타나기도 한다. 세상에서의 자신의 위치, 자신의 성격 및 능력에 대한 불만족이 크며, 자기실현에 한계를 경험하기도 한다. 더불어 감정의 왜곡과 고갈이 나타나기도 한다.

이와 같은 이상행동을 이해하기 위해서는 먼저 일반 정상행동과 이상행동을 어떤 판단 기준을 사용해서 정의를 내렸는지에 대해 밝히는 것이 중요하다. 왜냐하면 건강하다고 하는 것과 건강하지 않다고 하는 것은 판단하는 사람의 관점에 따라서 달라질 수 있기 때문이다. 이상행동을 판단하는 데 사용되는 일반적인 기준은 통계적 관점의 기준, 주관적 불편감의 기준, 사회적 규범의 기준, 전문적 기준이다〈**표 1-5**〉.

표 1-5. 이상과 정상의 판단 기준

구분	내용
통계적 관점	이 관점의 전제조건은 인간의 특성, 즉 신체적이든 정신적이든 무선적으로 선별한 집단을 대상으로 측정이 이루어진다면 정규분포곡선을 형성할 것으로 가정한다는 것이다. 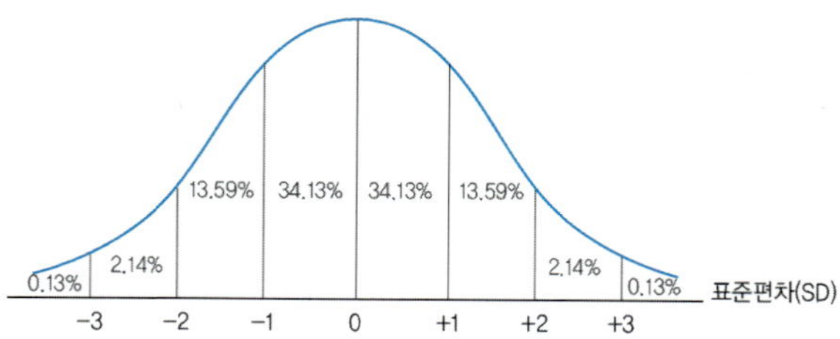 **그림 1-5. 정규분포곡선** 대다수의 사람들은 중간정도(평균)에 위치하고 있지만 소수의 특별한 특징을 가진 사람들은 양극단에 위치하게 되는데, 정상이라는 것은 평균에서 많이 떨어지지 않은 것을 의미하고, 이상행동이라는 것은 평균에서 많이 떨어진 것을 의미한다.
주관적 불편감	개인 자신이 자신의 심리적 고통을 얼마나 느끼느냐에 따라 정상과 이상을 구분하는 것으로 이 기준에 의하면 어떤 사람의 행동이 자신에게 심한 불행과 고통을 준다면, 그것이 이상행동이 될 수 있다는 것을 의미한다.

구분	내용
사회적 규범	사회가 만들어 놓은 규준을 위배하거나 혹은 위협 또는 불안하게 만드는 것을 이상행동이라고 정의하는 것이다. 즉, 어떤 사람이 그가 속한 사회규범을 어기고 엉뚱한 행동을 한다면 그는 적응을 못하는 사람이 될 것이고, 이렇게 한 사회의 규범에 적응하지 못하고 일탈된 행동을 하는 경우를 이상행동으로 정의하는 것이다.
전문적 기준	이상행동을 심리학적 평가나 정신과적 진단방법에 의해 판단하는 것을 말한다. 즉, 의사가 정신과적 면접과 평가를 통해 이상행동을 판단하거나 혹은 전문가가 각종 심리검사 도구를 사용하여 검사한 결과와 사정을 통해 이상과 정상을 결정하는 것이다.

Chapter 02

스트레스와 정신건강

배울 내용

1. 적응과 정신건강
2. 대인관계와 정신건강
3. 스트레스와 정신건강

학습목표

1. 적응 및 갈등의 개념과 정신건강과의 관련성을 파악한다.
2. 대인관계와 정신건강과의 관련성을 파악하고 개선방안을 모색해 본다.
3. 스트레스와 정신건강과의 관련성을 파악하고 대처방안을 모색해 본다.

정신건강이란 다만 정신적 질병에 걸려 있지 않은 상태만이 아니고 만족스러운 인간관계와 그것을 유지할 수 있는 능력을 말한다. 이것은 모든 종류의 개인적 · 사회적 적응을 포함하여 어떠한 환경에도 대처해 나갈 수 있는 건전하고, 균형 있고 통일된 성격의 발달을 의미한다. 또한 현재 많은 전문가들이 지지하는 정신장애의 원인론은 '취약성－스트레스－대응능력 모형(Vulnerability-Stress-Coping Competence Model)'이다. 이 원인론은 "정신장애에 걸리기 쉬운 약한 뇌를 가진 사람이(취약성), 환경적인 스트레스에 직면하여(스트레스), 자신의 대응능력으로 그것을 감당하지 못할 때(대응능력), 정신장애가 나타난다"고 설명하는 것이다. 이 원인론은 세 가지 요인, 즉 취약성 요인, 스트레스 요인, 대응능력 요인의 상호작용으로 정신장애가 발생한다고 주장한다. 따라서 정신건강에 있어 인간관계와 환경에 대한 적응 및 스트레스는 정신건강에 중요한 요인이라고 할 수 있다.

1. 적응과 정신건강

1) 적응의 개념

적응은 사전적 의미로 "적합, 순응, 일치, 조절, 조정, 수정" 등의 의미를 내포하고 있다. '적응시키다'의 의미는 어떤 방법으로 변화시켜 환경의 어떤 특정한 요구에 맞게 만드는 것이다. 그러므로 적응이란 사람이 살아가는 과정에서 만나게 되는 다양한 상황에 맞추어 순응하는 것임과 동시에 살아남는 것을 의미하는데, 즉 개인의 내적 욕구와 환경적 요구가 조화를 이루는 관계를 맺고 유지하는 과정을 의미한다. 다시 말해 환경의 요구에 부응하여 스스로의 욕망을 조절함으로써 균형을 이루어 나가는 것으로, 욕구와 가능성 사이에 균형을 이루려는 노력을 말한다. 이러한 적응에는 소극적 관점과 적극적 관점으로 구분할 수 있는데, 전자는 개인이 환경에 순응하는 것을 강조하는 것으로 소극적 입장에서의 적응은 생물학에서의 순응 개념으로 볼 수 있다. 즉, 환경과 적절히 조화를 이루거나 순응하는 과정으로서 환경변화에 대해 개체의 구조나 기능을 변화시켜 가는 것을 말한다. 그리고 후자의 적극적 관점은 개인이 자신의 목적을 달성하기 위해 환경을 개조 · 변화시키는 것으로 개인의 욕구를 충족시키기 위하여 개인의 목적과 더 조화를 이룰 수 있도록 능동적으로 환경을 개조하는 것을 의미하는 개념이다.

아코프(Arkoff, 1968)는 적응이란 개인이 주변 환경과 능동적인 상호작용을 하는 것이라고 하였는데, 경우에 따라서는 주변 환경의 요구에 맞도록 개인을 변화시키기도 하고 환경을 개인에게 맞도록 변화시킴으로써 환경에 효과적으로 대응한다고 하였다. 또한 라자루스(Lazarus, 1976)는 심리학적 차원으로, 환경 속에서 살아남기 위한 각 개인적 투쟁의 의미로 정의를 설명하였는데, 최근에는 더 나아가 개인과 환경 사이의 활발한 상호교환의 과정으로 적응을 이해하기도 한다(송윤정, 2014; Garmezy, 1994). 이러한 적응은 정신건강과 매우 밀접한 관련이 있는 것으로 보고하고 있으며, 효과적인 갈등관리와도 매우 밀접한 관련성을 지닌다.

2) 갈등의 개념과 유형

표 2-1의 갈등관리 유형을 알아보는 척도에 체크해 보자. 자신의 생각을 가장 잘 설명하고 있는 항목에 체크를 하면 된다.

표 2-1. 갈등관리 유형 파악하기

	내용	1 전혀 그렇지 않다	2 약간 그렇지 않다	3 보통이다	4 약간 그렇다	5 매우 그렇다
문제해결	1. 나는 모두에게 도움이 되는 해결책을 찾으려고 노력한다.	①	②	③	④	⑤
	2. 나는 최종 결정을 내리기 전에 선택 가능한 여러 대안들을 창출한다.	①	②	③	④	⑤
	3. 나는 왜 문제가 있는지에 대해 설명하고 상대방의 의견을 수렴하여 문제를 해결하려고 한다.	①	②	③	④	⑤
강요	1. 나는 상대방의 생각이나 감정을 무시하고 내 의견을 피력하려고 한다.	①	②	③	④	⑤
	2. 나는 갈등의 원인이 상대방에게 있다고 비난하는 경향이 있다.	①	②	③	④	⑤
	3. 나는 상대방을 위협하려는 행동을 보인다.	①	②	③	④	⑤
회피	1. 나는 갈등문제를 회피하려고 한다.	⑤	④	③	②	①
	2. 나는 가능한 한 갈등문제를 연기하려고 한다.	⑤	④	③	②	①
	3. 나는 어떤 문제나 갈등이 있었다는 사실을 부정하려고 한다.	⑤	④	③	②	①
타협	1. 나는 자신의 이익보다는 상호 이익에 초점을 둔다.	①	②	③	④	⑤
	2. 나는 상대방의 입장을 고려한 타협점을 지향하려고 한다.	①	②	③	④	⑤
	3. 나는 상대방과 입장 차이를 이해하고 해결책을 모색하려고 한다.	①	②	③	④	⑤
양보	1. 나는 갈등상황이 있을 때 상대방의 입장과 나의 입장을 고려해서 내 의견을 일부 수정하려고 한다.	①	②	③	④	⑤
	2. 나는 상대방과 의견이 일치하지 않을 때, 내 생각을 상대방에게 맞추어 주려고 노력한다.	①	②	③	④	⑤
	3. 나는 갈등관계를 해소하기 위해 나의 이익을 포기하는 경우가 많다.	⑤	④	③	②	①

표 2-2. 자신의 갈등관리 유형 점수 기록하기

구분	점수산출	평균점수
문제해결	총 획득점수(　　　)/3	
강요	총 획득점수(　　　)/3	
회피	총 획득점수(　　　)/3	
타협	총 획득점수(　　　)/3	
양보	총 획득점수(　　　)/3	

(1) 갈등의 정의

갈등이란 당사자 간에 가치, 규범, 이해, 아이디어, 목표 등이 서로 불일치하여 충돌하는 상태를 의미하며 제한된 목표를 여러 사람이 차지하기 위해 투쟁하고, 어느 한 사람이 자신의 관심사를 다른 한편에서 좌절시키려고 할 때 생기는 과정을 의미한다. 도이치(Deutsch, 1973)에 따르면, 대인관계 측면에서 갈등은 쌍방의 상호교류 과정 속에서 상대방이 불리하게 여겨질 때 발생하는 일상적 사건이라 정의하였고, 적대적 관계에서만 발생하는 것이 아니라, 우호적 관계에서도 발생할 수 있다고 하였다. 그러나 이러한 의미가 부정적인 의미만을 지닌다고 보기는 어려운데, 이는 충돌과 마찰을 경쟁으로 잘 관리한다면 성장과 발전을 위한 촉진제가 될 수 있기 때문이다.

갈등의 개념을 최초로 체계화한 사람은 프로이트이다. 그는 성격의 기본적 활동 영역을 원초아(Id), 자아(Ego), 초자아(Superego)로 나누고, 정상인에게 있어 이 세 영역은 한 단위로써 작용하지만 신경증의 증후를 가진 사람에게는 이들 성격 영역 간에 부조화가 발생되는데, 이를 갈등이라고 지칭하였다. 또한 갈등은 개인, 집단, 조직 내 · 외에서 행동주체들 간의 목표나 이해관계의 대립과 내 · 외부 환경변화에 따른 영향으로 발생하는 것으로서, 목표나 가치관의 양립불가능 상태이며 타인의 목표 또는 성취를 의도적으로 방해하거나 감정적인 적개심이라고 정의하기도 한다(Luthans, 1985). 권혁제(2001)는 이러한 갈등을 순기능과 역기능적 측면으로 분석하여 **표 2-3**과 같이 제시하고 있다.

표 2-3. 갈등의 순기능과 역기능

구분	순기능	역기능
균형	갈등에 의해 초래되는 불균형으로 인해 개인, 집단, 조직적 성장과 발전의 계기를 찾을 수 있음	개인, 집단, 조직적 균형 파괴 및 불안과 무질서 초래
통합	외부 집단과의 경쟁 및 마찰로 인한 갈등 시 조직 내적 응집력과 조직 구성원의 충성심을 고양시키고 조직 내부 갈등이 조직의 새로운 조화 및 통합력 제고	개인, 집단, 조직 통합 및 조화를 파괴

구분	순기능	역기능
안정	적정 수준의 갈등과 긴장은 조직 발전과 생산성 향상을 위해 필요, 동태적 변화 및 발전의 돌파구 제공	개인, 집단, 조직 불안 및 긴장 조성
창의성 · 혁신성	적정 수준의 갈등은 조직 내 참신한 아이디어를 생성하게 함	조직 내 창의성 및 혁신성 감소

(2) 갈등관리의 유형

갈등관리란 갈등이 긍정적인 효과를 발휘할 수 있도록 갈등의 수준을 감소시키거나 증가시키는 것으로, 갈등관리는 단순히 갈등을 없애거나 해결하는 것에서 끝나는 것이 아니라 적절한 관리를 통해 더욱 긍정적인 방향으로 나아가도록 하는 데에 목적이 있다. 갈등관리라는 용어는 갈등와해(Conflict settlement), 갈등해소(Conflict resolution), 갈등통제(Conflict conciliation) 등의 용어로 사용되기도 하는데, 갈등관리의 목적은 갈등을 없애거나 통제하는 것보다는 갈등으로부터 생기는 가치와 순기능을 증대시키고 불만족을 비롯한 다양한 역기능을 감소시키는 데, 그 의의를 두고 있다. 토마스와 킬만(Thomas & Kilmann, 1975)은 갈등의 관리유형을 **그림 2-1**과 같이 주장하고 있다(김은영 외, 2021; 김주현, 2011; 이건협, 2007; 이경순, 2013).

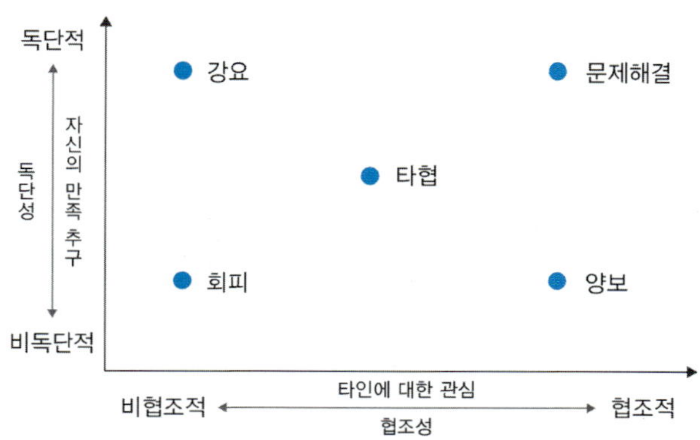

그림 2-1. 토마스와 킬만(1975)의 갈등관리 유형

강요는 자신의 주장을 관철시키는 데 중점을 두는 전략으로 자신의 입장을 굽히지 않고 끝까지 주장하며 권한 및 직위를 최대한 사용하는 전략이다. 강요는 어느 한 쪽이 권한을 많이 가지고 있거나, 자신이 주장하는 것을 확신할 때, 경쟁상대와 앞으로의 상호작용을 기대하지 않는 상황에서 발휘하는 경우가 많다. 승패의 상황을 만들고 갈등을 해결하기 위해 자신의 의견을 주장하거나 비협조적인 행동을 한다. 타인의 희생을 통해 목적을 달성하려고 하기 때문에 불가피하게 경쟁자를 만들어 내거나 이기기 위하여 권력을 사용하기도 한다. 이것은 빠르고 결단력 있는 행동이 필요하거나 의견을 주장해야 할 때 적합한 유형이라고 할 수 있다.

양보는 타인수용성이 높아 자신의 주장을 내세우기보다는 타인의 의견을 잘 따르며 타인의 입장을 먼저 생각하고 협조적인 모습을 보인다. 복종적인 유형이고 갈등의 쟁점이 나보다는 타인에게 더 중요하다고 판단될 때, 중요한 일을 위해 선의를 구축하고자 할 때, 그리고 조화와 안정이 특히 중요할 때 적합한 유형이라고 할 수 있다.

회피는 당장의 결단이 아닌 소극적으로 상황을 지켜보며 갈등 상황을 표면적으로 드러내지 않고, 문제가 발생하면 뒤로 물러서서 일을 처리해 나가는 방식인데 실행되는 상황과 방법에 따라 협력적일 수도 있고 그렇지 않을 수도 있다. 잘못된 회피의 방식은 문제를 방치하고 상황을 악화시킬 수 있다. 회피 전략은 갈등 자체를 부정하거나 간접적 · 회피적 행동, 주제의 전환, 애매한 진술, 부적절한 언급이나 농담 사용, 타인의 부탁 및 요구의 묵인 등으로 육체적 · 심리적으로 갈등 상황에서 발생하는 간접적이고 비협력적인 유형이라고 할 수 있다.

타협은 자신과 타인의 입장을 부분적으로 만족시키기 위해 중간 지점을 찾아 절충하는 행동 양식으로, 문제를 피하지 않고 각각의 입장을 파악하고 양보하여 해결책을 찾는 방식이다. 복잡한 문제를 일시적으로 해결하려 하거나, 시간의 촉박함으로 인해 적절한 해결책을 빨리 찾아야 할 때, 세력이 비슷한 쌍방이 상호 배타적인 목표달성을 이루고자 할 때 사용되는 유형이라고 할 수 있다.

문제해결은 자신과 상대방 모두에게 도움이 되는 해결책을 찾기 위하여 노력하는 매우 적극적인 행동양식이다. 갈등이 격화되지 않고 갈등 당사자들이 서로의 정보를 충분히 가지고 있을 때 효과적으로 사용하게 되는 방식이라고 할 수 있으며, 서로 정보를 공유하고 자신과 상대방 모두의 관심사를 동등하게 우선순위에 두고 갈등을 해결하는 방식이라고 할 수 있다.

2. 대인관계와 정신건강

표 2-4의 자신의 대인관계능력 척도에 체크해 보자. 자신의 생각을 가장 잘 설명하고 있는 항목에 체크를 하면 되고, 학생의 경우 학과를 팀으로 학과 친구들을 팀원으로 고객은 친구들이라고 가정하고 작성하면 된다.

표 2-4. 자신의 대인관계능력 척도

구분	문항	1 전혀 그렇지 않다	2 약간 그렇지 않다	3 보통이다	4 약간 그렇다	5 매우 그렇다
대인관계 능력	1. 나는 대인관계능력의 의미와 중요성을 설명할 수 있다.	①	②	③	④	⑤
	2. 나는 대인관계능력 향상방법을 설명할 수 있다.	①	②	③	④	⑤
팀워크 능력	1. 나는 팀 구성원들과 효과적으로 의사소통한다.	①	②	③	④	⑤
	2. 나는 팀의 규칙 및 규정을 준수한다.	①	②	③	④	⑤
	3. 나는 팀 내에서 나에게 주어진 업무를 성실하게 수행한다.	①	②	③	④	⑤
	4. 나는 팀의 목표 달성에 필요한 자원, 시간을 파악하고 있다.	①	②	③	④	⑤

구분	문항	1 전혀 그렇지 않다	2 약간 그렇지 않다	3 보통 이다	4 약간 그렇다	5 매우 그렇다
리더십 능력	1. 나는 조직원들을 동기화할 수 있다.	①	②	③	④	⑤
	2. 나는 리더의 행동 특성에 맞는 행동을 한다.	①	②	③	④	⑤
	3. 나는 조직성과를 향상시키기 위한 전략을 제시한다.	①	②	③	④	⑤
	4. 나는 수시로 조직원에게 코칭을 활용한다.	①	②	③	④	⑤
	5. 나는 앞장서서 바람직한 변화를 선도한다.	①	②	③	④	⑤
갈등관리 능력	1. 나는 타인과 의견 차이가 있을 때 원인을 파악한다.	①	②	③	④	⑤
	2. 나는 타인과 대화할 때 생각과 가치관을 배려한다.	①	②	③	④	⑤
	3. 나는 타인과의 갈등을 줄이기 위해서 노력한다.	①	②	③	④	⑤
	4. 나는 타인과의 갈등을 조절할 수 있는 방법을 활용한다.	①	②	③	④	⑤
협상능력	1. 나는 대화 시 쟁점사항이 무엇인지 파악한다.	①	②	③	④	⑤
	2. 나는 대화 시 상대방의 핵심요구사항을 파악한다.	①	②	③	④	⑤
	3. 나는 대화 시 상대방을 설득하기 위해서 노력한다.	①	②	③	④	⑤
	4. 나는 협상할 때 사전에 전략을 수립한다.	①	②	③	④	⑤
고객서비스 능력	1. 나는 고객의 유형에 따라서 대응한다.	①	②	③	④	⑤
	2. 나는 고객의 요구를 수시로 파악한다.	①	②	③	④	⑤
	3. 나는 고객의 불만사항을 해결하려 노력한다.	①	②	③	④	⑤

출처: 한국산업인력공단(2016). 대인관계능력 학습자용 워크북.

표 2-5. 자신의 대인관계능력 점수 기록하기

구분	점수산출	평균점수
대인관계능력	총 획득점수( )/2	
팀워크능력	총 획득점수( )/4	
리더십능력	총 획득점수( )/5	
갈등관리능력	총 획득점수( )/4	
협상능력	총 획득점수( )/4	
고객서비스능력	총 획득점수( )/3	

1) 대인관계능력의 개념 및 필요성

(1) 대인관계능력의 개념

지금까지 살아오는 동안 가장 행복했던 때를 기억해 보라고 한다면 어떤 순간을 떠올릴 것인가? 어떤 사람은 사랑하는 사람을 처음 만난 순간을 머리에 떠올리고, 어떤 사람은 어릴 때 가족과 함께 갔던 여행을 머리에 떠올릴 수도 있을 것이다. 이렇게 볼 때 행복이란 감정은 인간관계를 떠나서는 생각할 수 없다. 물론 시험에 합격하거나 복권에 당첨된 경우에도 행복을 느낄 수 있지만 그러한 일을 함께해 줄 수 있는 사람들이 주변에 없다면 그렇게 행복하지는 않을 것이다.

인간관계는 이렇게 삶을 행복으로 충만하게 만들기도 하지만 삶을 불행하게 만들기도 한다. 가령 결혼하기 전에는 다정하고 행복했던 남녀라도 일단 결혼을 하게 되면 먹고 자는 사사로운 일부터 시댁이나 친정과의 관계 같은 일까지 서로의 생각이 다르다는 것을 깨닫게 되고 자기 마음을 이해해 주지 못하는 상대방을 원망하게 된다. 만일 서로가 차이를 인정하고 상대방의 생각과 감정을 이해해 주기 시작한다면 두 사람은 인간적으로 성숙할 수 있을 뿐 아니라 상대방을 더 깊이 이해할 수 있게 된다. 그렇지만 이와 같은 행복한 결말은 쉽게 기대하기 어려우며 많은 부부들이 서로를 이해하려고 하기보다 비난하며 불행 속으로 빠져든다. 비록 남녀 관계를 통해 인간관계의 어려움을 이야기하였지만 친구들 사이에서도 이와 비슷한 일이 흔히 발생할 수 있다. 그렇다면 어떻게 해야 인간관계를 통해 행복이 충만한 삶을 살아갈 수 있을까? 그 출발점은 인간관계도 다른 행동들과 마찬가지로 시행착오를 통해 배워야 한다는 점을 인식하는 데 있다. 여러분이 자전거를 처음 배울 때 쓰러지고 다치듯이 인간관계도 그러한 경험을 필요로 한다.

이와 같이 인간이 세상을 살아가면서 타인과의 상호작용은 필수조건이다. 다시 말해 자기 혼자서 아무리 일을 잘하고 똑똑하다고 할지라도 타인과 잘 융화되지 못한다면 자신의 능력은 묻히고 마는 것이다. 이는 인간에게 있어 대인관계능력이 매우 중요하다는 것을 의미한다. 즉, 대인관계능력이란 특정한 조직에서 타인과의 협조적인 관계를 원만히 유지하여 조직구성원들에게 도움을 줄 수 있으며, 조직 내부 및 외부와의 갈등을 원만히 해결하여 타인의 요구를 충족시켜 줄 수 있는 능력을 의미한다.

(2) 대인관계능력의 필요성

인간은 사회적 존재로 타인과의 관계를 떠나서는 살 수 없는 존재이다. 탈무드에서 "혼자 살려면 신이 되든지 짐승이 되든지 선택해야 한다"고 말한 것도 인간관계가 인간에게 얼마나 중요한 것이 되는지를 보여 준다. 인터넷이 발달하여 누구와도 손쉽게 대화를 할 수 있는 요즘에 오히려 인간관계의 필요성이 강조되는 이유는 인간관계가 단순히 의사소통 이상의 의미를 가지기 때문이다. 인간이 세상을 살아가면서 대인관계능력이 필요한 이유에 대해 살펴보면 다음과 같다(김은영 외, 2021; 이경우, 김경희, 2007).

① 인간은 근본적으로 약한 존재이다.

"인간은 모두 미숙아로 태어난다"라고 포르트만(Portman)이 말한 것처럼 인간은 어머니의 자궁에서 벗어나는 순간 누군가의 보호가 없다면 생명을 유지하기 어려운 존재이며, 어머니나 보호자의 보살핌을 받아야만 스스로 생존할 수 있는 개체로 성장하게 된다. 자신의 생명유지에 절대적인 위치를 차지하는 어머니와의 관계는 아기의 정신과 육체에 엄청난 영향을 미치게 된다. 어머니로부터 부드럽고 따뜻한 보살핌을 받은 아기는 낯선 환경에서도 쉽게 적응하며 타인과도 따뜻한 인간관계를 지속할 수 있지만 그렇지 못했던 아기는 주변의 사람들을 비롯한 모든 대상에 대해 두려움을 느끼게 된다. 이렇게 어릴 때 어머니에 의존하여 성장을 한 인간은 성인이 되어서도 타인으로부터 사랑과 인정을 받으려는 욕구를 갖게 되고 이러한 욕구를 만족시키기 위해 친구나 애인을 찾게 된다.

② 인간은 대인관계를 통해 자신을 발견한다.

사람은 대인관계를 통해 자신의 생각이나 감정이 일반적으로 수용될 수 있는지를 알게 된다. 어린 아이들은 부모나 친구들과의 관계를 통해 우리 사회에 보편적으로 존재하는 규범뿐 아니라 대인관계의 원리를 배우며 사회의 한 구성원으로 성장하게 된다. 즉, 왜 남의 물건을 함부로 가져서는 안 되는지, 다른 사람이 말할 때 관심을 기울여 줘야 하는지 등에 대해서 알게 된다. 이렇게 다양한 사람들과의 인간관계 경험을 통해 다른 사람의 입장을 이해하는 방법을 배우지만 우리는 여전히 선입관의 굴레에서 벗어나기 어렵다. 가령, 너무나 사랑했던 애인이 갑자기 헤어지자고 하였을 때 우리는 자신의 감정이 얼마나 진실하였는지 상대방에게 설득하려고 노력한다. 하지만 사람마다 다르게 해석하며 그에 따라서 상대방과 함께 있을 때 자신의 방식대로 사랑을 표현한다. 또한 상대방과 모든 것을 공유하는 것이 사랑이라고 느끼는 사람이 있는가 하면 PC방에서 게임에 몰두하듯이 사랑을 흥미로 여기는 사람도 있다. 이렇게 사랑이란 감정을 서로 다르게 받아들이고 있는 상황에서 자신의 진심을 알아주지 못한다고 서로 원망한다면 더 이상의 희망을 기대하기 어려울 것이다. 이때 필요한 것은 대화와 자기성찰을 통해 자신이 사랑이라고 느꼈던 것이 상대방에게 어떻게 받아들여졌고 어떻게 하면 상대방과 공감대를 형성해 나갈 수 있을지를 생각해 보는 것이다. 이렇게 인간관계를 통해 사람은 자신의 생각이나 감정이 얼마나 보편타당한 것인지를 확인할 수 있고 더 나아가서는 자신의 정체감을 분명하게 인식할 수 있다. 타인과의 교류를 통해 자신이 어떤 사람이고 어떻게 행동해야 하는지를 알게 되며 이러한 과정을 통해 자신의 가치를 발견할 수 있는 것이다.

2) 개인 이미지 관리

개인의 이미지는 개인의 용모와 첫인상, 행동이 하나로 결집된 느낌을 의미한다. 그리고 개인의 이미지는 타인의 경험에 직접적인 영향을 미친다. 또한 개인의 이미지가 차별화의 중요한 요소로 부각되고 있다. 긍정적인 이미지는 타인의 경험을 좀 더 만족스럽게 해 주는 역할을 하며, 이러한 이미지는 자신의 귀중한 자산이 된다.

이미지는 홍보나 인적 서비스, 사회의 평판 등과 같은 요소와 같이 타인의 기대와 상호작용을 한다. 이미지는 타인의 기대뿐만 아니라 타인 경험의 함수이기도 하다. 기대한 이미지만큼 대인관계가 인식될 경우, 이미지 구축에 긍정적인 이미지를 강화하고 유지시켜 준다. 어떤 사람의 모습을 떠올리면 그 사람의 이름과 함께 마음속에 떠오르는 얼굴, 생김새, 표정, 음성, 말투, 옷차림, 걸음걸이, 함께 있을 때의 느낌, 성격, 실력, 신뢰감 등 수많은 생각들이 얽히고 풀리면서 점차 하나의 형체가 만들어진다. 이렇게 우리 나름의 사고와 취향에 따라 편집되어 만들어지는 그 사람에 대한 생각의 덩어리, 하나로 통합되는 독특한 감정, 고유한 느낌이 있는데, 이것이 바로 한 사람이 가지고 있는 행위 결과로서의 이미지라고 할 수 있다.

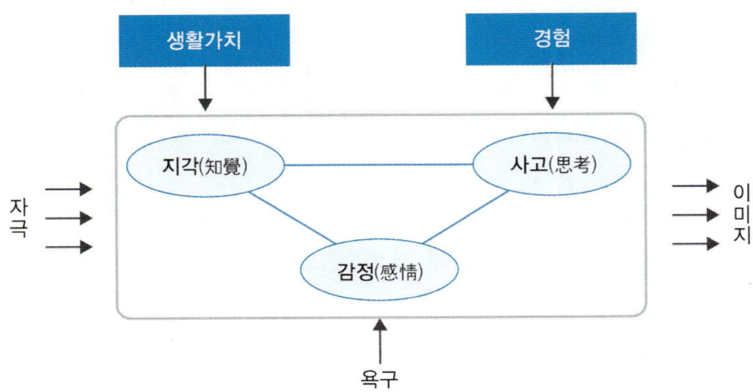

그림 2-2. 이미지 형성 과정

개인의 이미지는 한 개인이 어떤 특정한 대상에 대해 가지고 있는 신념, 즉 개인에 있어서 타인이 특정한 개인의 여러 속성에 대해 가지고 있는 신념들을 나 자신의 이미지라고 한다.

이미지 형성 과정은 크리시(Crissy)에 의하면 지각 과정(perception process), 사고 과정(thinking process), 감정 과정(feeling process)의 세 가지 기본적인 심리적 과정의 상호작용을 통하여 이루어지는데, 그 의미는 **표 2-6**과 같다.

표 2-6. 이미지 형성 과정의 의미

구 분	내 용
지각 과정	인간이 환경에 대하여 의미를 부여하는 과정이다. 이 과정은 주관적이며 선택적으로 이루어지기 때문에 동일한 대상에 대하여 다른 의미를 부여하게 되는 것이다.
사고 과정	과거와 관련된 기억과 현재의 지각이라는 두 가지 투입 요소가 있다. 사고는 이들 요소를 혼합한 것이며, 어떤 대상에 대하여 개인이 갖는 이미지는 과거의 기억과 현재의 지각이 혼합되어 형성되는 것이다.
감정 과정	지각과 사고 이전의 감정에 의하여 반응하는 과정이다. 감정적 반응은 확장 효과를 가진다. 어떤 대상에 대한 감정은 좋은 이미지와 나쁜 이미지의 형성과 직접적으로 관련된다.

3. 스트레스와 정신건강

표 2-7의 스트레스 측정 척도를 통해 자신의 스트레스 정도를 측정해 보자. 오늘을 포함하여 최근 1주일(7일) 동안 당신이 느낀 정도에 대해 체크를 하면 된다.

표 2-7. 스트레스 측정 척도

번호	내용	항상 느낌	자주 느낌	가끔 느낌	전혀 없음
1	매우 긴장하거나 불안한 상태가 되었다.	3	2	1	0
2	기분이 매우 동요되었다.	3	2	1	0
3	사소한 일에 매우 신경질적이 되었다.	3	2	1	0
4	소모감, 무기력감을 느꼈다.	3	2	1	0
5	침착하지 못했다.	3	2	1	0
6	아침까지 피로가 남고, 일에 기력이 솟지 않았다.	3	2	1	0
7	화가 나서 자신의 감정을 억제할 수 없었다.	3	2	1	0
8	생각지도 못한 일 때문에 곤욕을 치렀다.	3	2	1	0
9	심각한 고민이 머리에서 떠나지 않았다.	3	2	1	0
10	모든 일이 생각대로 되지 않아 욕구불만에 빠졌다.	3	2	1	0
11	모든 일에 집중할 수가 없었다.	3	2	1	0
12	남 앞에 얼굴을 내미는 것이 두려웠다.	3	2	1	0
13	남의 시선을 똑바로 볼 수 없었다.	3	2	1	0
14	똑같은 실수를 반복했다.	3	2	1	0
15	가족이나 친한 사람과 함께 있는 시간도 편안하지 않았다.	3	2	1	0
16	불면	3	2	1	0
17	심장이 두근거림	3	2	1	0
18	얼굴이나 신체 일부의 경련	3	2	1	0
19	현기증	3	2	1	0
20	땀이 많이 남	3	2	1	0
21	감각이 예민(몸이 근질거리거나 따끔따끔한 통증을 느낀다)	3	2	1	0
22	요통	3	2	1	0
23	눈의 피로	3	2	1	0
24	목이나 어깨 결림	3	2	1	0
25	두통	3	2	1	0
26	감염증(감기, 후두염 등)	3	2	1	0

번호	내용	항상 느낌	자주 느낌	가끔 느낌	전혀 없음
27	변비	3	2	1	0
28	발열	3	2	1	0
29	소화불량	3	2	1	0
30	설사	3	2	1	0
전체점수[1]					

표 2-8은 당신이 일상생활에서 스트레스를 받았을 때 경험할 수 있는 반응들이다. 각 문항을 주의 깊게 읽고 오늘을 포함하여 지난 일주일(7일) 동안 스트레스를 경험하였을 때, 다음 문항들에 대해 어느 정도로 반응했는지를 체크해 보자.

표 2-8. 스트레스 반응척도

번호	문항	전혀 그렇지 않다	약간 그렇다	웬만큼 그렇다	상당히 그렇다	매우 그렇다
1	일에 실수가 많다.	0	1	2	3	4
2	말하기 싫다.	0	1	2	3	4
3	가슴이 답답하다.	0	1	2	3	4
4	화가 난다.	0	1	2	3	4
5	안절부절못한다.	0	1	2	3	4
6	소화가 안된다.	0	1	2	3	4
7	배가 아프다.	0	1	2	3	4
8	소리를 지르고 싶다.	0	1	2	3	4
9	한숨이 나온다.	0	1	2	3	4
10	어지럽다.	0	1	2	3	4
11	만사가 귀찮다.	0	1	2	3	4

1) 스트레스 척도의 점수의 해석은 0~12점은 평균, 13~19점 주의 요함, 20점 이상은 경고수준으로 위험수위가 높다는 것을 의미함

번호	문항	전혀 그렇지 않다	약간 그렇다	웬만큼 그렇다	상당히 그렇다	매우 그렇다
12	잡념이 생긴다.	0	1	2	3	4
13	쉽게 피로를 느낀다.	0	1	2	3	4
14	온몸에 힘이 빠진다.	0	1	2	3	4
15	자신감이 없다.	0	1	2	3	4
16	긴장된다.	0	1	2	3	4
17	몸이 떨린다.	0	1	2	3	4
18	누군가를 때리고 싶다.	0	1	2	3	4
19	의욕이 떨어졌다.	0	1	2	3	4
20	울고 싶다.	0	1	2	3	4
21	신경이 날카로워졌다.	0	1	2	3	4
22	내가 하는 일에 전망이 없다.	0	1	2	3	4
23	멍하게 있다.	0	1	2	3	4
24	누군가를 미워한다.	0	1	2	3	4
25	한 가지 생각에서 헤어나지 못한다.	0	1	2	3	4
26	목소리가 커졌다.	0	1	2	3	4
27	마음이 급해지거나 일에 쫓기는 느낌이다.	0	1	2	3	4
28	행동이 거칠어졌다(난폭운전, 욕설, 몸싸움 등).	0	1	2	3	4
30	무엇인가를 부수고 싶다.	0	1	2	3	4
31	말이 없어졌다.	0	1	2	3	4
32	머리가 무겁거나 아프다.	0	1	2	3	4
33	가슴이 두근거린다.	0	1	2	3	4
34	누군가를 죽이고 싶다.	0	1	2	3	4
35	지루하다.	0	1	2	3	4
36	참을성이 없다.	0	1	2	3	4
37	얼굴 표정이 굳어졌다.	0	1	2	3	4
38	나는 아무 쓸모가 없는 인간이다.	0	1	2	3	4
39	움직이기 싫다.	0	1	2	3	4

표 2-8의 스트레스 반응척도의 각 문항에 표시된 점수를 **표 2-9**의 하위척도 문항에 따라 점수의 소계를 작성한 후 자신의 스트레스 반응정도를 알아본다.

표 2-9. 스트레스 반응 점수 및 해석

하위척도	소계	normal	mild	moderate	severe
① 긴장(2, 16, 17, 30, 31, 37번)		10점 이하	11~15	16~18	19점 이상
② 공격성(18, 28, 29, 33번)		6점 이하	7~8	9~10	11점 이상
③ 신체화(6, 7, 10번)		5점 이하	6~7	8~9	10점 이상
④ 분노(4, 24, 25, 26, 27, 34번)		11점 이하	12~14	15~19	20점 이상
⑤ 우울(5, 15, 19, 22, 23, 35, 38, 39번)		14점 이하	15~19	20~24	25점 이상
⑥ 피로(1, 12, 13, 14, 36번)		10점 이하	11~13	14~16	17점 이상
⑦ 좌절(3, 8, 9, 11, 20, 21, 32번)		13점 이하	14~19	20~24	25점 이상
총점		69점 이하	70~92점	93~115	116점 이상

① 긴장: 마음을 졸이거나 심신이 평온하지 않은 상태
② 공격성: 개체나 사람을 위협하거나 고통을 주는 물리적 · 언어적 행동을 포함한 모든 형태의 행동이나 그 경향
③ 신체화: 자율신경계의 영향을 받고 있는 순환기, 소화기, 호흡기 및 기타 기관의 장애와 두통, 동통 등 신체적 기능이상에 대해 주관적으로 호소하는 증상
④ 분노: 몹시 성을 내거나 또는 그렇게 내는 화
⑤ 우울: 삶에 대한 관심의 철수, 동기의 결여, 활력의 상실, 절망감 및 자살에 대한 생각 등으로 나타나는 기분이나 감정의 저조 등 임상적으로 우울증의 증상과 일치되는 증상
⑥ 피로: 과로로 정신이나 몸이 지친 상태
⑦ 좌절: 어떠한 계획이나 일 따위가 도중에 실패로 돌아가 마음이나 기운이 꺾임

1) 스트레스의 정의

현대를 살아가는 우리는 일상생활 속에서 스트레스라는 용어를 매우 자주 사용한다. 하지만 스트레스라는 용어의 사용이 개인과 상황마다 다 다르고, 스트레스에 대

한 개념도 시대에 따라 변화되어 왔기 때문에 하나의 개념으로 정의를 내리기는 쉽지 않다.

스트레스라는 용어는 라틴어 stringere(바짝 잡아당기다)에서 유래되었으며, 그 이후 string, street 등의 용어로 사용되다가 14세기에 이르러 stress라는 용어로 쓰이기 시작하였다. 그리고 스트레스의 개념은 17세기 초에는 고난, 곤경(곤란), 역경, 고뇌, 번민, 불쾌함과 같은 용어들로 사용되었으며, 18세기~19세기에는 물리학 용어인 '어떤 구조에 가해지는 물리적 압박(strain), 강한 효과(effect), 압력(pressure), 힘(force)과 같은 것'을 의미하는 용어로 정의되었다.

스트레스라는 용어가 의학 용어로 사용되기 시작한 것은 1910년 윌리엄 오슬러(William Olser)에 의해서이다. 그는 항상 고된 업무와 걱정 속에서 생활하는 유대인들에게서 협심증의 증상이 많이 나타난다는 사실을 발견하고, 이와 관련된 요인을 stress와 strain으로 정의하면서 의학적인 용어로 사용되기는 시작하였지만 과학적인 의미로는 받아들여지지 않았다. 그러다가 스트레스라는 개념이 과학적인 의미를 포함한 단어로 의학과 생물학에 도입된 것은 1925년 캐논(Cannon)이 스트레스를 '투쟁 또는 도피(fight or flight) 반응'에 관련하여 사용하기 시작하면서이다. 그리고 스트레스의 아버지로 불리는 셀리에(Selye, 1963)는 "스트레스란 어떤 종류의 외부위협에 대하여 생체가 나타내는 반응이다"라고 정의하면서 이러한 반응을 일반적응증후군[2]이라고 명명하였다.

2) 일반적응증후군은 세 가지 단계를 거치게 된다고 주장하고 있다. 구체적으로 경고기(alarm reaction)는 신체적 위협에 대항할 수 있도록 생리적인 변화를 나타내는 시기로 정서적 흥분, 긴장과 같은 변화를 가져오고, 저항기(stage of resistance)는 지속되는 스트레스로 인해 정상수준 이상의 반응을 나타내는 시기이며, 소모기(stage of exhaustion)는 신체적 방어능력이 떨어져 그 결과로 퇴화하거나 병들게 되는 단계를 말한다. 이와 같이 지속적인 스트레스는 생리적으로 각종 질병, 특히 심인성 신체질환을 일으키며, 이는 스트레스와 질병과의 밀접한 관계가 있음을 의미한다.

2) 가족생활주기와 스트레스

(1) 가족생활주기의 개념

가족생활주기는 시간의 흐름 위에 가족의 형태가 변하는 것에 초점을 두고 있으며, 세대 간 반복되어 일어나는 연속이나 완전한 원을 의미하므로 주기(cycle)라는 용어를 사용한다. 가족은 인간환경에서 전해져 오는 일정한 관계와 형태에 따라 발전하며, 사회적, 정서적 및 경제적 요구에 따라 변화된다. 그러므로 가족생활주기는 대부분의 가족들이 일생 동안 거치는 중요한 단계들의 연속이라는 뜻으로 오랫동안 사용되어 온 용어이다. 개인과 마찬가지로 가족 또한 출생에서 죽음에 이르는 과정을 경험하게 되는데, 각 과정을 통과하는 모습은 가족마다 다르며, 이것은 가족의 개별성을 드러내는 것이다.

가족생활주기(family life cycle)는 남녀가 결혼으로 새로운 가족을 형성하고 자녀를 갖게 되면서 가족은 확대되고, 그 자녀들은 성장한 후 결혼하여 자신들이 자라 온 가족을 떠나게 되면서 가족은 축소하기 시작하여, 노부부가 사망함으로써 소멸된다. 이러한 가족의 변화 과정을 가족주기(가족생활주기)라고 정의한다. 즉, 사람이 가족생활에서 경험하는 결혼 · 출산 · 육아 · 노후의 각 단계에 걸친 시간적 연속을 말한다.

가족생활주기는 시간의 경과에 따른 가족 내의 발달적인 경향을 묘사하기 위하여 일반적으로 사용하는 용어이다(Carter & McGoldrick, 1997). 모든 가족은 가족생활주기의 단계를 반드시 거치게 되며, 각 단계에서 다음 단계로 넘어갈 때 적응상의 문제가 발생하게 된다. 삶의 주기는 순서가 있지만 꾸준하고 지속적인 과정이 아니라 평평한 곳과 변화를 요구하는 장애물이 있는 단계에 따라 진행한다. 성장과 변화의 시기 다음에는 변화가 견고해지는 비교적 안정적인 시기가 이어진다.

(2) 카터와 맥골드릭의 가족생활주기

카터와 맥골드릭(Carter & McGoldrick)은 **그림 2-3**과 같이, 가족생활주기의 단계변화에 따라 야기되는 긴장에 대해 수직적 스트레스(vertical stressors)와 수평적 스트레스(horizontal stressors)로 구분하였다.

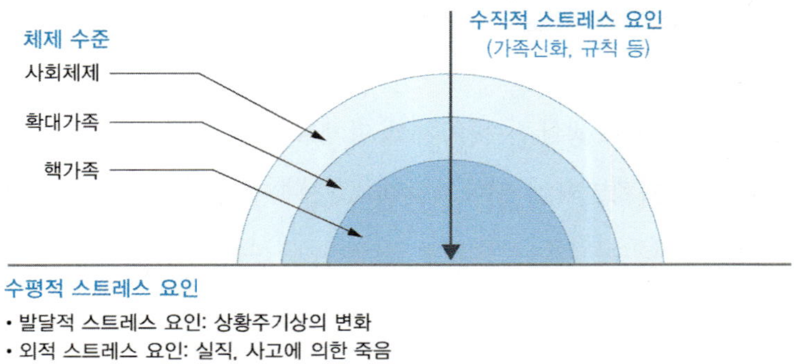

그림 2-3. 가족의 수직적 스트레스 요인과 수평적 스트레스 요인

수직적 스트레스는 가족의 태도, 금기사항, 기대치, 명칭, 그리고 성장하면서 갖게 되는 많은 사건들을 포함하며, 이러한 요인들은 스트레스의 요인이 된다. 수평적 스트레스는 가족이 시간의 흐름에 따라 느끼는 스트레스에 의해서 야기된 불안을 포함한다. 수평적 스트레스는 예측 가능한 발달상의 스트레스와 예측 불가능한 사건들로 이루어지는데, 이것들은 생활주기의 과정을 방해할 수 있다. 즉, 때 이른 죽음, 장애아 출산, 만성질환, 전쟁 등등 수평축에 많은 스트레스를 받게 되면 어떤 가족이든 극도로 기능장애를 일으키게 될 가능성이 높다. 또한 카터와 맥골드릭은 수평적(발달상의) 스트레스가 수직적(초세대적) 스트레스와 교차할 때는 가족근심의 양적 도약이 발생한다는 점을 관찰하였다. 그래서 수평과 수직이 합류하는 지점에서 이 양자의 스트레스가 일으키는 근심의 정도는, 그 가족이 자신의 생활주기변화를 얼마나 잘 이겨 나갈 수 있는지를 보여 주는 주된 척도가 된다고 보았다. 즉, 가족이 가족생활주기의 변천을 얼마나 잘 다루는가가 기능적 가족을 결정하는 중요한 요소로 보았던 것이다.

그리고 카터와 맥골드릭은 이러한 가족생활주기 행로는 시간에 걸친 구성원들의 이동과 관련이 있으며, 다른 사람과 관련된 가족구성원들의 위치변화와 관계가 있다고 보았다. 역기능적 가족은 위치, 존재, 기능에 있어서 이동에 혼란을 겪으며, 이것은 가족성원들의 위치나 역할을 넘어 실제 가지는 것보다 더 많은 힘(power)을 가짐으로 발생한다고 보았다.

카터와 맥골드릭은 가족생활주기를 여섯 단계로 구분하며, 여섯 단계에 따른 발달과업과 발달을 위한 체계변화에 대해 언급하였는데, 이를 구체적으로 살펴보면 다음과 같다(김종배 외, 2023; 고일한, 2009).

① 제1단계: 독립된 젊은 성인단계

가족의 생활주기에서 독립된 젊은 성인단계는 아직 결혼하지 않은 자녀가 원가족을 떠나 결혼을 하고 자녀를 낳아 자신의 가족을 형성하기 이전까지의 기간을 말한다. 이 시기는 일종의 전환기로 가족치료자들이 간과해 왔던 시기이다. 결혼전기는 가족생활주기 중 가장 개인적인 시기이므로 문제의 해결을 위해 원가족(부모, 형제자매, 친족)의 문제를 살펴보아야 한다.

원가족에서 독립하여 직업세계나 이성 관계에서 이룩한 협상의 정도와 질, 특징, 그리고 완성도가 결정적인 요소가 되기 때문이다. 이 단계에는 지리적으로 원가족과 떨어져 살고 있고(단시간 집에서 머무는 경우가 있더라도), 유학 또는 입대 중이거나, 만 21세 미만으로 직업이 있으나 부모와 떨어져 살고 있으며, 대부분 경제적으로 독립한 20대가 대상이 된다. 그 외에 일찍이 결혼을 하였거나 1~2년 후 이혼한 사람과 결혼하지 않고 동거 중인 사람이 포함된다.

이 단계에서는 개인적인 삶의 목표를 설정하고 새로운 가족하위체계를 형성하기 위하여 다른 삶과 관련을 맺기 전에 “자기화”가 되어야 될 때이기도 하다. 이 단계에서 젊은 성인이 자신의 원가족과 정서적으로 분화를 잘하면 할수록 가족생활주기를 통한 세대 전환적 긴장을 더 줄일 수 있다.

핵가족의 주요 과업은 이전의 의존적인 관계에서 나타난 힘과 통제를 점차 완화시키는 과정이다. 청소년기에서 성인기로의 전환에 있어서는 지정적인 지원이 하나의 중요한 측면이다. 자녀가 직업을 갖는 것은 가족 체계에 대한 도전이며, 성공적인 해결을 위해 필요한 개입을 얼마나 잘 하느냐에 달려 있다. 이 시기에 자녀의 친구선택이나 생활양식에 대한 부모와 자녀의 반응이 가족 외 체계에 대한 애착과 부모-자녀의 친밀감의 균형을 맞추기 위한 세대 간의 싸움으로 악화되면 이는 무시해 버릴 수 없는 문제가 된다. 부모가 자신의 원가족에서 자아정체성에 관한 분리, 친밀감 그리고 자율성을 적절히 해결한다면 이 시기를 보다 쉽게 대처해 나갈 수 있을 것이다.

따라서 독립된 젊은 성인단계에서는 무엇보다 원가족으로부터 자기분화의식을 가지는 것이 중요하며, 둘째, 자아실현이 가능한 적절한 직업을 선택하고 그 속에서 동료와 친밀한 관계를 발전시켜 가는 능력을 몸에 익혀야 한다. 그리고, 일과 경제적인 독립성에 대해 자신을 확립해야 한다.

② 제2단계: 신혼부부단계(결혼을 통한 가족으로의 합류)

부부가 된다는 것은 가족생활주기 중에서 가장 복잡하고 힘든 전환 중의 하나이다. 결혼은 서로 적응하는 어려운 과업을 요구하며 결혼생활이 개선되기 위해서 부부의 의도적인 노력이 필요한 기간이기도 하다. 따라서 각각의 배우자 가족으로부터 분화하고 새로운 결집력 있는 부부단위로 전환을 하는 데 있어서 가장 중요한 것은 부부 간의 협력이며, 중요하게 대두되는 문제는 부부 간의 적응문제이다. 적응이란 자아실현을 이룩함과 아울러 환경을 고려하고 사회의 기대에 맞추어 나가는 과정이라고 할 수 있는데, 이러한 적응의 본질에 비추어 볼 때 부부 간의 적응이란 부부 쌍방 간의 적응에만 국한된 것이 아니고 여러 가지 외적, 즉 경제적 · 인간적 환경에 대한 적응도 포함된다. 부부 간의 적응대상은 고정된 사물이 아니고 항상 변화하고 성장하는 개체 또는 사항들이므로, 부부 간의 적응자체도 변화 · 성장하게 되는 것이다. 그러므로 신혼부부는 결혼의 만족도를 높이기 위해 끊임없이 노력해야 하는데, 이러한 노력이 상호 간의 적응의 측면에서 이루어질 때 부부관계는 비로소 질서와 안정을 찾게 되며, 이것이 전 가족의 행복과도 직결되는 것이다

이 시기의 과업은 부부 간에 이루어야 할 과업과 부부와 확대가족이 이루어야 할 과업으로 분류된다. 먼저, 부부체계의 과업을 보면 원가족에서 갖고 있던 지위, 역할, 기대 등이 결혼으로 남편과 아내의 관계로 바뀌게 되므로 새로운 생활에 적응해야 하고 사소한 일까지 재협상해야 한다. 뿐만 아니라, 부부는 상호 만족할 만한 규칙(행동 유형 등)을 발전시켜야 한다. 이렇게 함으로써 발전에 필요한 체계변화(부부체계 형성)가 이루어진다. 그리고 결혼에 의한 가족의 결합을 축으로 하기에 두 사람은 서로에 대한 헌신이 필요하며, 그 결과 새로운 부부체계가 형성되어야 한다. 특히 부부는 커플로서의 충분한 기능을 수행하기 위해서 기본적인 규칙과 유형을 만들어 갈 필요가 있다. 이러한 규칙은 상대의 욕구에 맞추는 것, 의견이나 사고의 차이를 조정하는 것, 집안일이나 수입과 지출 등의 일상생활을 하는 데 필요한 여러 가지 활동을 어떻게 조화시킬지에 대한 합의를 포함한다. 시간이 점차 지나면서 부부의 관계를 강화시키는 중요한 요소는 상호독립성을 늘리는 것과 결혼생활에서 겪는 다양한 사건들을 어떻게 해석하는가 하는 점이다. 개인의 독자성을 손상시키지 않으면서 부부로서의 일체감을 느낄 수 있어야 하며, 동시에 명확한 경계를 만드는 것이 필요하다.

다음으로 적응의 관점에서 가장 어려운 관계는 확대가족(in-laws)과의 관계이다. 결혼이란 모든 가족구성원들과 모든 세대의 지위 변화를 의미하기에 커플은 부부로서

부모, 형제자매, 조부모, 그리고 조카들과 같은 다양한 하위체계와 함께 새로운 관계를 협상해 나가야 한다. 따라서 확대가족이나 친구 사이에 생기는 관계를 적절히 조절할 수 있어야 한다. '부부의 친구들'은 융합을 강조하며 각 배우자의 개인적 흥미와 취향을 용납하지 않기 때문에 배우자들이 각자의 친구관계를 유지하도록 격려해야 한다. 또한 부부들이 유지하기를 원하는 자신들의 확대가족과 어느 정도의 친밀감과 거리감을 둘 것인지에 대해서도 결정할 필요가 있다.

새로운 성원의 유입은 가족형태에 깊은 영향을 준다. 새로운 구성원의 유입은 그 자체가 수평적 스트레스로 작용하며, 두 사람의 결합은 수직적 스트레스가 이 단계에서 유입된다는 것을 의미한다. 이런 것이 스트레스로 작용하는 이유는 가족구성원에게 위협적이거나 기존의 역할이 변화해야 하기 때문이다. 부모체계는 새로운 체계를 인정해야 하는 과업이 있다.

③ 제3단계: 어린 자녀가 있는 가족단계

부모가 된다는 것은 하나의 생물학적인 사건이면서 동시에 심리적이고 사회적인 변화를 초래하며, 두 세대 간의 결속 이상의 의미를 지닌다. 부부가 부모가 되는 것과 함께, 가족은 처음으로 영구적인 하나의 삼인조체계가 된다. 가족생활주기의 이 단계는 성인들에게 한 세대 위로 변화되는 것과 젊은 세대를 돌보는 세대가 되어야 한다는 것을 요구한다.

이 시기는 첫 자녀가 출생하면서 시작되며 자녀가 성장하여 독립하기 전까지의 단계이다. 자녀의 출생은 가족생활주기의 중요한 전환기가 되는데, 이는 출산이 가족생활주기 형태를 결정하는 주요 요인이 되기 때문이다. 카터와 맥골드릭은 아기가 태어나는 때만큼 핵가족과 확대가족 체계에 본질적인 변화와 도전을 가져오는 시기는 없다고 주장하였다. 거대한 사회 변화의 맥락에서 새로운 가족구성원, 즉 아기의 출생은 하나의 도전으로서 재검토될 필요가 있다. 두 사람이 한번만 결혼하여 자녀를 낳아 부모가 되고, 함께 한 집에서 산다는 가족개념은 보편적인 것이 아니라, 관계 형성에 극단적 변화와 도전의 시기로 처음으로 부모가 된 부부와 어린 자녀가 초점이 된다.

이 시기의 발달단계의 과업은 각자가 자신을 더 잘 분화시키고, 친밀감과 상호의존성이 존재하는 가운데 양육능력을 더 잘 발달시키는 것이다. 확대가족에서는 가족구성원의 대부분이 아이를 공동의 책임으로 여기며, 아이가 태어남에 따라 가족구성원의 관계 체계는 변화를 겪는다. 이 변화는 발전적이거나 기능적이거나 간에 확대가족의 핵심적인 변화는 새로운 가족을 위해 적극적인 자원이 되어 주는 것이다.

④ 제4단계: 사춘기(청소년) 자녀를 둔 단계

이 단계는 보통 첫 자녀가 13세에 이를 때부터 그 자녀가 성인으로서 결혼과 직장 등의 이유로 독립하거나 군대에 가게 되는 시기까지를 포함하고 있다. 이 시기는 전형적으로 6~7년이 걸린다. 10대의 아이로 시작해서 이 단계 끝부분에 도달하면 자율적인 인간으로서의 삶을 시작하는 성인에 이르게 된다. 이 단계의 가족구성원은 매우 다양한데, 부모, 부부, 10대 자녀, 좀 더 어린 자녀, 성인이 되어 가는 자녀 등으로 한 가족이 구성된다. 가족의 위치는 남편－아버지, 아내－어머니, 형제－아들, 자매－딸 등으로 볼 수 있다. 예전에는 10대 중반이면 남성인 경우 나가서 일을 하거나 여성들은 집안일을 하였다. 그러나 현대에는 20대 초반까지 교육을 받고 있으므로 청년의 시기가 연장된다. 따라서 과거보다 사춘기는 빨리 오고 성인기는 나중에 이르게 되어 현대의 젊은이는 연장된 청년기(prolonged adolescence) 시기를 거치는 것이 특징이다.

자녀가 아동기와 성인기 사이의 사춘기가 되면 가족은 어린 자녀를 양육하고 보호하던 역할에서 벗어나 성인의 주된 역할이 되는 책임감을 가질 수 있도록 가족의 구조와 조직을 변화시켜야 한다. 이 시기는 세대 간의 가족관계에 전체적인 변화가 나타나는 때이기도 하다. 부부관계의 중심 사건은 개인적인 경력을 추구하면서, 결혼생활에 만족과 불만족을 가진 한 사람의 배우자나 혹은 두 사람의 배우자 모두에게 나타나는 '중년기 위기'이다. 이 시기는 결혼생활을 재협상하거나 이혼을 결정하는 시기이다.

⑤ 제5단계: 자녀를 떠나 보내고 계속 나아가는 단계

이 시기에 자녀는 부모의 품으로부터 떠나 독립된 사람으로서 자율성을 확립하는 시기이다. 부모는 일상생활의 중심이 되었던 자녀가 떠나가면서 정도의 차이는 있지만 슬픔을 경험한다. 이러한 상태를 '빈둥지증후군(empty nest syndrome)'이라고 부른다. 이 시기는 가족구성원들이 가정에 많이 들어오고 나간다는 것이 특징이다. 성장한 자녀가 집을 떠나는 것으로 시작하여 자녀의 배우자와 자녀들이 유입되고, 더 나이 든 부모들은 종종 아프거나 사망하는 때이기도 하다. 이 단계는 가장 새롭고 가장 긴 단계이며, 여러 가지 면에서 모든 단계 중에서 가장 문제가 많은 단계이다.

이 단계는 한 가정에 최소한 세 명 이상의 구성원이 존재하는 단계이다. 가정에서 부부의 위치는 남편－아버지－할아버지, 아내－어머니－할머니로의 확장이 가능한 단계이다. 자녀 역시 아들－형제－삼촌, 딸－자매－이모 · 고모로 확장된다. 이 시기는 부모로서의 책임이 더 이상 필요하지 않은 부부관계로 재구조화하는 것이 필요하다.

자녀들이 떠나기 시작할 때 가족의 구성에 있어 정서적 변화가 나타난다. 그래서 부모들은 재원과 육체적 능력을 재분배해야 하며 성장한 자녀, 성장하는 자녀에 대한 책임감 재분배, 자신의 결혼 관계의 갱신이 필요하다. 자녀를 매개로 하여 부부관계를 유지해 왔던 부부들은 자녀들이 독립해 나가는 중년기 문제가 악화되어 이혼하는 수가 있다. 따라서 이 단계에서의 젊은 성인은 개인으로서 자율성을 확립하고 생의 방향을 계획해야 하는 과업들이 있다. 또한 적당한 교육을 받고 직업을 선정해야 하며, 사랑과 성적 감정을 평가하고 사랑의 관계를 만들어 나가야 한다. 이어서 결혼 배우자를 선택하고 약혼과 결혼을 해야 하는 과업들을 가지고 있다. 이 과업들의 성공과 실패에는 개인의 삶과 자신을 향한 만족과 실망이라는 보상과 도전이 주어지게 된다.

이 단계의 가정에는 자율적인 성인으로서의 모습을 갖추기 위해 바쁜 첫 자녀가 있는 반면에, 발달 과업을 이루기 위해 애쓰는 더 어린 자녀도 있게 된다. 따라서 가족의 발달 과업 안에는 젊은 성인 자녀가 자율성을 얻도록 도와주는 것뿐만 아니라, 남아 있는 다른 가족구성원이 성장할 수 있도록 가정의 기초를 유지하는 것도 포함되어야 한다.

⑥ 제6단계: 노년기 단계

이 단계는 마지막 자녀가 분가해서 부부만이 남게 되는 것으로 시작해 은퇴 생활이나 배우자의 죽음으로 끝난다. 따라서 이 단계에 있어서 가족구성원의 수는 한 명 내지 두 명이 된다. 자녀가 늦게 분가를 하거나 가정의 남편이 일찍 퇴직하는 경우, 이 기간은 불과 몇 개월 내지 몇 년밖에 안 될 수도 있다.

중년을 지나면서 부부는 핵가족으로 남게 되고 중심적인 대인관계로서 부부 간의 상호작용을 유지해 나간다. 이 시기에는 각각 가정 내에서 다양한 역할을 가지는 여러 위치에 있게 된다. 예를 들어, 남편, 아버지, 시아버지, 장인, 할아버지 그리고 아내, 어머니, 시어머니, 장모, 할머니 등이 바로 그것이다. 따라서 중년의 부모는 젊은 가족구성원들과 보다 더 나이 많은 구성원들의 건강을 돌보고 지원해 주면서 세대 간의 다리 역할을 한다. 요즘은 자녀의 수가 적고 인간수명이 늘어남으로 말미암아 이 빈 둥지에 머무르는 기간 또한 길어지는 추세이다.

이 단계는 은퇴로 시작이 되며 한 배우자가 사망함으로 본인 중심의 가족생활주기는 끝이 난다. 대부분의 부부는 조부모가 된다. 이것은 부모로서의 책임 없이 성인 자녀 및 손자녀와 아주 가까운 관계를 형성할 수 있는 기회가 된다. 이는 자신의 자녀 양육 경험을 재활용할 수 있게 해 주며, 부모로서의 만족 성취, 실망과 좌절에 대한 회상과 새로운 견해는 자신의 삶을 되돌아보고 현실을 수용하는 데 도움이 된다.

이 단계에서 일어나는 문제는 지위변화에 따르는 가족구조 내의 힘이나 결정권을 이양하지 못하는 데서 발생한다. 이것은 한국에서 고부관계 갈등의 주요한 요인 중 하나로 작용한다. 이 시기에 야기되는 것들은 자녀의 분가로 인한 상실감, 은퇴로 인한 일로부터의 소외와 재정의 감소, 한 배우자의 상실로 혼자되는 경우, 조부모 세대가 되는 것, 질병과 노쇠로 인한 의존성 증가 등이다.

이것들 중 가장 큰 스트레스를 주는 사건은 배우자의 상실이다. 그 이유는 배우자와 함께 오랫동안 유지해 온 부부체계를 혼자서 재조직해야 하기 때문이다. 가족생활주기의 초기단계의 좌절이나 갈등은 이 시기에 세대 간 단절이나 관계의 어려움을 가져온다. 또한 그들에게는 새로운 관심이나 사회생활을 만들어 갈 필요가 생겨난다. 이러한 노년기의 특징은 사회적 활동의 감소라고 볼 수 있는데, 이러한 현상에 대한 설명에서 분리이론과 활동이론은 대조적이다. 분리이론에 의하면, 노인의 사회적 후퇴는 사회의 요구에 반응하는 것이라기보다는 본질적이고 발달적인 속성을 지닌다. 즉, 감소된 사회적 상호작용은 사회와 노인이 서로 후퇴하는 일종의 상호적 과정으로 노인은 사회적 활동의 축소에 대해 수용적이고 나아가서 그것을 소망하는 것으로 보인다.

다시 말해 사회적 후퇴는 자신에 대한 몰두의 증가, 환경에 존재하는 대상에 대한 정서적 관심의 감소와 같은 노년기의 발달적 성향에 동반하거나 뒤따라 일어난다는 것이다. 이러한 설명에 따르면 노인의 사회적 활동으로부터의 분리는 사회에 의해서 강요된 과정이라기보다는 자연스러운 현상이다. 그러므로 심리적으로 만족을 느끼는 노인은 주위 사람들로부터 증가된 심리적 거리, 감소된 사회적 상호작용을 특징으로 하는 새로운 심리적 균형에 도달한 사람인 것이다.

3) 스트레스 대처방안

(1) 대처의 개념

일반적으로 대처(coping)는 해로운 위협이나 도전을 극복하기 위한 노력으로 정의되고 있으며, 보스(Boss, 1988)는 대처를 "비교적 어려운 조건하에서의 적응을 의미한다"고 정의하고 있다. 이처럼 대처행동은 문제나 갈등에 직면해서 그것을 극복하는 효과적인 수단을 찾는 것으로, 고통의 점차적인 감소, 문제해결, 현실검증, 복귀의 과정으로 정의하면서 심리적 안정성에 대한 주요한 위협을 처리하기 위하여 사용하는 모든 방법을 의미한다. 즉, 대처행동이란 사람과 환경 사이에서 끊임없이 변화하는 역동적 과정이며, 이 관계는 양방향성을 가지고 있다고 주장한다. 라자루스와 포크먼(Lazarus & Folkman, 1984)은 대처를 "개인의 자원을 초과하는 것으로 평가되는 특수한 외적 및 내적 요구를 다스리기 위하여 부단히 변화하는 인지적 및 행동적 노력"이라고 정의하고 개인의 자원을 요청하는 사람과 환경 간의 특정한 관계가 있는 것으로 보았다.

(2) 스트레스 대처방안의 유형

라자루스와 포크먼(1984)은 스트레스 대처를 문제중심 대처와 정서중심 대처로 나누어 설명하고 있다[3].

---

3) 본 장에서 제시된 문제중심과 정서중심 대처방안 외에도 적응적 대처와 부적응적 대처, 인지적 대처와 행동적 대처로 구분할 수 있다. 적응적 대처란 스트레스에 효과적으로 대응하는 것으로 스트레스로 나타날 수 있는 부작용을 최소화할 수 있는 것을 의미한다. 예를 들어, 스트레스를 운동으로 해소하는 것이다. 반대로 부적응적 대처란 스트레스에 대해 비효과적이고 부적절하게 대응해서 부작용을 야기하는 것을 의미한다. 예를 들어, 직장 상사로부터 질책을 받을 때마다 술로 스트레스에 대응하여 결국 지나치게 술에 의존하게 되었다면 그것은 부적

① 문제중심 대처방안

문제중심 대처방안은 문제에 초점을 두고 문제를 보다 잘 변경시키기 위해 책략을 사용하고, 수정하고 극복하려는 노력이다. 다시 말해 체계적으로 문제해결을 위한 계획을 세워 자신이 처한 문제를 해결하고자 노력하고 친구, 가족, 동료 등으로부터 적절한 도움을 구하거나 대안적으로 보상을 줄 수 있는 것을 개발하는 등 행동적 자기통제를 발전시켜 스트레스에 대처하는 방법이다.

문제해결능력은 업무수행에서 문제가 발생하는 경우에 문제를 논리적, 비판적, 창조적 사고과정을 통하여 분석하고 최적의 해결책을 찾고 실행, 평가하는 능력을 말한다. 다시 말해 문제해결능력은 문제해결 프로세스에 따라 적절한 해결책을 적용하여 문제를 해결하는 것으로, 일반적인 문제해결 프로세스는 **그림 2-4**와 같이 문제 인식, 문제 도출, 원인 분석, 해결안 개발, 실행 및 평가의 5단계를 따른다(최윤희 외, 2018).

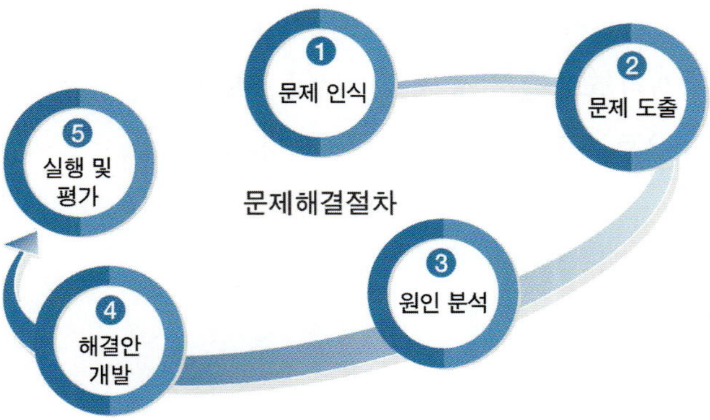

그림 2-4. 문제해결 프로세스

출처: 한국산업인력공단(2016). 문제해결능력 교수자용 워크북.

응적 대처라고 할 수 있다. 인지적 대처란 스트레스와 관련된 부정적 효과를 강화시키거나 제거하고 스트레스 유발사건 자체를 자신에게 유리하게 만들기 위해 사고방식을 사용하는 것이다. 예를 들어, 사고를 피하거나, 멈추고, 사고를 바꾸는 것이 여기에 해당된다. 행동적 대처는 스트레스의 부정적 효과를 제거하기 위해 행동을 사용하는 과정을 말한다. 예를 들어, 스트레스 해소를 산책이나 운동을 통해서 해소하는 것이다.

문제해결 과정을 5단계로 나누어 살펴보면, 해결해야 할 전체 문제를 파악하여 우선순위를 정하고 선정된 문제에 대한 목표를 명확하게 하는 문제 인식 단계, 선정된 문제를 분석하여 해결해야 할 것이 무엇인지를 명확하게 하는 문제 도출 단계, 파악된 핵심문제에 대한 분석을 통하여 근본원인을 도출하는 원인 분석 단계, 문제로부터 도출된 근본원인을 효과적으로 해결할 수 있는 최적의 해결방안을 수립하는 해결안 단계, 마지막으로 해결안 개발을 통하여 구축된 실행계획을 실제 상황에 적용하는 활동으로 처음부터 장애가 되는 문제의 원인들을 해결안을 사용하여 제거하는 실행 및 평가 단계로 나누어 볼 수 있다.

② 정서중심 대처방안

정서중심 대처방안은 스트레스를 유발하는 문제를 직접 다루기보다는 스트레스에 의해 유발된 정서적 반응인 불안이나 초조 등의 정서적 고통을 감소시키려는 노력을 말한다. 다시 말해 스트레스를 유발하는 상황 자체를 변화시키기보다 그 상황에서 경험하게 되는 정서적 고통을 감소시키기 위해 스트레스 원인을 회피하거나 스트레스 상황을 인지적으로 재구성하는 대처방식이다.

PART 2

정신건강 실천이론과 실제

Chapter 03

정신건강 실천이론

배울 내용

1. 정신장애의 이해
2. 의료와 재활 및 회복모델

학습목표

1. 정신장애의 개념과 특성을 설명할 수 있다.
2. 의료와 재활 및 회복모델의 차이점을 구분한다.
3. 회복모델의 시사점을 통해 개입방안을 모색해 본다.

1. 정신장애의 이해

1) 정신장애의 개념

정신장애인은 조현병, 기분장애 등 주요 정신질환에 이환되어 있는 사람으로, 급성 증상이 호전되거나 사라진 후에도 어느 정도의 잔여 증상으로 일상생활 및 사회적, 직업적 기능의 장애가 있는 것을 의미한다. 또한 한 개인에게 나타나는 현재 스트레스에 대한 취약성으로 기능이상 또는 행동적, 심리적 이상증후가 발생하는 것으로 이러한 증상이 5년 이상 되었을 때 만성화되었다고 말할 수 있다.

우리나라 「장애인복지법」 제2조에 의하면 정신장애인이란 지속적인 조현병, 분열형 정동장애, 양극성 정동장애 및 반복성 우울장애로 인한 기능 및 능력장애로 인하여 일상생활 혹은 사회생활을 영위하기 위한 기능 수행에 제한을 받아 도움이 필요한 사람을 말한다. 하지만 정신장애(mental disorder)의 개념은 한마디로 정의하기란 쉽지 않다. 왜냐하면 각 사회나 문화적 차이에 따라 관점과 개념이 다르게 정의되기 때문이다. 「정신건강증진 및 정신질환자 복지서비스 지원에 관한 법률」에서는 "정신질환자란 망상, 환각, 사고(思考)나 기분의 장애 등으로 인하여 독립적으로 일상생활을 영위하는 데 중대한 제약이 있는 사람을 말한다"고 정의하고 있다.

2) 정신장애인의 특성

정신장애인의 특징적 증상으로는 크게 양성증상과 음성증상으로 나눌 수 있는데, 각 증상의 대표적인 특징을 살펴보면 **표 3-1**과 같다.

표 3-1. 정신장애인의 대표적인 양성증상과 음성증상

양성증상	음성증상
• 행동과다 • 초조, 목적 없이 왔다 갔다하는 행동 • 공격성, 적대성 • 망상 • 불안 • 신체 증상 호소 • 환각 • 인지 기능 와해 (집중력 감소, 연상이완, 비논리적 말) • 의심	• 무감동, 무흥미 • 우울한 기분 • 사회적 위축 및 격리 • 언어 빈곤 • 운동 지체 • 무쾌감증 • 지적 기능 장애 • 위생청결 및 몸치장 불량

정신장애인의 증상을 구체적으로 양성증상, 음성증상 및 분열증상으로 구분할 수 있는데, 먼저 정신장애인의 양성증상(positive symptoms)이란 정상적으로는 있지 말아야 되는 증상을 가지고 있는 것을 말한다. 사람이 양성증상을 보일 때 가장 정신이상이 있는 것으로 보이는데, 이는 일상생활의 중요한 부분에서 현실과 동떨어진 생각이나 행동을 보이기 때문이다. 양성증상의 주요 증상은 망상, 환각, 환시, 환청, 환촉 등을 들 수 있다. 망상(delusion)은 정신장애인들이 때때로 거짓말이나 비현실적인 신념을 가지는 것으로 다른 사람들이 자신의 생각을 읽는다든지, 자신을 조정하고 있다든지, 또는 그들이 다른 사람들의 마음을 조정할 수 있다든지, 누군가 나에게 피해를 줄 수 있다는 등의 근거 없는 믿음이라고 할 수 있다. 환각(hallucination)은 실제로 존재하지 않는 것을 듣는다든지(환청), 본다든지(환시), 몸에서 냄새를 맡는다든지(환후), 느낀다든지(환촉) 하는 증상을 말한다.

둘째, 음성증상(negative sysptoms)은 있어야 하는 행동이나 감정, 즉 특성의 부족을 말한다. 이 증상은 양성증상처럼 두드러지게 나타나 보이지는 않지만 정신질환을 앓고 있는 사람의 기능에 심각한 영향을 미친다. 예를 들어, 감정이 없어 표현이 안되는 경우는 자신의 감정을 분명하게 말하거나 설명하는 데 어려움을 주기도 하며 같은 톤으로 말하거나 얼굴에 표정이 없어지기도 한다. 또한 의욕이나 흥미, 에너지의 결여는 기운이 없거나 어떠한 것에도 흥미를 느끼지 못하고 새로운 계획을 시작하는 데 어려우며, 끝마치는 것이 힘들다. 심한 경우에는 의 · 식 · 주와 같은 간단하고 일상적인 행동 자체를 수행하기 어렵기 때문에 지속적으로 알려 주고 보살펴야 하는 경우도 생긴다. 그리고 흥미의 결여는 주변의 변화나 어떠한 상황에서도 흥미나 기쁨을 느끼지 못하기도 하고 자신이 좋아했던 것에서조차 흥미를 잃어 집 밖으로 나가는 것조차 거부하며 어떤 일도 하지 않고 은둔하게 된다. 언어의 제한에서는 말이 간단해지는 단답형의 대화방식이나 말에 내용이 없어지며 지속적인 대화를 하거나 새로운 것을 말하는 것에 어려움을 느끼게 된다. 이러한 증상 등으로 인해 정신장애인은 자신의 의사를 분명하게 표현하지 못하고 이는 곧 인권침해로 이어지는 결과를 낳게 되며 원하지 않은 입원과 수용이 발생하게 된다.

또 다른 증상으로 정신질환자는 분열증상(disorganized symptoms)을 경험하는 경우가 있는데, 이는 생각과 말에 있어 조리 있게 문장을 표현하거나 대화를 이어 가지 못하는 지리멸렬함과 증상이나 행동에 있어서 사람을 천천히 움직이게 하는 것, 같은 행동을 규칙적으로 반복하게 하거나 의식적으로 행위를 하게 하는 것, 한 가지 자세로 오랜 기간 머물게 하는 것 등이 있다. 지각통찰력에서도 매일 보고 듣고 느끼는 것을 이해하는 데 어려움을 가지게 되고, 이러다 보면 그들을 둘러싸고 있는 지각통찰력이 왜곡되거나 평범하던 것이 이상하게 느껴지고 두렵고 무서우며 주변의 소음, 색깔, 모양 등에 지나치게 예민해지게 된다.

이러한 정신장애인의 증상 및 특징은 행동의 변화를 가져오게 되며 주변인으로부터 온전하지 못한 시선을 받게 되고 사회로부터 위축되고 고립된다. 조현병, 기분장애 등 정신과적 증상은 대체로 초기 성인기에 발병한 경우 정상적인 감정변화와 전구증상이 혼동되어 발견이 어려울 뿐 아니라 사회적으로 왜곡된 인식과 낙인의 두려움에 치료를 거부하며 정상적인 방법이 아닌 자연치유나 대체요법을 이용하여 치료가 지연되기도 한다.

2. 의료와 재활 및 회복모델

정신장애의 치료와 재활을 위한 정신보건의 흐름은 의료모델과 재활모델을 거쳐 회복모델로 변화되어 왔고 이러한 변화는 회복에 대한 관점에도 변화를 가져왔다. 의료모델은 1950년대의 정신의학적 접근에서 시작되었고, 재활모델은 1960년대의 지역사회정신보건운동과 탈시설화 그리고 1970년대 중반의 지역사회 지지 및 재활운동으로 등장하게 되었다. 이후 1980년대부터는 소비자 운동의 영향으로 인하여 1990년대부터 회복모델이 본격화되었다(이용표, 2000). 이러한 정신장애의 회복에 관한 역사를 통해 정신장애에 대한 인식과 회복의 개념이 어떻게 변화되었는지 살펴보면 다음과 같다.

1) 의료모델

1950년대 약물의 개발[1)]은 정신장애인의 증상완화에 기여하게 되었고 정신장애인

1) 과거에는 정신병에 효과적인 약물이 없었다. 그래서 단지 환자를 가두어 두고, 환자의 증상이 심하면 묶어 두었다. 1930년대부터는 몇 가지 방법이 새로 개발되었는데, 수면제를 지속적으로 투여하여 계속 잠을 재우거나(지속수면요법), 인슐린을 혈관에 주사하여 인슐린쇼크로 며칠 간 혼수상태에 빠지게 하거나, 전기충격요법을 사용하여 뇌를 일시적으로 흔들어 놓거나, 뇌수술로 뇌의 전두엽을 일부 제거함으로써 환자를 무기력하게 만드는 방법을 사용하였다. 국내에서도 1960년대까지는 주로 지속수면요법이나 인슐린쇼크 요법을 사용하였다. 그러나

의 삶에도 영향을 미치게 되었으나 약물개발 이후 더욱 강조된 의료모델은 그 주체가 의료적 지식과 기술을 가진 치료자나 임상가들이 정신장애를 정상적인 것에 반하는 병적인 것으로 인식하게 하였다(강석임, 이용표, 2013). 그로 인해 회복은 증상의 감소, 기능의 회복 정도, 재입원의 여부, 사회활동에의 참여 등과 같은 객관적인 결과로 평가하게 되었다(김기태 외, 2013). 휘틀리(Whitley, 2014)도 전통적인 역학과 임상에서의 정신장애인 회복은 일반적으로 건강 및 기능의 이전 수준으로의 복귀의 결과로 보고 이러한 관점에서의 회복은 단지 정신장애인의 증상이 제거되는 것이라고 하였다. 이처럼 의료모델에서의 회복은 증상의 제거나 감소, 병 전 기능수준으로 되돌아가는 것(Bellack, 2006)으로 사실 완치가 가정되지 않기 때문에 사실상 정신장애로부터의 회복을 불가능한 것으로 간주하였다(김미영, 2011).

특히 전통적 정신의학패러다임은 증상의 치료를 통해 정신장애 현상의 해결책을 모색하려는 의료전문가들의 권한을 강화하는 전문적 이데올로기로서 정신보건분야 종사자들의 인식의 틀로 깊이 침투해 있었으며, 그로 인해 회복을 가져오게 하는 것

이러한 방법들은 환자가 다른 사람에게 피해를 입히거나 귀찮은 행동을 못하도록 하기 위하여 환자를 멍청하고 무기력하게 만드는 방법이지 실제로 환자를 치료하는 방법이 되지는 못했다. 최초의 항정신병약물은 클로르프로마찐이다. 이 약물은 1950년에 개발되었으며, 현재까지도 항정신병약물 중에서 가장 널리 사용되고 있다. 이 약물은 우연히 발견되었다. 프랑스의 어떤 제약회사의 연구원으로 일하던 카펜티에(Charpentier)가 보다 효과적인 항히스타민제(알레르기와 천식의 치료에 사용되는 약물)를 개발하기 위하여 여러 가지 화학물질을 이리저리 합성하다가 이 약물을 합성해 내게 되었는데, 처음에 목표로 하였던 항히스타민 효과는 크지 않았고, 단지 생각지 못했던 부작용들만 있었다. 즉, 혈압과 체온이 떨어지고, 의식은 또렷한데도 몸이 뻣뻣하게 굳어지는 특이한 부작용이었다. 그래서 이 약물은 시판되지 못하고 제약회사의 한쪽에 방치되어 있었다. 그해에 프랑스의 라보리(Henri Raborit)라는 외과의사가 이 약물의 특이한 부작용에 관심을 갖고 이것을 마취제로 사용하면 '환자가 수술 도중 쇼크로 사망하는 일을 막을 수 있지 않을까' 생각하였다. 그래서 마취제로 사용해 보았더니, 이전의 마취제보다 안전하고, 마취효과도 좋았다. 이 약물은 인도차이나 전쟁(1950년대에 월남이 프랑스를 상대로 식민지 상태에서 독립하고자 전쟁을 하였는데, 이를 프랑스에서는 인도차이나 전쟁이라고 한다)에서 실제로 마취제로 사용되었다. 라보리는 수술환자들에게 클로르프로마찐을 투여하면 마취효과 외에도 '환자들이 주위에 무관심해지고, 불안감이 감소되는 현상'을 발견하였다. 그는 정신과의사들을 초청하여 자신의 연구결과를 설명하고, 환자들의 상태도 보여 주었다. 그러나 당시의 정신과의사들은 조현병이 마음의 병이라고 믿고 있었기 때문에 '약물로 조현병을 치료할 수 있다'는 사실을 믿으려 하지 않았다. 그러던 중 딜레이(Jean Delay)와 데니커(Pirre Deniker)라는 정신과의사가 심한 흥분상태에 있는 정신과 환자 10명에게 이 약을 투여해 보았으며, 그 결과를 1952년 프랑스 정신의학회 100주년 기념행사에서 발표하였다. 그들은 '환자들의 흥분이 매우 빠른 속도로 가라앉았다'고 보고하였다. 그 이후 이 약물은 전 세계적으로 보급되기 시작하였다.

도 평가하는 것도 그 주체가 모두 전문가였다. 그래서 정신장애인의 회복은 소비자들의 주관적 경험보다는 전문가들의 합의하에 결정되고 단지 증상감소, 기능회복 등의 외부적인 상태에만 초점을 두었다(이정숙, 2013). 그 결과 정신장애인들은 정신장애에 대한 막연한 공포감과 무력감을 자주 경험하고 도움이나 원조를 받는 자의 역할을 할 수밖에 없었으며, 정신장애인은 일반적으로 지시되는 입원 및 약물중심의 치료에 있어 수동적이 되었다.

또한 의료모델은 전문가와 정신장애인은 물론 일반 대중들에게까지도 정신장애는 회복되지 않는 것이라는 부정적 신념과 낙인을 불러일으키고, 그로 인해 정신장애인들은 자신의 병을 부정하거나 치료를 회피함으로써 더욱 좋지 못한 결과가 나타나기도 하였다(Liberman & Kopelowicz, 2005). 결국 정신장애인의 회복에 대한 부정적 견해는 사회를 보호해야 한다는 명목으로 사회의 위험요소로 인식되었던 정신장애인들이 병원 및 시설로 격리되면서 사회적으로 고립되게 하였다. 하지만 대규모 정신병원의 유지에 드는 비용의 비효율성과 입원해 있는 입원환자의 수를 줄이기 위한 정신보건 전문가들의 노력 등으로 탈시설화 운동이 나타나게 되었다. 이를 통해 정신장애인들의 지역사회로의 복귀가 촉진되기도 하였으나 반대로 사회지지 체계의 부족과 혼란으로 인해 정신장애인들이 다시 병원에 입원하거나 노숙자가 되기도 하는 등 오히려 더 많은 어려움을 겪게 되기도 하면서 지역사회의 지지 및 심리사회적 재활의 중요성이 부각되는 계기가 되었다.

2) 재활모델

벨락(Bellack, 2006)은 지금까지의 전통적인 의료적 관점이 급성적인 의학적 상태에서는 적절할지 모르지만 정신장애와 같이 만성적인 상태에서는 잘 맞지 않는다고 보았는데, 그 이유는 증상이 감소하고 안정되더라도 질병의 과정이 존재하고, 증상을 넘어 자존감의 상실이나 가족, 친구로부터의 소외, 학업이나 경력의 중단, 사회적 낙인을 경험하기 때문이라고 하였다. 기존의 의료적 모델이 약물치료와 정신치료를 통하여 병리적 증상을 경감시키기는 하였으나 정신장애인의 재활에는 크게 영향을 미치지 못하였는데, 약물을 정기적으로 복용하더라도 증상이 사라지기보다는 감소되는 경우가 많고, 재발을 예방하기보다는 늦추는 역할만 하는 경우가 많았기 때문이다(김기태 외, 2013).

이런 맥락에서 등장한 정신장애인에 대한 재활모델은 1970년대에 시작되었으며, 지금은 많은 나라에서 정신보건 의료전달체계 속에 확고하게 자리를 잡고 있고, 세계보건기구(WHO)에서도 권장하고 있는 방법이다. 우리나라도 1995년 「정신보건법」이 만들어지면서 획기적인 변화를 가져왔는데, 크게는 지역사회정신건강모형을 채택함으로써 정신장애와 관련된 예방과 치료 그리고 재활의 세 가지 활동들을 모두 실시하도록 하였다는 것이다. 그중 재활활동은 만성정신장애인을 위한 서비스를 말하는 것으로 구체적인 정신재활모형은 **표 3-2**와 같다.

표 3-2. 정신재활모형(정신장애가 일으키는 부정적 영향)

단계	손상 (Impairment)	기능결함 (dysfunction)	역할장애 (disability)	불이익 (disadvantage)
정의	심리적, 생리적 혹은 해부학적인 구조나 기능이 상실되거나 어떤 이상이 생긴 상태	정상이라고 생각되는 방식과 범위 내에서 활동수행 능력이 제한되거나 부족한 상태	정상이라고 생각되는 방식과 범위 내에서 역할수행 능력이 제한되거나 부족한 상태	어떤 개인이 정상적인 역할을 수행하는 일에 제한과 방해를 받는 불이익 상태
예	환각, 망상, 우울, 무감동	직무적응기술 부족, 사회기술 부족, 일상생활기술 부족	학교를 다니지 못함, 취업을 하지 못함, 거주지가 없음	차별화, 편견, 가난
대표적 개입법	약물치료 정신치료	재활상담 기술훈련 환경지원	직업재활상담 기술훈련 환경지원	제도변화 권익옹호 편견 일소하기

표 3-2를 간단히 설명하면 다음과 같다. 첫째, 정신질환은 네 가지 단계로 진행된다. 첫 번째 단계에는 병이 생긴다. 이를 손상이라 하는데 이것은 환각이나 망상, 우울증, 무감동 등의 증상으로 나타나는 것을 의미하며, 환자는 엄청난 고통을 경험한다. 그 후 두 번째는 기능결함 단계로 넘어가는데, 여기에서 직업기술이나 사회기술 그리고 일상생활기술이 떨어진다. 그래서 정신장애인을 보면 병 전에 잘하던 활동들을 하기 어려워한다. 이러한 상태는 세 번째 단계인 역할장애를 일으킨다. 즉, 학생이나 직업인이 되지 못하거나 독립적인 생활을 해내지 못하는 등의 정상적인 사람으로서의 사회적 역할을 해내지 못하는 것을 말한다. 사람은 사회에서 할 일이 있어야 삶의 가치를 느끼며 행복할 수 있는 것이다. 네 번째 불이익 단계에서는 사회적 역할을 할 수 있는 기회를 얻지 못하고 불이익을 당하는 상황이다. 여기에는 정신장애인에 대한 사회적 편견과 차별화와 관계되는데, 예를 들어 환자가 학업을 계속하거나 직장에 나갈 능력이 있어도 직업장면에서 거절을 당한다. 더 심하게는 이웃해 살기를 거부한다. 따라서 경제적 빈곤은 가중되고 상황이 더 어렵게 되는 악순환이 일어나는 것이다.

이상과 같이 정신장애가 발생하여 증상이 나타나면 증상만의 문제로 끝나지 않는다. 그 영향력은 개인의 인생 전체에 미친다. 증상은 생활상의 기술을 떨어뜨린다. 잦은 입원과 퇴원 가운데 친구도 없어지고 사회적 접촉이 결여되므로 보거나 배울 기회가 없으며, 배운 것도 잊어버린다. 또한 사회와 단절된 생활을 하니 적절한 행동을 한 후에 보상받는 경험이 없다. 시간이 지날수록 사회적 행동을 하는 것에 대한 자신감이 떨어지고 불안하여 사회적 상황을 피하게 되므로 사회적 상황이 주는 스트레스가 가중된다.

그들에게는 정상인이면 모두 갖게 되는 사회 속에서의 역할이 없다. 즉, 학생이거나 직업인으로서의 역할을 수행하지 못하므로 그들에게는 할 일이 없다. 이것은 실제 역할을 해내는 데 필요한 기술요건이 갖추어지지 않았기 때문이기도 하지만, 그러나 더 중요한 요인은 사회가 그들을 낙인찍고 그들에게 기회를 주지 않기 때문이다.

네 단계는 또한 거꾸로도 진행되는데, 예를 들면 그들이 약물치료로 증상이 감소되거나 최적 상태로 안정이 되었다 해도 이차적으로 일어나는 문제들, 즉 사회적 기술이 없고 역할이 없어 할 일을 갖지 못한다면 시간이 지나면서 증상이 다시 악화될 수밖에 없다. 따라서 정신장애를 가진 사람들이 회복되기 위해서는 이 네 가지 단계의 모든 측면에서 도움이 필요하다. 이를 위해 전문가들은 네 단계에 포함되는 모든 서비스를 제공해야 한다.

첫 번째 단계에서 일어나는 증상에 대해서는 치료법인 약물치료를 통하여 증상을 제거하거나 혹은 경감시키는 것이 가능하다. 그러나 증상으로 인해 떨어진 두 번째의 기능을 향상시키거나 세 번째의 사회적 역할을 할 수 있게 도움을 주는 방법은 재활법으로 접근해야 한다. 그리고 네 번째 불이익 받는 것에 대해서는 가족이나 사회가 나서서 개선시켜 주는 사회제도적 재활활동이 필요하다. 또한 이 네 가지 서비스는 서로 보완적으로 상호작용을 하므로 모든 서비스가 협동할 때 정신장애인의 문제를 해결할 수 있는 것이다.

사실 정신장애인의 회복이란 증상의 경감을 통해 자연스럽게 이루어지는 것이 아니기 때문에 정신장애로 인한 사회적 기능의 손상이라는 문제에 관심을 가져야 하고, 사회적 기능의 손상이라는 문제를 해결하기 위해서는 결국 정신장애인의 사회기능 향상을 위한 정신사회재활 프로그램에 대한 중요성이 부각될 수밖에 없다. 따라서 1980년대 이후 여러 효과적인 재활 프로그램들이 개발되었다. 이를 통해 정신장애인들이 스스로 선택한 환경 내에서 최소한의 전문적인 개입만 받으면서 만족스럽게 살아갈 수 있도록 기능을 증진시키고자 하였으며, 증상의 호전을 지속시키고, 대인관계 및 독립생활기술을 훈련하여 보다 만족스러운 삶의 질을 성취하도록 하는 것이 재활모델에서의 회복의 목표였다(김기태 외, 2013).

이처럼 재활모델에서 회복을 위한 서비스의 초점은 지역사회생활에서 필요한 기술의 훈련과 지원에 두면서 새롭고 효과적인 재활 프로그램이 많이 개발되었음에도 불구하고, 회복은 여전히 정신장애인의 삶의 단편적인 일부분만을 강조하게 되고, 전문가들에 의하여 증상이나 개인의 일상적 · 사회적 · 직업적 기능 장애 등을 표준화된 기준에 두고 평가하여 회복을 여전히 증상이 경감되고 발병 이전의 상태로 돌아가는 것으로만 생각하였다(Davidson & Roe, 2007). 이전의 의료모델이 약물로써 정신장애인의 삶을 개선시키기도 하였고 재활모델도 기술훈련과 지원으로 그들의 삶을 보다 개선시키기도 하였다. 그러나 재활모델에서의 회복을 통해 증상이 경감되고 취업이나 독립적인 주거생활이 가능하고, 낙인이나 편견으로부터 자유롭고 삶의 만족을 느낄 수 있어야 하지만 실상은 그렇지 못하였기 때문에, 정신장애인들에게는 재활모델에서의 회복이 만족스러운 것은 아니었다. 따라서 증상이나 기능의 향상이라는 단편적인 부분에서가 아닌 정신장애인을 심리적 · 기능적 · 사회적 존재로 인식하고 그들이 가진 잠재력을 믿으며, 능동적이고 자발적인 참여를 통해 그들 스스로의 재활, 회복을 만들어 갈 수 있게 하는 것이 무엇보다는 중요하다는 주장이 제기되면서 회복모델이 등장하게 되었다.

3) 회복모델

회복모델에서 회복은 정신장애를 수용하고 증상을 관리해 나가며, 일상에서 겪게 되는 어려움들에 대해 잘 대처하고 지역사회에서 만족스럽게 사는 것으로, 회복을 단지 결과가 아닌 다차원적인 과정으로 인식하는 것이다(Anthony, 1993; Bellack, 2006; Deegan, 1988). 정신보건영역에서 이러한 회복에 대한 인식이 등장하게 된 배경으로 앞서 언급된 탈시설화 외에 정신질환의 예후에 대한 시각의 변화, 지역사회정신보건 서비스의 변화, 소비자 운동(consumer movement)의 등장, 회복에 관한 수기의 공개 등으로 설명할 수 있다.

먼저, 1950년대 전후로 개발되기 시작한 정신과 약물은 정신장애인의 급성기 증상을 안정시키게 되었는데, 이러한 약물의 개발과 더불어 폐쇄적인 생활시설에서의 수용과 보호는 증상 회복에 도움이 되지 않는다는 비판적 인식이 고조되어 사회로부터 격리가 아닌 지역사회 안에서 치료와 재활체계를 수립해야 한다는 것이 소위 지역사회정신건강운동의 일환으로 탈시설화를 추진하게 되었다. 그 후 미국에서는 병의 초기에 적극적인 지역사회 치료(Assertive Community Treatment: ACT)를 통해 정신질환의 조기발견 및 중재를 가능케 함으로써 정신질환자들의 지역사회통합의 인식을 확대시키기도 하였다(김미영, 2011).

또 한편으로는 지속적이며 점진적으로 악화되는 경과를 보여 기능회복의 희망이 없는 병으로 개념화되었던 정신질환에 대해 긍정적인 사실이 보고되는 연구들을 통해 조현병환자의 회복에 대한 희망으로의 관심이 생겨나게 되었다. 특히 30년 넘게 심각한 정신질환을 앓은 환자들을 추적 조사한 하딩(Harding, 1988)의 연구에 의해, 즉 연구대상자의 2/3 이상이 더 이상 입원이 필요하지 않았고, 제한적이지만 직업생활을 영위할 수 있었으며, 가족 혹은 친구들과 편안하게 살고 있다는 것이 밝혀졌으며, 이러한 연구결과는 심각한 정신질환을 앓는 환자도 회복이 가능하다는 인식의 확대를 가져왔다.

뿐만 아니라 회복에 대한 관심이 더욱 증가하게 된 것은 1970년대 시작된 소비자 운동(consumer movement)의 영향으로 정신장애인들이 자신의 권익을 주장하는 활동이 일어나면서부터라고 할 수 있으며, 이 소비자 운동을 통해 정신보건체계에 정신장애인들이 영향력을 행사하기 시작하였다(이근희, 2014; Deegan, 1988; Anthony, 1993; Song et al., 2009).

이와 함께 이 시기 실제로 정신장애에서 회복하거나 회복 중인 개인들이 자신들의 경험을 직접 글로 쓰고 발표하게 되었다. 이러한 경험에 대한 수기는 정신장애인 소비자들이 말하는 회복은 증상이나 기능 그 자체보다는 회복 과정에서 어떠한 삶의 의미를 갖고 살아가고 있는지에 대한 주관적인 경험을 강조하였다. 정신장애인이 서비스를 수동적으로 받는 역할을 하는 것이 아닌, 소비자로서 적극적인 태도로 이용하고 다른 동료들에게도 그러한 서비스를 제공하는 역할까지도 하는 주체로서의 인식의 전환이 일어났으며, 자신들의 경험을 쓴 수기를 통해서는 정신장애인 자신은 물론 다른 정신장애인에게도 희망을 주게 되었다.

특히 앤서니(Anthony, 1993)는 그러한 수기를 검토하는 과정에서 정신장애인이 질병에 대처하고 사회에 적응해 나가는 과정에서 증상이나 기능 그 자체보다 그것과 상호작용하는 개인의 주관적인 경험의 중요성을 강조한 것을 발견하였고, 여기서 나오는 회복이라는 개념에 관심을 가지게 되었다. 그 회복이란 기존의 의료모델이나 재활모델에서 가정하고 있는 내용과 상당히 다른 정신장애인의 경험에서 발견하게 된 것으로, 전문가들이 말하는 회복은 병의 증상을 완전히 제거하는 것을 의미하지만, 정신장애인들의 수기를 통해 발견하게 된 회복은 질병으로 인한 어려움에도 불구하고 만족스럽고, 희망적이며, 공헌하는 삶을 사는 것이 중요하다는 것이다. 다시 말해 정신장애인의 수기에서 주목할 점은 그들이 정신질환을 가지고 있음에도 불구하고 삶에 대한 그들의 의미를 나름대로 재정의하며 살아가고 있다는 것으로, 회복이란 증상의 유무나 사회기능의 수준이 아닌 정신장애인 소비자들이 살아가는 그 삶 속에서 회복이 어떤 의미를 가지는가를 이해하는 것이 더 중요하다는 것이다. 따라서 정신장애인의 회복에 대해 증상에도 불구하고 일이나 사회적 관계, 옹호나 정치적 행동, 영적 요소 등의 영역을 통해 회복의 의미를 다양하게 추구하고 있는 것에 주목해야 한다(Jacobson & Curtis, 2000).

이처럼 회복모델에서의 회복은 질환으로부터 야기된 여러 제약이 있음에도 불구하고 정신장애인이 만족스러운 삶을 살아가는 과정에서 삶에 대한 새로운 의미와 목적을 개발하는 데에 초점을 두고 있기 때문에 기존의 의료모델이나 재활모델과 차별성을 갖는다(Anthony, 1993). 벨락(2006)도 회복에 있어 치료와 증상 감소에 초점을 맞춘 전통적인 과학적 견해와 달리 소비자 지향의 회복모델은 정신장애를 가진 사람들에 의해서 발전되었고, 따라서 그들의 개별적 목표와 잠재력이 강조된다고 하였다. 스테이플스(Stalpes, 1990)는 회복 과정에 있어 정신장애인의 내부적 관심에 초점을 두어야 하며 정신장애인이 가진 개인의 강점과 역량, 잠재력을 강조해야 한다고 하였다.

이상에서와 같이 회복모델에서 말하고 있는 회복이란 삶의 체험이며, 매일의 삶 속에서 부딪히는 도전을 극복해 가는 방식이자 태도이며, 완치를 통해 증상이나 고통이 완전히 사라지는 상태가 아니라 새롭고 가치 있는 자기의식과 삶의 목적을 얻게 되는 주관적이고 내적인 측면의 체험과정이라고 할 수 있다. 따라서 회복모델에서의 회복은 정신장애인이 시설이나 병원이 아닌 지역사회에서 스스로의 삶을 살아갈 수 있고, 그 과정에서 정신질환으로 인한 어려움이 있더라도 계속해서 삶의 의미를 발견해 나가는 과정으로 이해할 수 있다.

표 3-3. 모델에 따른 회복의 관점

	의료모델	재활모델	회복모델
질병에 대한 관점	정신장애는 질병이고, 시간의 경과에 따라 악화 또는 지속됨	증상으로 인한 손상, 기능제약, 불리가 초래됨	증상은 회복을 방해하지 않음
회복에 대한 관점	증상의 경감과 완치	기능의 향상 및 취업과 독립생활	주체로서의 심리적 변화를 거치는 개인마다의 고유한 과정
전문가와 정신장애인의 역할	전문가의 역할은 절대적이며, 정신병을 진단하고 약물치료하는 숙련자이고 정신장애인은 수동적인 역할	전문가는 숙련자이며 정신장애인은 이러한 전문가와 상호관계가 강조됨	전문가보다 소비자가 중심이 되며, 정신장애인 스스로 변화하는 과정에서 정신장애인의 참여와 책임성 강조

(1) 회복의 요소

인디애나대학 심리학과 설리반(William Patrick Sullivan) 교수는 조현병을 앓았으나 회복에 성공한 사람 46명에게 "병을 이겨 내는 데 가장 도움이 된 것이 무엇인지"를 자세히 물어보았다. 그들은 평균 9년간 투병생활을 했으며, 평균 6번 입원하였으나, 현재 6년 이상 재발하지 않고 직업생활을 잘하고 있는 사람들이다. 설리반의 연구에서는 응답자 한 사람이 평균 5개의 요소를 지적하였는데, 그 결과는 다음과 같다(손명자, 배정규, 2001).

① 약물복용

많은 환자들이 약물복용을 회복의 필수적인 요소로 지적하였다. 당연한 결과이다. 약물복용을 중단하게 되면 2~3개월 후부터는 재발할 가능성이 매우 높아진다. 우리의 경우 환자들이나 가족들이 약물복용의 중요성을 인식하지 못하고 있는 경우가 많다. 그래서 여러 번 약물복용을 중단하여 재발과 재입원을 반복한 뒤에야 비로소 약물복용의 중요성을 깨닫게 된다. 약물복용을 꾸준히 하도록 하기 위해서는 환자와 가족에 대한 약물교육이 철저히 이루어져야 한다. 또한 의사는 환자의 약물부작용 호소에 귀를 기울여야 한다. 가족 또한 환자가 약을 먹지 않으려고 할 때 그 이유에 귀를 기울이고, 환자의 약물부작용을 덜어 주기 위하여 노력하여야 한다.

② 지역사회 지원체계와 사례관리

지역사회 지원체계란 환자를 돕는 여러 형태의 기관들이 서로 긴밀히 협조하면서 그때그때 환자가 필요로 하는 도움을 제공하는 것이다. 설리반의 연구에서 환자들은 이러한 기관들이 자신들에게 활동을 제공하기 때문에 도움이 된다고 응답하였다. 이러한 기관들은 환자들에게 체계적인 교육 및 훈련 프로그램, 여가선용 프로그램, 직업재활 프로그램 등을 제공하며, 환자들은 "바빠서 아플 틈이 없다"고 말한다.

그리고 사례관리사(case manager)는 전문가이면서 동시에 환자에게 친구와 같은 존재이다. 그들은 자신의 근무기관에서뿐만 아니라 어디에서나 환자를 만난다. 예를 들어, 환자의 집이나 직장으로 환자를 방문하기도 하고, 커피숍에서 만나기도 하고, 같이 쇼핑을 하러 가기도 한다. 그들은 환자가 고민이 있을 때 들어 주며, 환자의 하루 생활계획을 같이 짜 주고, 사야 할 물건의 목록을 같이 작성하기도 한다. 또한 환자에게 도움이 되는 서비스기관을 소개해 주기도 하고, 친구를 소개시켜 주기도 하며, 필요한 행정업무를 대신 처리해 주기도 한다. 환자들은 사례관리사들이 자신을 대등한 동반자로 여기고 존중하며, 정상적인 방식으로 대해 주기 때문에 도움이 된다고 말한다.

③ 자신의 의지와 자기관찰

병으로부터 회복하고 인생에서 재기하고자 하는 환자 본인의 의지는 병 자체를 바꾸어 놓는다. 더욱이 증상에도 불구하고, 환자들은 자신의 인생을 선택할 수 있으며, 자신의 인생을 책임질 수 있다. 이때 중요한 점은 환자의 결심과 희망이다. “자신의 병을 극복하고 정상적인 생활을 하리라”고 결심한 사람과 그것을 포기한 사람의 차이는 매우 크다. 환자들은 단순한 결심만으로는 부족하다고 말한다. 열쇠는 자신의 증상을 인식하고, 그것에 대응하는 행동을 취하는 것이다.

그리고 자기관찰(self-monitoring)이란 자신의 행동을 스스로 관찰해 나가는 것이다. 많은 환자들이 증상이 심해지려 할 때의 느낌을 알고 있다. 또한 어떤 장소에 갔을 때, 어떤 사람을 만났을 때, 어떤 일을 할 때, 어떤 종류의 스트레스를 받을 때, 자신이 불안해지고 증상이 심해지는지를 알고 있다. 회복에 성공한 사람들은 자신의 행동을 스스로 관찰하여 자신에게 유익한 환경과 자신에게 해로운 환경을 인식하고 있으며, 자신에게 유익한 환경을 추구한다. 이것은 위장병이 있는 사람이 자신에게 부담이 없는 음식과 배탈이 나는 음식을 구별할 수 있는 것과 같다.

④ 직업활동 또는 학교생활

흔히들 말한다. "병이 나아야 일을 하지"라고 하지만 사실은 이 말과 정반대이다. "일을 해야 병이 낫는다". 직업활동은 회복의 목표일 뿐만 아니라 방법이기도 하다. 직업활동에는 직장생활, 사업뿐만 아니라 학교생활도 포함된다. 직업활동은 매일의 생활을 규칙적으로 하게 한다. 사람들을 만나도록 한다. 바쁘게 만든다. 집중하게 한다. 집 밖으로 끌어낸다. 직업활동은 목표가 있는 생활을 하도록 하며, 스스로를 가치 있는 존재로 느끼게 한다. 직업활동은 그때그때 작은 성취의 기쁨을 느끼도록 해 주는데, 이것은 자신의 삶을 자신의 힘으로 통제할 수 있다는 느낌을 갖게 해 준다.

⑤ 종교적 믿음

종교는 환자에게 심리적 위안을 준다. 증상이 있을 때, 절망적일 때 기도를 통하여 환자들은 마음의 평정을 회복할 수 있다. 종교집회는 환자에게 친구를 사귈 수 있는 기회를 주며, 따뜻하게 대해 주고 관심을 기울여 주는 사람을 제공해 준다.

⑥ 병에 대한 지식과 병의 수용

병에 대한 지식을 많이 가질수록, 환자들은 약물복용을 철저히 하며, 자신의 증상을 관찰하고, 증상에 효과적으로 대응하며, 유해한 스트레스 상황을 피하고, 건강한 생활습관을 유지하려고 애쓰게 된다. 병에 대한 지식의 증가는 자신의 병을 수용할 수 있도록 해 주며, 자신의 병을 수용하는 것은 또한 병에 대하여 더 많은 것을 배우도록 해 준다. 따라서 입원환자 및 퇴원환자를 대상으로 정신질환에 대한 환자교육을 실시하여야 한다. 가족들 또한 자신이 이 병에 관하여 알게 된 모든 사실들을 환자에게 전달해 주려고 노력해야 한다.

⑦ 환자모임

환자들 간의 만남은 회복을 위한 중요한 요소이다. 환자들은 서로의 친구가 되어 줄 수 있다. 환자 모임은 서로에게 정서적 지원을 제공해 주며, 바람직한 교육적 기능을 수행한다. 환자들을 상담해 보면 그들이 서로를 도와주려고 얼마나 애쓰는지를 쉽게 알 수 있다. 그들은 상대방의 장점을 칭찬해 주고, 단점을 정확하게 지적해 준다. 인간은 자신이 다른 사람에게 도움을 주었다고 느낄 때 뿌듯해 한다. 환자들은 자신을 위해서는 할 수 없는 일도 다른 환자를 위해서는 할 수 있다. 이 점은 매우 중요하다. 환자들은 환자모임 속에서 자신이 다른 사람에게 도움이 된다는 기쁨을 느끼며, 자신 속에 타인을 위하는 마음과 자신도 미처 몰랐던 어떤 능력이 있음을 깨닫는다. 이것이야 말로 환자에게 정말로 좋은 치료약이다.

⑧ 아껴 주는 사람

환자들은 보통사람들과 마찬가지로 우정과 사랑과 성생활을 필요로 한다. 회복에 성공한 사람들은 자신이 스스로를 믿지 않을 때라도 자신을 믿어 주었던 사람, 자신의 회복를 격려하면서도 강요하지는 않았던 사람, 아무런 의미가 없는 것이라 여겨질지라도 경청하고 이해하려고 노력했던 사람에 대하여 이야기한다. 그 사람은 환자가 필요로 할 때 '거기에 있어 주었던' 사람이다. 환자에게 꼭 무엇인가를 해 주지 않아도 된다. 항상 애정과 관심을 갖고 그를 지켜보며, 그가 힘들어 할 때 함께 그 시간을 견뎌 낼 수 있으면 된다.

(2) 회복철학의 시사점

회복철학은 환자를 돕기 위하여 우리가 무엇을 어떻게 해야 하는가에 대하여 많은 시사점을 제공해 주고 있는데, 중요한 시사점 몇 가지를 살펴보면 다음과 같다(손명자, 배정규, 2001).

① 회복의 주체는 환자 본인이다.

회복의 열쇠는 전문가가 아닌, 환자 본인에게 있다. 전문가만이 아니라 인생의 난관을 극복한 경험이 있는 사람이라면 누구나 타인의 회복을 도울 수 있다. 과거에 병을 앓았으나 회복에 성공한 사람, 환자, 가족, 친구는 환자의 회복을 도울 수 있다. 학벌이나 자격증이 중요한 것이 아니라, 환자가 회복할 수 있다고 믿는가, 환자에게 진정한 관심이 있는가, 환자를 존중하는가, 환자의 회복을 격려하는가 하는 점이 중요하다. 또한 회복에 이르는 길은 매우 다양하다. 정신과 치료뿐만 아니라, 운동하는 것, 취미 생활하는 것, 동아리 활동을 하는 것, 신앙생활을 하는 것, 직장에 다니는 것, 자격증을 따는 것, 건강한 생활습관을 갖는 것 등이 회복에 도움이 된다.

② 회복은 그를 아껴 주는 사람에 의하여 촉진된다.

인생의 난관을 극복하는 데 필요한 한 가지 공통분모는 회복을 필요로 하는 사람의 곁에 그를 믿어 주는 사람이 있다는 점이다. 회복에 성공한 사람은 자신이 스스로를 믿지 않을 때라도 자신을 믿어 주었던 사람, 자신의 회복을 격려하면서도 강요하지는 않았던 사람, 언제나 자신의 말에 귀를 기울여 주고 자신을 이해하려고 노력하였던 사람에 대해 이야기한다. 회복은 진정한 인간적 경험이며, 진정한 인간적 반응에 의하여 촉진된다.

③ 회복은 증상의 빈도와 기간을 변화시킨다.

치료와 회복은 서로 상호작용한다. 즉, 증상이 경감되면 회복하기가 쉬워진다. 또한 반대로 회복을 위하여 노력하게 되면 증상이 경감된다. 환자가 인생목표를 새롭게 세우고 그것을 달성하기 위하여 노력하게 되면, 증상이 보다 덜 빈번하게 나타나며, 증상이 나타나더라도 생활에 지장이 덜하고, 증상이 보다 빨리 사라진다. 그는 증상으로 고통받을 때라도, 참고 견디면 그것이 지나간다는 것을 안다. 그는 증상에도 불구하고 덜 고통스러워하며, 자신을 여전히 가치 있는 존재로 인식한다. 환자의 삶은 증상으로부터 자유로워진다.

④ 회복은 오랜 세월과 인내를 필요로 한다.

회복과정에는 성장과 후퇴가 있으며, 변화가 거의 없는 시기가 있고, 급격히 변화하는 시기도 있다. 전반적인 경향은 상승하는 것이지만, 순간순간의 경험은 '방향성이 없는 것'처럼 느껴진다. 환자는 희망과 좌절을 반복적으로 경험한다. 그러나 통찰과 성장의 시기는 예상치 못한 때에 일어난다. 대체로 환자가 회복에 성공하기까지는 보통 9~10년이 걸린다. 그동안 보통 5~6차례 재발한다. 환자가 얼마나 빨리 회복에 성공할 수 있는가는 그가 정신병을 어떻게 받아들이는가에 달려 있다. 그가 이 병을 비참하게 여길수록, 위협적으로 느낄수록, 이 병이 그의 생활을 뿌리째 뒤흔들어 놓을수록, 그의 꿈과 인생계획을 산산이 부수어 놓을수록, 회복은 더욱 많은 노력과 인내를 필요로 한다.

⑤ 병 자체보다 병의 결과로부터 회복하기가 더욱 어렵다.

환자는 증상으로 인한 고통을 극복하는 것보다 능력저하와 불이익으로 인한 고통을 극복하기가 더욱 어렵다. 더욱이 능력저하와 불이익은 환자의 자존심과 희망을 앗아 간다. 만일 우리가 환자를 '덜한 채로' 살아가도록 하는 데 초점을 둔다면 환자의 자존심과 희망을 되찾아 주기는 매우 어렵다. 즉, 증상이 덜한 채로, 생활에 지장이 덜한 채로, 불이익이 덜한 채로 살아가기를 목표로 한다면 환자는 자존심과 희망 또한 덜한 채로 살아가게 될 것이다. 따라서 자신의 삶에 있어서 더 많은 의미, 더 많은 성공, 더 많은 만족을 추구하며 살도록 도와주어야 한다.

⑥ 회복의 결과는 자기감과 통제력의 회복이다.

회복의 결과는 자신에 대한 새로운 느낌과 삶에 대한 새로운 만족감을 경험하는 것이다. 즉, 회복에 성공한 사람은 자신에 대하여 진실된 느낌, 생생한 느낌, 심오한 느낌을 경험한다. 또한 자신의 삶에 대하여 마찬가지 느낌을 경험한다. 그는 타인에 대해서도 깊은 유대감을 느끼며, 자신이 세상과 연결되어 있다는 느낌을 갖는다. 회복에 성공한 사람은 보다 효율적으로 행동하며, 보다 자신만만하고, 보다 안정되어 있다. 그는 자신이 자기 인생의 주인임을 자각하며, 주도적인 삶을 살아간다. 비록 모든 환자들이 다 회복에 성공하는 것은 아니지만, 병으로 인하여 고통받은 만큼, 그 고통을 능가하는 개인적인 결과가 있다.

Chapter 04

정신건강과 사회복지

배울 내용

1. 정신건강전문가
2. 정신건강서비스 전달체계
3. 정신건강증진기관 및 시설현황
4. 정신건강정책 및 관련 법의 이해

학습목표

1. 정신건강전문가의 개념과 유형을 이해하고 현황을 파악한다.
2. 정신건강서비스 전달체계의 구성 및 역할을 파악한다.
3. 정신건강증진기관을 구분하고 시설현황을 파악한다.
4. 정신건강정책을 이해하고 정신건강복지법을 설명할 수 있다.

1. 정신건강전문가

정신건강과 관련된 서비스를 필요로 하는 대상자(내담자, 환자, 클라이언트, 수혜자)들의 안녕과 복지를 증진시키고, 그들의 심리적 안정에 관심을 가지며, 전문적인 조력 활동을 제공하는 대표적인 정신건강전문가(mental health professional) 직군으로는 심리치료사, 상담가, 사회복지사, 정신보건종사자, 의사, 간호사, 응급구조요원, 성직자 등이 있다(주혜선 외, 2016). 더불어 전문상담교사 또한 초 · 중 · 고등학교에서 학생들이 경험할 수 있는 다양한 정서적이고 행동적인 문제를 예방하고 적절히 개입하여 적응적이고, 만족스러운 삶을 살아갈 수 있도록 돕는 전문가이다(강석영 외, 2014). 정신건강전문가들의 내담자 조력 과정은 내담자와의 상호적인 관계를 바탕으로 한다. 따라서 내담자가 긍정적으로 변화하는 데 영향을 미치는 중요한 요인 중 하나는 정신건강전문가 자신이다(Skovholt, 2001).

1) 정신건강전문가의 개념과 유형

정신건강전문가의 정의를 내리기 위해서는 먼저 정신건강의 의미를 살펴볼 필요가 있다. 정신건강의 개념은 시대에 따라 학자들마다 다르게 정의된다. 과거에는 정신건강을 질병 모델에 근거하여 질병이나 고통이 없는 상태, 즉 정신병이나 정신질환, 정신장애 등 정신적으로 병적 증상이 없는 상태로 정의하였지만, 최근에는 이러한 소극적 개념에서 긍정심리학적 관점으로 변화하게 되었다(유성경 외, 2014). 세계보건기구(WHO)는 정신건강을 보다 적극적으로 정의하면서 "개인의 잠재력을 실현하고, 일상적인 스트레스에 효과적으로 대처하며, 생산적으로 일하고, 공동체에 기여할 수 있는 웰빙의 상태"라고 하였다(WHO, 2005). 신주연 등(2005)은 정신건강을 신체적, 정신적, 사회적 안녕이 총체적으로 유지되어 삶의 질이 안정적으로 유지된 상태로 정의하였다. 그 외에도 긍정적 측정변인(행복, 삶의 만족)과 부정적 측정변인(우울, 불안, 죄책감, 기타 부정적 정서), 자아실현, 삶의 의미 측면에서 정신건강을 정의하기도 한다(Hackney & Sanders, 2003).

이러한 선행연구들을 종합해 볼 때, 정신건강전문가는 내담자의 심리적 문제를 해결하여 신체적, 정신적, 사회적으로 안녕감을 유지하거나 증진시키고, 자신의 잠재력을 최대한 발휘하며 행복하게 살아갈 수 있도록 전문적인 조력을 제공하는 사람이라고 할 수 있다. 자격의 측면에서는 국가기관이나 공신력 있는 단체의 규정된 심사과정을 통과하고, 정기적인 교육과 훈련을 받아 그 능력을 인정받은 전문가를 의미한다(권석만, 2012). 윤경아와 심우찬(2015)의 연구에 따르면, 현재 정신건강과 관련된 서비스가 필요한 내담자를 대상으로 전문적인 조력활동을 하는 정신건강전문가는 임상 및 상담심리사, 사회복지사, 전문상담교사, 의사, 간호사, 응급구조요원, 종교지도자, 약사, 정신건강 관련 분야의 자원봉사자, 방사선 전문가, 물리·작업치료사 등으로 매우 다양하다. 그러나 최근에는 정신건강전문가의 활동 영역이 넓어지고 있고, 점점 더 자신의 전문영역을 넘어서 타 전문영역에 도전하고 있기 때문에 정신건강전문가 간의 경계를 명확히 구분하는 것이 쉽지 않은 현실이다.

2) 정신건강전문요원제도의 운영 및 현황

정신건강전문요원제도는 정신질환자 및 국민의 정신건강증진을 위하여 간호사, 사회복지사, 임상심리사, 작업치료사 등 다양한 영역의 전문가 양성의 필요에 따라 정신건강전문요원 수련기관을 지정하여 양성하고 있는 제도이다. 1996년 당시 정신건강전문요원은 정신건강임상심리사, 정신건강사회복지사 및 정신건강간호사로 구성되어 「정신보건법」이 제정되었다. 그 후 2009년 수련과정에 관한 사항이 개정되었고, 2016년 「정신보건법」의 전부개정을 거치면서 정신건강전문요원으로 명칭이 변경되었으며, 해당 시기 이후로 정신건강전문요원의 수련기관에 대한 기준, 보수교육 및 자격 등에 관한 내용이 구체화되었다. 그리고 2020년 일부개정을 통해 작업치료사를 정신건강전문요원에 포함하게 되었다. 정신건강전문요원제도의 법적 근거와 정신건강전문요원 자격에 대한 구체적인 내용은 **표 4-1**과 같다.

표 4-1. 정신건강전문요원제도의 법적 근거와 자격

구분	내용
법적 근거	• 「정신건강증진 및 정신질환자 복지서비스 지원에 관한 법률」 제17조, 제18조 • 「정신건강증진 및 정신질환자 복지서비스 지원에 관한 법률」 시행령 제12조, 제38조 • 「정신건강증진 및 정신질환자 복지서비스 지원에 관한 법률」 시행규칙 제7조, 제8조, 제9조, 제10조
정신건강전문요원 자격	• 보건복지부장관은 정신건강 분야에 관한 전문지식과 기술을 갖추고 보건복지부령으로 정하는 수련기관에서 수련을 받은 사람에게 정신건강전문요원 자격을 줄 수 있음 • 정신건강전문요원은 정신건강임상심리사, 정신건강사회복지사, 정신건강간호사, 정신건강작업치료사로 구분

출처: 보건복지부(2023). 2023 정신건강사업안내.

정신건강전문요원은 보건복지부장관이 지정한 시설 또는 기관에서 일정기간의 수련을 통해 1급과 2급의 자격증을 받을 수 있는데, 정신건강전문요원 수련기관 및 수련과정은 **표 4-2**, 수련기관의 현황은 **표 4-3**과 같다.

표 4-2. 정신건강전문요원 수련기관 및 수련과정

구분	내용
법적 근거	• 「정신건강증진 및 정신질환자 복지서비스 지원에 관한 법률」 시행규칙 제7조(정신건강전문 요원의 수련기관 및 수련과정) • 「정신건강전문요원 수련 및 보수교육 등에 관한 규정」(보건복지부 고시 제2022-286호) 제2조(수련기관 지정신청), 제3조(수련기관 지정)

구분	내용
수련기관 신청 및 지정기준	• 수련기관 지정을 신청한 시설 또는 기관을 심사하여 보건복지부장관이 지정 1. 국립 또는 공립의 정신의료기관 2. 「전공의 수련환경 개선 및 지위 향상을 위한 법률」 제13조 제1항에 따라 수련병원 등으로 지정된 정신의료기관 3. 다음 각 목의 어느 하나에 해당하는 요건을 갖춘 정신요양시설, 정신재활시설, 정신건강복지센터, 보건소 또는 정신의료기관(입원실의 100분의 10 이상 개방병동으로 확보한 경우) 가. 수련시키고자 하는 전문분야의 1급 정신건강전문요원 1명 이상 상시 근무 나. 수련시키고자 하는 전문분야의 2급 정신건강전문요원 3명 이상 상시 근무 다만, 1급 정신건강전문요원 1명 이상 위촉
수련과정	• 1급(3년) · 2급(1년)으로 구분되며, 연차별 수련시간은 1,000시간 – 2급, 1급 1년차 및 2년차: 이론 150시간, 실습 830시간, 학술활동 20시간 – 1급 3년차: 이론 100시간, 실습 880시간, 학술활동 20시간

출처: 보건복지부(2023). 2023 정신건강사업안내.

표 4-3. 정신건강전문요원 수련기관 현황 (2022. 12월 말 기준, 단위: 개)

수련기관 수	수련과정 수				
	계	정신건강 간호사	정신건강 사회복지사	정신건강 임상심리사	정신건강 작업치료사
304	415	36	229	149	1

출처: 보건복지부(2023). 2023 정신건강사업안내.

2022년 기준 정신건강전문요원 수련기관의 수는 304개이며, 수련과정의 수는 정신건강간호사 36개, 정신건강사회복지사 229개, 정신건강임상심리사 149개, 정신건강작업치료사 1개로 전체 415개로 나타났다.

2. 정신건강서비스 전달체계

정신건강서비스의 전달체계는 **그림 4-1**과 같이 보건복지부(한국생명존중희망재단, 중앙정신건강복지사업지원단, 국립정신건강센터, 국립정신병원)를 중심으로 시 · 도(광역정신건강심의(심사)위원회, 지방정신건강복지사업지원단, 광역정신건강복지센터, 광역형중독관리통합지원센터, 공립정신병원), 시 · 군 · 구(기초정신건강심의(심사)위원회) 및 보건소(기초정신건강복지센터, 기초형 중독관리통합지원센터, 정신의료기관, 정신요양시설, 정신재활시설)에서 그 역할을 담당하고 있다.

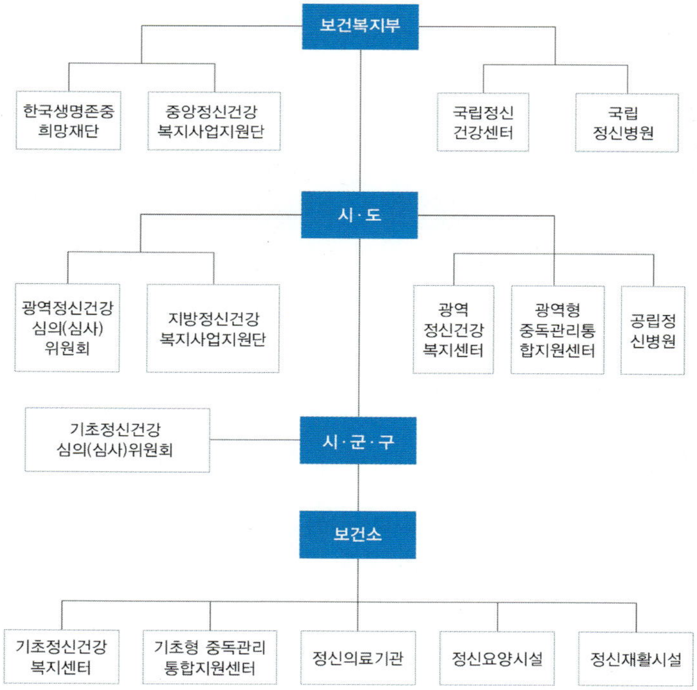

그림 4-1. 정신건강서비스 전달체계

출처: 보건복지부(2023). 2023 정신건강사업안내.

1) 보건복지부

보건복지부는 **그림 4-2**와 같이 정신건강정책관을 중심으로 정신건강정책과, 정신건강관리과 및 자살예방정책과에서 정신건강서비스를 총괄하고 있다.

정신건강정책관

정신건강정책과	정신건강관리과	자살예방정책과
• 정신건강증진사업 관련 종합 계획 수립 및 조정 • 정신건강 관련 조사 및 연구 • 정신건강 관련 법령 관한 사항 • 정신질환예방 및 치료·재활 지원 • 정신질환자 권익보호 및 인식개선 • 국립정신건강센터, 국립정신병원 및 정신건강증진시설 지원 • 정신건강전문요원 양성·평가 • 정신요양시설·정신재활시설 운영 지원 및 평가·관리 • 정신질환자 복지서비스 제공 대책 수립·추진 • 심리서비스 체계 구축·관리 • 생애주기별 정신건강 증진 정책 수립·시행 • 정신질환 당사자 및 가족 등 지원 • 정신건강 관련 단체지원·육성 • 정신의료기관 제도 관련 사항 • 정신의료기관 지도·감독·평가 • 입원·퇴원관리시스템 운영·관리 • 정신 응급대응체계 구축·운영	• 중독 관련 예방 및 대응 정책 수립 및 조정 • 알코올 등 중독에 대한 치료·재활 • 마약류중독자 치료보호 • 마약류중독자 실태조사 • 중독관리통합지원센터 운영 지원·평가 • 재난 심리지원체계 구축·운영 • 국가트라우마센터 및 권역별 트라우마센터 설치·운영·지원 • 정신건강 관련 시스템 구축·운영 • 지역사회 정신건강증진사업 조정 및 평가 • 정신건강복지센터 운영·지원 • 정신건강서비스 전달체계 운영·점검·조정 • 통합정신건강증진사업 관한 사항	• 자살 예방관련 종합계획 수립·조정 • 연도별 자살예방 시행계획에 따른 추진실적 평가관련 사항 • 자살 원인분석 및 실태조사 • 자살예방을 위한 조사·평가·연구 • 자살예방 사업 및 프로그램 개발 • 자살예방 관련 법령 관한 사항 • 자살예방 인식개선 및 교육 관련 사항 • 자살예방 전문 인력 양성 및 지원 관련 사항 • 자살 고위험군 발굴 및 대응체계 구축 • 자살 고위험군 지원 및 사후 관리 • 자살자 가족 지원 관련 사항 • 자살 관련 언론 모니터링 및 자살유해정보 확산 예방 • 지방자치단체 및 민간 자살 예방 사업 활성화 및 지원 • 자살수단 관리 등 자살위험 해소 위한 협력 체계 구축

그림 4-2. 보건복지부의 정신건강서비스 전달체계

출처: 보건복지부(2023). 2023 정신건강사업안내.

2) 국립정신건강센터

국립정신건강센터의 운영목적은 국가기관으로서 민간의료기관이 기피하는 필수 정신보건서비스 제공기능을 강화하고, 정신건강정책과 서비스의 질 향상을 위한 체계적 연구 및 지원에 대한 선제적 대응을 실시하고, 또한 지역단위의 다양한 정신건강서비스 제공기관 간 유기적 연계를 통해 정신건강서비스 제공기관의 전달체계를 강화하기 위한 것이다. 주요 업무로는 정신질환 예방 및 진료, 정신질환 진료 관련 조사 연구, 지표 및 표준 개발 · 보급, 국가 정신건강증진기관 간의 정신건강증진사업 수행 관련 총괄, 정신건강증진 및 지역사회 정신건강사업 기획, 중앙정신건강복지사업지원단 업무 지원, 정신건강 관련 교육 프로그램 개발 · 보급, 정신건강 관련 전문인력 양성 및 훈련, 정신건강전문요원 자격 관리 및 수련기관 관리, 정신건강 연구 · 개발 기획, 지원 및 관리, 정신건강연구 수행 및 성과 확산, 국제교류 및 협력, 정신건강증진시설 지도 · 감독 등 보건복지부장관으로부터 위임받은 업무 수행, 국가트라우마 설치 · 운영, 기타 센터의 목적달성을 위하여 필요한 사항을 담당한다.

3) 국가권역트라우마센터

국가권역트라우마센터의 사업목적은 재난이나 그 밖의 사고로 정신적 충격을 받은 트라우마 환자의 심리적 안정과 사회 적응을 지원하고, 권역별 트라우마센터는 해당 권역 내 재난 발생 시 정신건강복지센터 · 보건소 등 기관과 상호 협력하여 피해자에 대한 심리지원을 제공하기 위한 것이다. 트라우마센터 심리 대응체계는 **그림 4-3**과 같다.

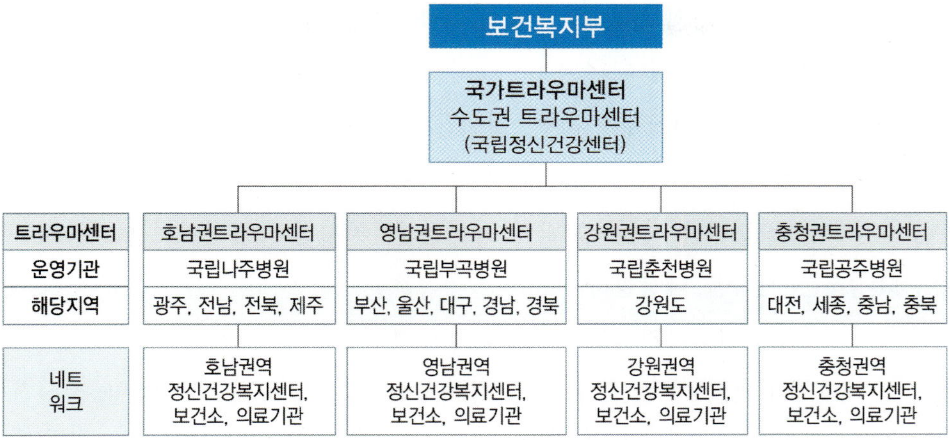

그림 4-3. 트라우마센터 심리 대응체계

출처: 보건복지부(2023). 2023 정신건강사업안내.

국가권역트라우마센터의 주요업무로는 재난정신건강서비스 직 · 간접 지원, 권역별 재난 심리지원 거버넌스 체계 구축, 트라우마 치료 프로그램 운영 및 보급, 찾아가는 재난 정신건강서비스 '마음안심버스' 운행, 재난 정신건강전문인력 교육 및 강사 양성, 트라우마 경험자 연구 및 서비스 개선 연구를 담당한다.

4) 정신건강복지사업지원단

정신건강복지사업지원단의 운영목적은 급격한 사회변화에 따라 국민의 정신건강 수준이 악화되고 정신질환자의 사회지지 체계가 약화되는 상황에서 보다 전문적이고 효과적인 정신건강증진사업의 자문 및 지원하기 위하여 보건복지부에는 중앙정신건강복지사업지원단을 설치 · 운영하며, 각 시 · 도에는 지방정신건강복지사업지원단을 설치 · 운영하도록 하고 있다. 주요업무로는 먼저 중앙정신건강복지사업지원단의 경우는 국가계획 수립 · 시행 관련 자문, 국가계획 및 지역계획 시행 결과에 대한 평가

지원, 정신건강증진사업의 기획 및 조정에 대한 지원, 정신건강증진시설, 정신건강복지센터 등 정신질환자 등과 관련된 시설, 기관 및 단체 사이의 연계체계 구축 지원, 정신건강 및 정신질환 인식개선 사업, 정신건강복지사업 및 정신건강증진시설 평가 자문과 지원, 정신건강복지사업의 현황파악 및 통계 수집 · 분석 또는 그 지원, 지방정신건강복지사업지원단 지원, 그 밖에 정신건강복지사업과 관련하여 보건복지부장관이 요청하는 사항을 담당한다.

그리고 지방정신건강복지사업지원단의 주요업무로는 지역계획 수립 · 시행 관련 자문, 지역계획의 관할 시 · 군 · 구 시행 결과에 대한 평가 또는 평가 지원, 정신건강증진사업의 기획 및 조정에 대한 지원, 해당 지역 내 정신건강 및 정신질환 인식개선 사업, 해당 지역 내 정신건강복지사업 및 정신건강증진시설 평가 자문과 지원, 해당 지역 내 정신건강증진시설, 정신건강복지센터 등 정신질환자 등과 관련된 시설, 기관 및 단체 사이의 연계체계 구축 지원, 해당 지역 내 정신건강복지사업의 현황 파악 및 통계 수집 · 분석 또는 그 지원, 그 밖에 정신건강복지사업과 관련하여 시 · 도지사가 요청하는 사항을 담당한다.

5) 한국생명존중희망재단

우리나라는 「자살예방 및 생명존중문화조성을 위한 법률」을 제정하고, 중앙자살예방센터, 중앙심리부검센터 및 지자체 자살예방센터를 설치하여 국민의 소중한 생명을 보호하고 생명존중문화 조성을 위해 노력해 왔다. 그러나 1996년 이후 OECD 평균을 상회한 자살률이 획기적으로 낮아지지 않았고, 2018년 1월, 「자살예방 국가행동계획」을 발표하여 전 부처적 · 범사회적 자살예방을 추진하게 되었다. 이러한 정책방향에 발맞추어 「자살예방 및 생명존중문화 조성을 위한 법률」 제12조의 4에 따라 보건복지부장관의 권한을 위탁받아 '한국생명존중희망재단'을 설립하게 되었다.

한국생명존중희망재단의 운영목적은 자살예방 정책 및 사업을 종합적이고 효과적으로 수행하여, 국민의 소중한 생명을 보호하고 생명존중문화조성에 기여하는 것이다. 주요업무로는 자살통계 데이터 구축 · 분석 및 품질 관리와 자살예방 연구 · 개발 등을 통한 자살예방 정책 수립을 위한 자료 개발 및 정책 분석 수행, 자살실태조사 지원과 생애주기별 취약대상자 관리 · 지원 등 자살예방 홍보 및 교육, 언론 · 미디어 자살유발 · 유해정보 예방 및 차단, 자살시도자 사후관리, 자살예방 통계, 사업, 정책 지원 등 정보시스템 구축 및 운영 등을 통한 자살예방 및 생명존중문화 조성에 관한 중장기계획 수립 및 정책 수립 지원, 심리부검 기획 · 운영, 결과 분석과 자살 관련 상담 및 면담체계 운영, 자살자의 유족 지원 및 관리 등을 통한 자살 사후대응 체계 구축, 지역 자살예방 계획 수립 지원 및 평가 · 컨설팅, 자살예방 전문인력 양성, 지역 자살예방 사업 실무자 심리지원 프로그램 개발 · 운영 등을 통한 자살예방센터 등 자살예방 관련 사업 체계화 및 활성화 지원, 민관협력체계 구축, 사업 기획 · 운영 및 기부금 모집 · 관리와 국제협력 체계 구축을 담당한다.

3. 정신건강증진기관 및 시설현황

정신건강증진기관 및 시설현황은 **표 4-4**와 같이, 광역정신건강복지센터 17개소, 기초정신건강복지센터 244개소, 중독관리통합지원센터 58개소가 설치 · 운영되고 있으며, 정신건강증진시설로는 정신의료기관 2,086개소, 정신재활시설[1] 349개소, 정신요

1) 정신재활시설의 종류에는 생활시설(정신질환자 등이 생활할 수 있도록 주로 의 · 식 · 주 서비스를 제공하는 시설), 재활훈련시설(정신질환자 등이 지역사회에서 직업활동과 사회생활을 할 수 있도록 주로 상담 · 교육 · 취업 · 여가 · 문화 · 사회참여 등 각종 재활활동을 지원하는 시설) 및 그 밖에 대통령령으로 정하는 시설(예로, 생산품 판매시설, 중독자 재활시설, 종합시설)로 구분할 수 있다.

양시설 59개소가 운영되고 있는 것으로 나타났다.

표 4-4. 정신건강증진기관 및 시설현황 (단위: 개소)

구분	기관수	주요기능
정신건강복지센터	261	• 지역사회 내 정신질환 예방, 정신질환자 발견 · 상담 · 정신 • 재활 훈련 및 사례관리 • 정신건강증진시설 간 연계체계 구축 등 지역사회 • 정신건강사업 기획·조정 (광역 17 / 기초 244)
중독관리통합지원센터	58	• 중독 예방, 중독자 상담 · 재활 훈련 (광역형 5 / 기초형 53)
정신재활시설	349	• 병원 또는 시설에서 치료 · 요양 후 사회복귀 촉진을 위한 훈련 실시
정신요양시설	59	• 만성 정신질환자 요양 · 보호
정신의료기관	2,086	• 정신질환자 진료, 지역사회 정신건강증진사업 지원
계	2,813	

※ 정신건강복지센터(2021.12.31. 국가 정신건강현황 보고서 기준).
정신재활시설, 정신요양시설, 정신의료기관(2022.6.30. 기준), 중독관리통합지원센터('22.12.31. 기준).
출처: 보건복지부(2023). 2023 정신건강사업안내.

4. 정신건강정책 및 관련 법의 이해

1) 정신건강정책

정부의 관계부처합동(2023)은 2023년 12월 경제적 풍요와 신체건강은 세계적 수준에 집입하였지만 고속 성장의 이면으로 국민의 정신건강은 악화(OECD 국가 중 자살률

1위 등 정신건강 관련 지표는 하위권)되었고, 중증화 이후 치료·관리 중심으로 일상적 마음돌봄이 부족하고(일상적 정신건강 돌봄·증진 및 조기발견·개입 체계 부족), 정신응급 대응과 치료환경도 신체질환 치료 여건에 못 미치는 수준이며, 정신질환자의 일상회복을 지원하는 정신건강 복지서비스 부족(정신질환자는 "치료할 수 없고, 위험하다"는 편견 상당) 등의 정책적 한계를 극복하고자 정신건강정책에 대한 혁신방안을 발표하였는데, 구체적인 내용은 **그림 4-4**와 같다.

비전	정신건강정책 대전환: 예방부터 회복까지
핵심 목표	■ 2027년까지 100만 명 대상 심리상담서비스 지원 ■ 10년 내 자살률 50% 감축

4대 전략 및 핵심과제

일상적 마음돌봄 체계 구축

- 국민 100만 명에 전문 심리상담 지원
- 청년·학생 검진 주기 단축 및 조기개입
- 직업트라우마센터 확대 및 EAP 활성화
- 상담전화 109 통합 등 자살 예방 강화

정신건강 서비스이용률	(2021) 12.1% → (2030) 24% (2배 증)

정신응급대응 및 치료체계 재정비

- 정신응급대응 강화
- 입원제도개선, 수가인상 등 의료질 향상
- 외래치료지원제 활성화
- 마약치료기관 확충·운영 활성화

정신의료기관 평균 재원기간	(2021) 186.6일 → (2030) 90일 이내 (50% 감)

온전한 회복을 위한 복지서비스 혁신

- 모든 지자체에서 정신재활서비스 제공
- 일상회복을 위한 고용·주거 지원
- 보험차별 해소 등 권리보호 강화

정신장애인 고용률	(2021) 10.9% → (2030) 30% (2022. 발달장애인 고용 수준)

인식개선 및 정신건강정책 추진체계 정비

- 정신질환 편견해소 대국민 캠페인
- 자살예방교육(의무) 1,600만 명 실시
- 정신건강정책 혁신위원회 설치·운영

"정신질환자 위험" 인식	(2021) 59.6% → (2030) 30% (50% 감)

그림 4-4. 정신건강정책의 혁신방안

출처: 관계부처합동(2023). 정신건강정책 혁신방안.

그림 4-4에서 보는 것과 같이 "정신건강정책 대전환: 예방부터 회복까지"라는 비전 아래 2027년까지 100만 명 대상 심리상담서비스를 지원하고 10년 내 자살률 50%를 감축한다는 목표 아래, 일상적 마음돌봄 체계 구축, 정신응급대응 및 치료체계 재정비, 온전한 회복을 위한 복지서비스 혁신 및 인식개선과 정신건강정책 추진체계 정비의 4대 추진 전략을 제시하고 있는데, 구체적인 내용을 살펴보면 다음과 같다.

(1) 일상적 마음돌봄 체계 구축

일상적 마음돌봄 체계 구축의 핵심과제는 국민 100만 명에 전문 심리상담 지원, 청년·학생 검진주기 단축 및 조기개입, 직장인 마음건강 관리 지원, 자살위험군 지원

표 4-5. 일상적 마음돌봄 체계 구축의 핵심과제 및 내용

<table>
<tr><th>핵심과제</th><th>내용</th></tr>
<tr><td>국민 100만 명에 전문 심리상담 지원</td><td>• 국민 누구나 이용할 수 있는 마음건강 서비스 도입

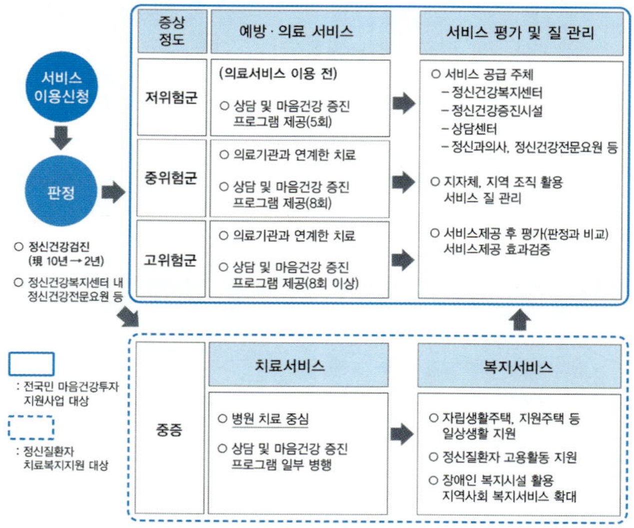

그림 4-5. 국민 마음투자 체계도

• 마음건강 문제를 일상적으로 점검·발굴하는 체계 구축</td></tr>
</table>

핵심과제	내용
청년 · 학생 검진주기 단축 및 조기개입	• 청년 · 대학생의 마음건강 문제 조기발견 및 지원 인프라 강화 • 초 · 중 · 고 학생의 마음건강 문제 조기발견 및 상담지원 체계 강화 • 위기학생 · 청소년 대상 지원 강화
직장인 마음건강 관리 지원	• 근로자 마음건강 관리를 위한 인프라 조성 • 직장 내 근로자 마음건강 지원체계 강화 • 정신건강 고위험직군에 대한 보호 강화 • 구직 · 창업자를 위한 마음건강 지원 • 교원 마음건강 회복을 위한 지원체계 마련 • 군 · 경찰 · 소방 등 특수직군 마음건강 지원
자살위험군 지원 강화	• 자살예방 상담번호 109 통합 및 SNS 상담 도입 • 자살유발정보 즉각 대응 및 확산 차단 • 자살 고위험군에 대한 지원 강화

강화이며, 정책목표로는 연간 상담서비스 제공을 2024년 8만 명에서 2027년 50만 명에 대해 제공하고, 정신건강서비스 이용률을 2021년 12.1%에서 2030년 24%로의 상승이다. 일상적 마음돌봄 체계 구축 전략의 구체적인 핵심과제 내용은 **표 4-5**와 같다.

(2) 정신응급 및 치료체계 재정비

정신응급 및 치료체계 재정비의 핵심과제는 정신응급대응 강화, 입원제도 개선 및 치료 질 향상, 외래치료지원제 등 퇴원환자 지속치료 활성화, 중독치료 · 재활 인프라 확충이며, 정책목표로는 정신의료기관 평균 재원기간을 2021년 186.6일에서 2030년 90일로 낮추는 것이다. 정신응급 및 치료체계 재정비 전략의 구체적인 핵심과제 내용은 **표 4-6**과 같다.

표 4-6. 정신응급 및 치료체계 재정비의 핵심과제 및 내용

<table>
<tr><th>핵심과제</th><th>내용</th></tr>
<tr><td>정신응급대응 강화</td><td>• 정신응급 현장 대응 체계 구축
• 정신응급 입원 인프라 구축 및 확대
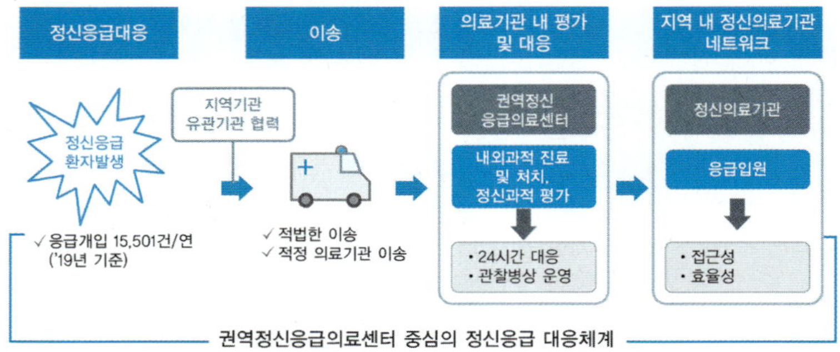
</td></tr>
<tr><td>입원제도 개선 및 치료 질 향상</td><td>• 정신의료기관 실태조사 및 평가강화, 환경개선 지원
• 정신건강 의료서비스 질 제고
• 정신질환자 비자의입원제도 개선방안 마련</td></tr>
<tr><td>외래치료지원제 등 퇴원환자 지속치료 활성화</td><td>• 퇴원 후 체계적인 지속치료 환경 조성
• 자 · 타해 위험환자의 치료공백 최소화</td></tr>
<tr><td>중독치료 · 재활 인프라 확충</td><td>• 마약 · 알코올 등 중독치료 활성화
• 중독재활 지원 인프라 확충 및 중독 연구지원 강화</td></tr>
</table>

(3) 온전한 회복을 위한 복지서비스 혁신

온전한 회복을 위한 복지서비스 혁신의 핵심과제는 정신질환자 복지지원체계 전면 개편 및 확충, 일상회복을 위한 고용 · 주거 기반 마련, 보험차별 해소 등 권리보호 강화이며, 정책목표로는 정신장애인 고용률을 2021년 10.9%에서 2030년 30%로 높이는 것이다. 온전한 회복을 위한 복지서비스 혁신의 구체적인 핵심과제 내용은 **표 4-7**과 같다.

표 4-7. 온전한 회복을 위한 복지서비스 혁신의 핵심과제 및 내용

핵심과제	내용
정신질환자 복지지원체계 전면개편 및 확충	• 정신질환자 복지 확충을 위한 근거 마련 • 정신질환자 거주 · 이용 시설 혁신 • 정신질환자의 일상회복을 위한 복지서비스 확충
일상회복을 위한 고용 · 주거 기반 마련	• 정신질환자의 경제적 독립을 위한 고용 지원 • 정신질환자의 사회적 자립을 위한 주거 지원
보험차별 해소 등 권리보호 강화	• 정신질환자 대상 차별 해소방안 마련 • 정신질환자의 의사가 최대한 반영되도록 지원

(4) 인식개선 및 정신건강정책 추진체계 정비

인식개선 및 정신건강정책 추진체계 정비의 핵심과제는 정신건강 대국민 캠페인 실시, 자살예방 · 정신건강 교육, 정신건강 정책 추진체계 확립이며, 정책목표로는 "정신질환자는 위험하다"는 응답률을 2021년 59.6%에서 2030년 30%로 낮추는 것이다. 인식개선 및 정신건강정책 추진체계 정비의 구체적인 핵심과제 내용은 **표 4-8**과 같다.

표 4-8. 인식개선 및 정신건강정책 추진체계 정비의 핵심과제 및 내용

핵심과제	내용
정신건강 대국민 캠페인 실시	• 정신질환 편견해소를 위한 적극적 홍보 실시 mind 정신건강서포터즈영마인드 정신건강 인식향상을 위한 대학생 정신건강 서포터즈 영마인드(0 mind) 영마인드 (0 mind) = 청년(young) + 정신건강(mind)을 응원(support)한다 = 정신건강(mind)의 편견 제로(0)로 만든다 • 정신질환 편견해소, 정책 공감대 형성 위한 사회적 노력
자살예방 · 정신건강 교육	• 자살예방교육 의무 실시 • 초 · 중 · 고생 '마음챙김 및 디지털 리터러시' 교육 도입 • 일상 속의 정신건강 관리 실천법 확산

핵심과제	내용
정신건강정책 추진체계 확립	• 정신건강정책 혁신위원회 구성, 국립정신건강센터 역할 강화 • 지방자치단체 정책 수행기반 마련 • 정신건강복지센터 기능 강화, 응급대응체계 확립 위한 인력 확충 • 정신건강전문요원 등 전문가 확충 및 질 관리

2) 정신건강증진 및 정신질환자 복지서비스 지원에 관한 법률

(1) 법의 제정 및 개정 목적

정신질환의 예방과 정신질환자의 사회복귀 지원을 목적으로 1995년에 「정신보건법」이 제정되었다. 이후 정신질환자의 권리 보장과 사회 안전을 강화한다는 목표 아래 「정신건강증진 및 정신질환자 복지서비스 지원에 관한 법률(약칭: 정신건강복지법)」로 2016년 5월 29일에 전부개정되었으며, 2024년 1월 2일에 일부개정되었다. 개정 목적은 정신질환자의 범위를 중증정신질환자로 축소 정의하고, 전 국민 대상의 정신건강증진의 장을 신설하며, 입 · 퇴원 제도를 개선하고, 정신질환자에 대한 복지서비스를 추가하는 등 현행 법률상 미흡한 점을 개선 보완하고자 함이었다.

(2) 법 개정 세부내용

① 정신질환자 복지서비스의 제공

2016년 개정된 「정신건강복지법」에서는 「정신보건법」에서 정신장애인들에 제공하는 복지서비스의 제공에 대한 내용을 구체화하였는데, 즉 제33조 복지서비스의 개발, 제34조 고용 및 직업재활 지원, 제35조 평생교육 지원, 제36조 문화 · 예술 · 여가 · 체육활동 등 지원, 제37조 지역사회 거주 · 치료 · 재활 등 통합지원, 제38조 가족에 대한 정보제공과 교육의 내용을 구체적으로 명시하였으며, 2024년 1월 2일 개정에서는 제38조의 2[2])에서는 절차조력에 대한 내용과 제38조의 3[3])에서는 성년후견제 이용지원에 대한 내용을 첨가하였다.

2) 제38조의2(절차조력)

① 국가 및 지방자치단체는 정신질환자등이 정신건강증진시설에 입원등을 하거나 정신건강증진시설에서 퇴원등을 할 때 정신질환자등의 의사가 충실히 전달되고 반영될 수 있도록 도와주는 절차조력서비스를 제공할 수 있다.

② 절차조력인은 정신질환자등의 입원등 및 퇴원등의 과정에서 정신질환자등의 동의를 받아 다음 각 호의 행위를 할 수 있다.

1. 입원등 또는 퇴원등 절차와 관련한 서류작성 및 정신질환자등의 의견개진 보조
2. 입원적합성심사, 퇴원등 또는 처우개선 심사 등 입원등 · 퇴원등 관련 심사에 참여하여 정신질환자등의 의사소통 조력 및 의견개진 보조
3. 제55조에 따른 퇴원등 또는 처우개선 심사의 청구, 「인신보호법」에 따른 구제청구 등 각종 신청행위의 보조
4. 정신질환자등의 통신 및 면회 보조
5. 정신질환자등의 의료나 그 밖의 신상에 관한 자료 열람 및 수령. 이 경우 의료에 관한 자료를 열람하거나 수령할 때에는 「의료법」 제21조제3항제2호에 따른 요건에 해당하는 경우로 한정하며, 그 밖의 신상에 관한 자료를 열람하거나 수령할 때에는 명시적인 위임을 받은 경우로 한정한다.
6. 그 밖에 정신질환자등의 의사결정지원과 권리보장을 위하여 보건복지부령으로 정하는 행위

③ 정신건강증진시설의 장은 모든 입원등을 하는 정신질환자등에게 절차조력서비스를 받을 수 있다는 것과 절차조력서비스의 이용방법 등 구체적인 내용을 알려야 한다.

④ 국가 및 지방자치단체는 절차조력서비스에 관한 업무를 관계 전문기관 또는 단체에 위탁할 수 있다.

⑤ 절차조력인의 자격, 절차조력서비스 제공 절차 · 방법, 절차조력서비스에 관한 업무의 위탁, 그 밖에 필요한 사항은 보건복지부령으로 정한다.

3) 제38조의3(성년후견제 이용지원)

① 지방자치단체의 장은 성년인 정신질환자등이 다음 각 호의 어느 하나에 해당하여 후견인을 선임할 필요가 있음에도 불구하고 자력으로 후견인을 선임하기 어렵다고 판단되는 경우에는 그를 위하여 「민법」에 따라 가정법원에 성년후견개시, 한정후견개시 또는 특정후견의 심판을 청구할 수 있다.

1. 일상생활에서 의사를 결정할 능력이 충분하지 아니하거나 매우 부족하여 의사결정의 대리 또는 지원이 필요하다고 볼 만한 상당한 이유가 있는 경우
2. 정신질환자등의 권리를 적절하게 대변하여 줄 가족이 없는 경우
3. 별도의 조치가 없으면 권리침해의 위험이 상당한 경우

② 지방자치단체의 장이 제1항에 따라 성년후견개시, 한정후견개시 또는 특정후견의 심판을 청구할 때에는 대통령령으로 정하는 요건을 충족하는 사람 또는 법인을 후견인 후보자로 하여 그 사람 또는 법인을 후견인으로 선임하여 줄 것을 함께 청구하여야 한다.

③ 국가와 지방자치단체는 제1항 및 제2항에 따라 선임된 후견인의 후견사무의 수행에 필요한 비용의 일부를 예산의 범위에서 보건복지부령으로 정하는 바에 따라 지원할 수 있다.

④ 제1항부터 제3항까지에 따른 성년후견제 이용지원의 요건, 후견인 후보자의 추천 절차, 후견인 후견사무에 필요한 비용 지원 등에 필요한 사항은 보건복지부령으로 정한다.

② 입 · 퇴원 제도

2016년 「정신건강복지법」 개정은 사회적으로 많은 관심을 받았는데, 이러한 주된 이유는 입원 유형과 입원 절차의 변화 때문이었다. 환자의 입 · 퇴원 제도를 개선하겠다는 취지 아래, 입원 유형을 4개(자의입원, 보호입원, 행정입원, 응급입원)에서 5개로 확대했고(기존 입원 유형에서 동의입원 추가), 입원 조건과 입원 연장 기준을 전보다 엄격하게 하였다. 입원 유형별로 변경된 내용을 살펴보면 **표 4-9**와 같다.

표 4-9. 「정신건강복지법」 입 · 퇴원 제도의 개선

구분	내용
자의입원(제41조)	법 개정으로 인해 환자의 퇴원 의사를 확인해야 하는 횟수가 증가하였다. 즉, 법 개정 전에는 1년에 1회 이상 확인해야 했지만 법 개정 후에는 2개월마다 확인해야 한다.
동의입원(제42조)	법 개정으로 인해 신설된 입원 유형이다. 입원 시에는 환자 본인 및 보호의무자 1명의 동의가 필요하다. 보호의무자의 동의 없이 환자 본인만 퇴원 신청을 했을 경우, 전문의 판단에 따라 72시간까지 퇴원이 거부될 수 있다. 해당 72시간 동안 의료기관에서는 대상자를 다른 유형의 입원으로 전환시킬 수 있다.
보호의무자에 의한 입원(제43조/약칭: 보호입원)	법 개정으로 인해 입원 조건이 엄격해졌다. 법 개정 전에는 정신질환이 있거나, 자 · 타해 위험이 있는 사람이 입원할 수 있었다. 법 개정 후에는 앞선 조건 2가지를 모두 충족해야 한다. 또한 법 개정 전에는 6개월마다 입원 연장이 가능했으나, 법 개정 후에는 최초 입원 후 3개월 → 3개월→ 이후 6개월 주기로 입원 연장이 가능해져 그 절차가 강화되었다.
시 · 군 · 구청장에 의한 입원(제44조/약칭: 행정입원)	법 개정 전에는 입원 연장이 최장 6개월만 가능하였으나, 법 개정 후에는 최초 입원 후 3개월 → 3개월 → 6개월 순으로 입원 연장이 가능해져 그 절차가 강화되었다.
응급입원(제50조)	법 개정 전에는 72시간 동안 입원할 수 있었으나, 법 개정 후에는 공휴일을 제외한 72시간 동안 입원이 가능해졌다.

③ 동료지원인 및 동료지원쉼터의 설치 · 운영

「정신건강복지법」의 2024년 1월 2일 개정안에는 동료지원인 및 동료지원쉼터에 대한 규정을 신설하였다. 동료지원인이란 정신질환자 등에 대한 상담 및 교육 등의 역할을 수행할 수 있도록 정신질환자이거나 정신질환자이었던 사람 중 보건복지부령으로 정하는 동료지원인 양성과정을 수료한 사람을 말하며, 제69조의 2[4]에서 동료지원인 양성 및 활동지원에 대해 구체적으로 명시하였다. 또한 제15조의 4[5]에서는 동료지원쉼터의 설치 · 운영에 관한 내용을 신설하였다.

4) 제69조의2(동료지원인 양성 및 활동지원)
① 국가 및 지방자치단체는 동료지원인을 양성하고 활동을 지원할 수 있다.
② 보건복지부장관은 동료지원인 양성 및 보수교육 과정을 개발할 수 있다.
③ 보건복지부장관은 보건복지부령으로 정하는 바에 따라 동료지원인 양성과정을 수료한 동료지원인에게 수료증을 배부하고, 명부를 관리하여야 한다.
④ 보건복지부장관은 동료지원인 양성 및 보수교육을 전문적으로 수행하기 위하여 동료지원인 양성 및 보수교육 기관(이하 이 조에서 "교육훈련기관"이라 한다)을 지정하여 교육훈련의 실시를 위탁할 수 있다. 이 경우 보건복지부장관은 교육훈련을 위탁받은 교육훈련기관에 그 경비의 일부 또는 전부를 지원할 수 있다.
⑤ 제4항에 따라 교육훈련기관을 지정하여 위탁하는 경우에는 정신질환자 단체의 의견을 청취할 수 있다.
⑥ 국가 및 지방자치단체는 동료지원인의 취업 및 고용안정을 지원할 수 있다.
⑦ 그 밖에 동료지원인 양성 및 활동지원과 관련하여 필요한 사항은 보건복지부령으로 정한다.

5) 제15조의4(동료지원쉼터의 설치 · 운영)
① 국가와 지방자치단체는 일시적 정신건강 위기를 겪는 정신질환자등에 대하여 임시로 보호하면서 동료지원인 상담 등을 제공하는 동료지원쉼터를 설치 · 운영할 수 있다.
② 제1항에 따른 동료지원쉼터의 설치 · 운영 및 인력기준 등에 관한 사항은 보건복지부령으로 정한다.

Chapter 05

정신장애의 분류

배울 내용

1. 국제질병분류체계(ICD-10)
2. 정신질환의 진단 및 통계편람(DSM-5)

학습목표

1. 국제질병분류체계(ICD-10)를 설명할 수 있다.
2. 정신질환의 진단 및 통계편람(DSM-5)의 분류를 이해한다.

1. 국제질병분류체계(ICD-10)

우리나라에서 공식적으로 사용하고 있는 분류기준의 한 가지는 세계보건기구(WHO)에서 제정한 ICD-10(International Classification of Disease: ICD-10)이다. 이 분류체계는 1900년에 개발된 이후로 지금까지 10번의 개정을 하였다. ICD-10은 세 개의 축(임상적 진단 clinical diagnoses, 후유장애 disablement, 상황적 요인 contextual factors)으로 이루어져 있으며, 진단서발급, 보험료청구 등 법률적인 행위를 할 때는 이 진단기준을 주로 사용한다. 그러나 이 진단체계는 신체질병을 포함한 모든 질병을 분류하는 포괄적인 진단체계이기 때문에, 상대적으로 정신장애에 대한 분류가 세밀하지 못하다는 단점을 가지고 있다. ICD-10에서 분류하고 있는 정신장애의 종류는 **표 5-1**과 같다.

표 5-1. ICD-10의 정신장애 분류

F00-F09	기질성(증상성 포함) 정신장애
F10-F19	정신활성물질 사용에 의한 정신 및 행동장애
F20-F29	정신분열병, 정신분열형 및 망상장애
F30-F39	기분장애
F40-F49	신경증적 스트레스 관련 및 신체형장애
F50-F59	생리적 장애와 신체적 요인과 관련된 행동증후군
F60-F69	성인인격 및 행동장애
F70-F79	정신지체
F90-F89	정신발달의 장애
F90-F98	소아기 및 청소년기에 흔히 발병하는 행동 및 감정장애

세계보건기구(WHO)는 2022년 초 국제질병분류의 제11차 개정판을 발표하였다. 현재 버전인 ICD-10은 1992년도에 도입되어 지난 30년 동안 사용한 것으로 세계 각국에서는 ICD-11을 도입하기 위해 다양한 활동을 전개하고 있다. 우리나라는 현재 ICD-10 기반 한국표준질병 · 사인분류(Korean Standard Classification of Diseases-8th Revision: KCD-8)을 사용하고 있다. 보건복지부는 세계보건기구(WHO)의 ICD-11 공표에 맞추어 한국보건의료 정보원, 건강보험심사평가원 및 통계청 등과 협력체계를 구축하여 ICD-11 국내 도입을 위한 번역과 검증 작업 등을 진행하고 있다. 이에 통계청은 현재 ICD-11 한국 버전과 관련하여 개략적인 방안을 마련 중에 있는데, 2020년부터 2026년 말까지 ICD-11을 기반으로 한 ICD 제10차 개정판(KCD-10)을 개발하여 2027년 7월 정부 고시를 통해 공개할 예정이며, 이후 2028년부터 2030년까지는 현장 검증을 통해 발생되는 모든 문제를 해결하여 2031년에 공식 버전을 발표할 계획이다.

2. 정신질환의 진단 및 통계편람(DSM-5)

미국정신의학회에서 발간하는 정신장애의 진단 및 통계편람(Diagnostic and Statistical Manual of Mental Disorder)인 DSM은 미국정신의학회의 정신질환 진단 매뉴얼이지만 전 세계적으로 받아들여지고 있다. 본래 DSM은 전투적합성을 판단하기 위한 목적으로 1952년 처음 제작되었는데, 1968년의 DSM-II까지는 존재의의가 미미했었다. 그러나 DSM-III에 이르러 상황이 바뀌었다. 진단기준의 불확실성이 명확해진 상태에서 제작된 DSM-III은 표준적 진단기준을 만들어야 한다는 이념을 구현하였고, 현재 DSM은 정신장애의 분류에 대한 공통 언어와 제도적 표준을 제공하고 있다. 즉, 현재 정신

관련 현장에서 사용하는 언어이자 보험사, 제약사, 그리고 법정에서 공용하는 의사결정 도구로 사용되고 있다. 현재의 DSM-5는 2013년에 출간되었다. DSM－5에서는 정신장애를 22가지로 구분하고 있는데, 분류하고 있는 정신장애는 다음과 같다.

1) 신경발달장애

신경발달장애(Neurodevelopmental Disorders)는 발달기에 시작되는 장애들의 집합이다. 이 장애는 전형적으로 초기 발달단계의 학령전기에 발현하기 시작하여, 개인적 · 사회적 · 학업적 또는 직업적 기능에 손상을 야기하는 발달 결함이 특징적이다. 발달 결함의 범위는 학습 혹은 집행 기능의 조절하는 것과 같은 매우 제한적인 손상부터 사회기술이나 지능처럼 전반적인 손상에 이르기까지 매우 다양하다. 이 장애에는 지적장애, 의사소통장애, 자폐스펙트럼장애, 주의력결핍 과잉행동장애, 특정학습장애, 운동장애(틱장애)가 포함된다.

2) 조현병 스펙트럼 및 기타 정신병적 장애

조현병 스펙트럼 및 기타 정신병적 장애(Schizophrenia Spectrum and Other Psychotic Disorders)에는 조현병, 기타 정신병적 장애, 조현형(성격) 장애 등이 포함된다. 이들은 망상, 환각, 와해된 사고(언어), 극도로 와해된 또는 비정상적인 운동 행동(긴장증 포함), 음성증상의 다섯 범주 중 하나 이상의 증상이 있는 경우로 규정된다.

3) 양극성 및 관련장애

양극성 및 관련장애(Bipolar and Related Disorders)는 기분의 변화와 관련된 장애로서, 제 I 형 양극성장애, 제 II 형 양극성장애, 순환성장애, 물질 · 약물치료로 유발된 양극성 및 관련장애, 다른 의학적 상태로 인한 양극성 및 관련장애, 달리 명시된 양극성 및 관련장애, 그리고 명시되지 않는 양극성 및 관련장애가 포함되어 있다.

4) 우울장애

우울장애(Depresive Disorders)는 파괴적 기분조절부전장애, 주요우울장애, 지속성 우울장애(기분저하증), 월경전불쾌감장애, 물질 · 약물치료로 유발된 우울장애, 다른 의학적 상태로 의한 우울장애, 달리 명시된 우울장애, 명시되지 않는 우울장애를 포함한다. 이 모든 질환의 공통 양상은 슬프고, 공허하거나 과민한 기분이 있고, 개인의 기능 수행 능력에 영향을 주는 신체적 · 인지적 변화가 동반되는 특징이 있다.

5) 불안장애

불안장애(Anxiety Disorders)의 범주에는 극도의 공포, 불안 및 관련된 행동장애의 특징을 지닌 질환들이 포함된다. 공포란 실제로 있거나 혹은 지각된 즉각적인 위협에 대한 감정적 반응이며, 불안이란 미래의 위협에 대한 예측에서 발생하는 현상이다. 불안장애에 포함되는 질환들은 공포, 불안 혹은 회피 행동을 일으키는 대상이나 상황, 그리고 이와 관련된 인지적 관념에 따라 구분된다. 그러므로 불안장애에 속하는 장애들은 함께 나타나는 경향이 높음에도 불구하고, 환자들이 두려워하거나 회피하는 상황 또는 이와 관련된 생각이나 믿음의 내용에 대해 자세히 관찰함으로써 서로 구별할 수 있다. 이 장애에는 분리불안장애, 선택적 함구증, 특정공포증, 사회불안장애(사회공포증), 공황장애, 공황발작 명시자, 광장공포증, 범불안장애, 물질 · 약물치료로 유발된 불안장애, 다른 의학적 상태로 인한 불안장애, 달리 명시된 불안장애, 명시되지 않는 불안장애가 포함된다.

6) 강박 및 관련장애

강박 및 관련장애(Obsessive-Compulsive and Related Disorders)는 강박장애로 시작한다. 강박장애를 가진 사람은 지속적으로 강박관념과 강박행동을 드러낸다. 강박관념은 되풀이되는 사고, 아이디어, 그리고 이미지이다. 그것은 통제를 벗어나 그 사람의 의식을 지배한다. 강박행동은 흔히 절박한 공포상황을 피하는 것이 불가능한 목표이지만, 그럴듯한 상투적 행위를 수행하려는 것이다. 강박행동에 저항하려고 시도하면, 너무 큰 긴장이 생겨 그 사람은 흔히 강박행동에 빠지게 된다. 이후 신체이형장애와 수집광으로 이어지며, 이는 각각 신체적 외모의 결함이나 장애를 의식하는 인지적 증상, 소지품들을 보유하고 픈 인지적 필요 등으로 특징화된다. 다음으로는 발모광과 피부뜯기장애로 이는 모두 재발하는, 신체에 집중된 반복적 행동으로 특징지어진다. 마지막으로는 물질 · 약물로 유발된 강박장애, 다른 의학적 상태로 인한 강박 및 관련장애, 그리고 달리 명시된 강박 및 관련장애와 명시되지 않는 강박 및 관련장애가 포함된다.

7) 외상 및 스트레스 장애

외상 및 스트레스 관련 장애(Trauma-and Stressor- Related Disorders)는 진단적 기준으로 외상성 또는 스트레스성 사건에 대한 노출이 명백하게 기재되어 있는 장애를 포함한다. 구체적으로 외상 및 스트레스 장애는 다양한 신체적, 정신적 증상, 즉 회상 및 반복적인 달궈진 기억, 꿈이나 악몽 속에서 재발되는 외상 사건, 외상 사건과 관련된 강렬한 감정의 반복적 경험, 외부 자극에 대한 과도한 경계, 쉽게 겁먹음, 기억상실, 무관심 또는 감정의 마비, 수면문제 및 우울, 불안, 무기력 및 집중력 저하 등의 증상을 보인다. 이러한 외상 및 스트레스 장애는 다양한 외상 사건, 예를 들어 천재지변, 군사적인 경험, 사고, 가정 내 폭력 등과 관련될 수 있다. 이 장애에는 반응성 애착장애, 탈억제성 사회적 유대감 장애, 외상후 스트레스 장애, 급성 스트레스 장애를 포함한다.

8) 해리장애

해리장애(Dissociative Disorders)는 의식, 기억, 정체성, 감정, 지각, 신체 표상, 운동 통제 그리고 행동의 정상적 통합의 붕괴 또는 비연속성을 그 특징으로 한다. 해리증상은 잠재적으로 모든 심리 기능 영역을 붕괴시킬 수 있다. 즉, 해리장애는 의식, 기억, 정체감, 환경에 대한 지각 등과 같이 정상적으로 통합되어야 하는 성격 요소들이 붕괴되어 나타나는 질환을 말하고, 이러한 장애는 갑작스럽거나 점진적일 수 있고, 일시적이거나 만성적일 수 있다. 이 장애에는 해리성 정체성장애, 해리성 기억상실, 이인성 · 비현실감 장애, 달리 명시된 해리장애 그리고 명시되지 않는 해리장애가 포함되어 있다.

9) 신체증상 및 관련장애

신체증상 및 관련장애(Somatic Symptom and Related Disorders)는 명확한 고통 혹은 손상과 관련된 신체증상들이 두드러지게 나타나는 유사성을 가지고 있다. 이 장애에는 신체증상장애, 질병불안장애, 전환장애(기능성 신경학적 증상장애), 기타 의학적 상태에 영향을 미치는 심리적 요인, 인위성장애, 달리 명시된 신체증상 및 관련장애, 그리고 명시되지 않는 신체증상 및 관련장애가 포함된다.

10) 급식 및 섭식장애

급식 및 섭식장애(Feeding and Eating Disorders)는 장기간 지속되는 섭식의 장애 혹은 섭식과 관련된 행동들로 인해 음식 소비 혹은 섭취의 변화가 생기고 신체적 건강과 정신사회적 기능에 심각한 손상을 가져오는 질환이다. 이 장애에는 이식증, 되새김장애, 회피적 · 제한적 음식섭취장애, 신경성 식욕부진증, 신경성 폭식증, 폭식장애가 포함된다.

11) 배설장애

배설장애(Elimination Disorders)는 소변 또는 대변의 부적절한 배설을 포함하여 일반적으로 아동 · 청소년기에 처음으로 진단된다. 따라서 이 장애에는 부적절한 장소에서 반복적으로 소변을 보는 유뇨증과 부적절한 장소에서 반복적으로 대변을 보는 유분증으로 구분할 수 있다.

12) 수면-각성장애

수면-각성장애(Sleep-Wake Disorders)를 가진 사람들은 전형적으로 수면의 질과 시간대와 양에 대한 불만족감을 호소하며, 그로 인해 낮 시간의 고통과 손상의 발생이 모든 수면-각성장애의 핵심양상이라고 할 수 있다. 이 장애는 불면장애, 과다수면장애, 기면증, 호흡관련 수면장애, 일주기리듬 수면-각성장애, 비급속안구운동으로 유발된 수면장애, 악몽장애, 급속안구운동수면 행동장애, 하지불안 증후군, 물질 · 치료약물로 유발된 수면장애가 포함된다.

13) 성기능부전

성기능부전(Sexual Dysfunctions)은 여러 장애로 구성된 이질적 집단이며 보통 임상적으로 개인의 성적인 반응 또는 성적 즐거움을 경험하는 능력에 현저한 장애를 가지고 있는 것이 특징이다. 이 장애에는 사정지연, 발기장애, 여성극치감장애, 여성 성적 관심 · 흥분장애, 성기-골반통증 · 삽입장애, 남성성욕감퇴장애, 조기사정, 물질 · 약물치료로 유발된 성기능부전, 달리 명시된 성기능부전, 명시되지 않는 성기능부전 등이 포함된다.

14) 성별불쾌감

성별불쾌감(Gender Dysphoria)은 개인의 경험되고 표현되는 성별과 할당된 성별 사이의 불일치로 인한 고통을 의미한다. 모든 개인이 그런 불일치의 결과로 고통을 경험하지는 않지만 많은 사람이 호르몬 또는 수술과 같은 신체적 중재가 가능하지 않은 경우 고통을 받는다. 이 장애에는 성별불쾌감, 달리 명시된 성별불쾌감, 명시되지 않는 성별불쾌감이 포함된다.

15) 파괴적, 충동조절 및 품행장애

파괴적, 충동조절 및 품행장애(Disruptive, Impulse-Control, and Conduct Disorders)는 정서 및 행동에 대한 자기조절 문제와 관련이 있으며, 다른 사람의 권리를 침해하는 것(예: 공격성, 재산파괴), 그리고 사회적 규준, 권위자나 성인과 현저한 갈등을 유발하는 행동을 보이는 특징을 지니고 있다. 이 장애에는 적대적 반항장애, 간헐적 폭발장애, 품행장애, 반사회성 성격장애, 병적방화, 병적도벽, 그리고 달리 명시된 · 명시되지 않는 파괴적, 충동조절 및 품행장애를 포함한다.

16) 물질관련 및 중독장애

물질관련장애(Substance-Related and Addictive Disorders)는 술, 담배, 마약 등과 같은 중독성 물질을 복용함으로써 생겨나는 다양한 심리적 증상을 포함하며, 크게 물질관련장애와 비물질관련장애로 구분된다. 물질관련장애에는 알코올관련장애, 카페인관련장애, 대마관련장애, 환각제관련장애, 흡입제관련장애, 아편계관련장애, 진정제, 수면제 또는 항불안제 관련장애, 자극제관련장애, 담배관련장애, 기타 물질관련장애가 포함되며, 비물질관련장애에는 도박장애가 포함된다.

17) 신경인지장애

신경인지장애(Neurocognitive Disorders)는 인지 기능 손상을 주된 임상적 특징으로 하는 장애군으로 이는 발달상의 장애라기보다는 후천적 장애로 보는 것이 일반적이다. 이 장애에는 알츠하이머병으로 인한 신경인지장애, 혈관성 신경인지장애, 루이소체 신경인지장애, 파킨슨병으로 인한 신경인지장애, 전두측두엽 신경인지장애, 외상성 뇌손상으로 인한 신경인지장애, HIV 감염으로 인한 신경인지장애, 물질 · 약물 치료로 유발된 신경인지장애, 헌팅턴병으로 인한 신경인지장애, 프라이온병으로 인한 신경인지장애, 다른 의학적 상태로 인한 신경인지장애, 다중병인으로 인한 신경인지장애, 그리고 명시되지 않는 신경인지장애가 포함된다.

18) 성격장애

성격장애(Personality Disorders)란 내적 경험과 행동의 지속적인 유형이 개인이 속한 문화에서 기대되는 것으로부터 현저하게 편향되어 있는 지속적인 유형을 의미하며, 만연하고 경직되어 있고, 청소년기나 성인기 초기에 발병하며, 시간이 지나도 변함이 없이 유지되며 고통과 손상을 초래하는 특징을 보인다. 이 장애에는 편집성 성격장애, 조현성 성격장애, 조현형 성격장애, 반사회성 성격장애, 경계성 성격장애, 연극성 성격장애, 자기애적 성격장애, 회피성 성격장애, 의존성 성격장애, 강박성 성격장애, 다른 의학적 상태로 인한 성격변화, 달리 명시된 성격장애와 명시되지 않는 성격장애가 포함된다.

19) 변태성욕장애

변태성욕장애(Paraphilic Disorders)는 정상적인 표현형을 가진, 신체적으로 성숙한, 동의하는 인간인 동반자와 성기 자극이나 그 준비를 위한 애무를 하는 것 외의 다른 것에 강렬하고 지속적인 성적 관심을 가지는 것을 의미한다. 이 장애에는 관음장애, 노출장애, 마찰도착장애, 성적피학장애, 성적가학장애, 소아성애장애, 물품음란장애, 복장도착장애가 포함된다.

20) 기타 정신질환

기타 정신질환(Other Mental Disorders)은 사회적, 직업적 또는 다른 중요한 기능 영역에서 임상적으로 현저한 고통이나 손상을 초래하는 정신질환 특유의 증상이 두드러지나 DSM-5의 어떤 다른 정신질환의 기준 전체를 만족하지 않는 발현 징후에 적용된다. 이 장애에는 다른 의학적 상태로 인한 달리 명시된 정신질환, 다른 의학적 상태로 인한 명시되지 않는 정신질환, 달리 명시된 정신질환, 명시되지 않는 정신질환이 포함된다.

21) 약물치료로 유발된 운동장애 및 약물치료의 기타 부작용

약물치료로 유발된 운동장애 및 약물치료의 기타 부작용(Medication-Induced Movement Disorders and Other Adverse Effects of Medication)은 치료약물 노출과 운동장애의 발생 사이의 인과관계를 규정하기가 어려우며, 특히 이러한 운동장애의 일부는 치료약물 노출 없이도 일어나기 때문에 더욱 그렇다. 여기에는 신경이완제로 유발된 파킨슨증,

기타 약물치료로 유발된 파킨슨증, 신경이완제 악성증후군, 약물치료로 유발된 급성 근육긴장이상, 약물치료로 유발된 급성 좌불안석, 지연성 운동이상, 지연성 근육긴장이상, 지연성 좌불안석, 약물치료로 유발된 자세떨림, 기타 약물치료로 유발된 운동장애, 항우울제 중단 증후군, 기타 약물의 부작용이 포함된다.

22) 임상적 주의의 초점이 될 수 있는 기타의 상태

임상적 주의의 초점이 될 수 있는 기타의 상태(Other Conditions That May Be a Focus of Clinical Attention)에는 여전히 관심이나 치료의 초점이 되기는 하지만, 그 자체로서 정신장애로 간주되지 않는 조건들이 속한다. 여기에는 관계문제, 학대와 방임, 교육과 직업 문제, 주거와 경제 문제, 사회환경과 관련된 기타 문제, 범죄 또는 법체계와의 상호작용과 관련된 문제, 상담과 의학적 조언을 위한 기타 건강 서비스 대면, 기타 정신사회적, 개인적 및 환경적 상황과 관련된 문제, 개인력의 기타 상황이 포함된다.

PART 3

생애주기와 정신건강

Chapter 06

영유아기 및 아동·청소년기 정신건강

배울 내용

1. 지적장애
2. 학습장애
3. 의사소통장애
4. 주의력결핍 과잉행동장애
5. 틱장애
6. 자폐스펙트럼장애
7. 파괴적, 충동조절 및 품행장애

학습목표

1. 지적장애의 특성을 파악하고 지도방안을 숙지한다.
2. 학습장애의 특성을 파악하고 지도방안을 숙지한다.
3. 의사소통장애의 특성을 파악하고 지도방안을 숙지한다.
4. 주의력결핍 과잉행동장애의 특성을 파악하고 지도방안을 숙지한다.
5. 틱장애의 특성을 파악하고 지도방안을 숙지한다.
6. 자폐스펙트럼장애의 특성을 파악하고 지도방안을 숙지한다.
7. 파괴적, 충동조절 및 품행장애의 특성을 설명할 수 있다.

영유아기 및 아동 · 청소년기에 흔히 발생하는 장애를 지적장애, 학습장애, 의사소통장애, 주의력결핍 과잉행동장애, 틱장애, 자폐스펙트럼장애, 파괴적, 충동조절 및 품행장애로 구분하여 살펴보면 다음과 같다(강순희 외, 2022).

1. 지적장애

지적장애(intellectual disabilities)는 선천적 원인(유전 배종손상, 태아손상) 또는 후천성 원인으로 일어난 뇌손상에 의하여 같은 연령층의 평균보다 낮은 지능과 낮은 적응행동을 보이는 경우이다.

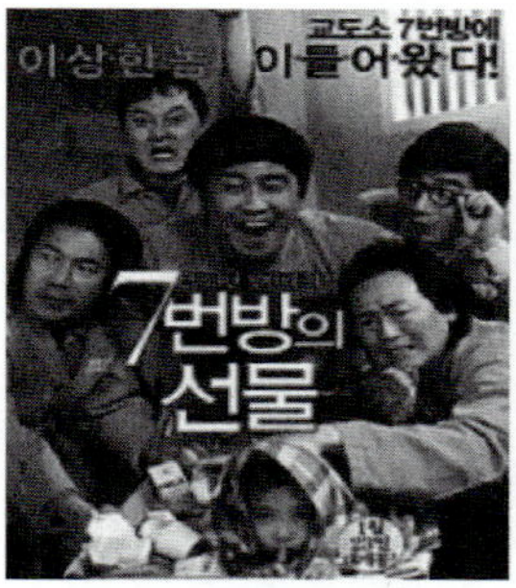

7번방의 선물(2012)

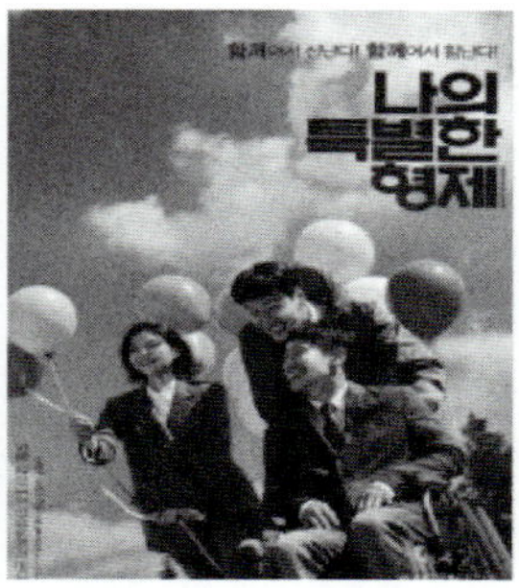

나의 특별한 형제(2019)

그림 6-1. 영화로 이해하는 지적장애

1) 지적장애의 원인

지적장애의 원인은 매우 복잡하고 사람마다 다르므로 꼭 꼬집어 무엇이 원인이라고 말하기는 매우 어렵다. 이렇게 원인도 다양하고 심지어 원인을 알 수 없는 경우가 많기 때문에 자폐스펙트럼장애와 마찬가지로 치유방법도 없다고 주장하는 경우도 흔하다. 그러나 최근까지 밝혀진 원인으로는 생물 · 의학적 요인(bio-medical causes), 정신 · 사회 · 환경적 요인(psycho-socio-environmental cause) 또는 사회 · 문화적응적 요인(sociocultural adaptational), 그리고 두 가지가 결합된 요인 등에 의해 발생하게 된다는 견해가 지배적이다.

지금까지 지적장애의 약 25%는 생물 · 의학적 요인에 의한 것이며, 나머지 약 75%는 정신 · 사회 · 환경적 요인 또는 두 가지 요인에 의한 것으로 생각되어 왔다. 그러나 원인 규명을 위한 광범위하고 적극적인 연구에 의해 약 30~40%만이 원인불명으로 남고, 나머지는 그 원인이 규명되고 있다. 다시 말해 지적장애의 원인은 알 수 없는 경우가 더 많으며, 원인으로 밝혀진 것만도 250여 개에 달한다. 그중 예방이 가능한 것을 보면, 출산 전 원인으로 매우 드물기는 하지만 유전성을 들 수 있으며, 산모의 나이가 많았을 때 나타날 수 있는 염색체 이상, 산모가 풍진이나 톡소플라즈마에 감염되거나 또는 납, 일산화탄소 등에 중독되었을 때, 심한 빈혈이나 당뇨 같은 대사성 질환이 있을 때 나타날 수 있다. 이 밖에도 조산이나 난산이 원인이 되며, 영유아기에 뇌염 또는 뇌막염을 앓거나 여러 가지 중독, 영양실조, 갑상선 호르몬 결핍, 뇌손상 등이 원인이 된다.

2) 지적장애의 특성

지적장애는 낮은 지능과 적응행동의 장애뿐만 아니라 각종 정서 및 행동장애, 신경학적 장애를 동반하는 복합 또는 중복장애를 나타낸다. 따라서 지적장애의 정신장애 유병률은 일반아동보다 최소 3~4배 높다. 특히 지적장애에서 흔히 볼 수 있는 정신장애로는 주의력결핍 과잉행동장애, 자폐스펙트럼장애, 상동행동장애, 이식증 등이 있다. 또한 정서적으로 불안정하고 공격적인 경향이 있다. 지적장애의 특성을 일반적, 신체적, 성격적, 가정 및 학교행동으로 구분하여 살펴보면 다음과 같다(장선철, 2002).

첫째, 일반적 특성으로는 신체적 성숙은 비장애아와 별 차이가 없으나 주의집중의 결여와 낮은 언어능력, 상상을 잘하지 못하며, 선악 구별이 안 되고, 흥미의 범위가 좁으며, 이미 형성된 습관의 교정이 안 되고 희박한 경제의식을 가지고 있다.

둘째, 신체적 특성으로는 중등도 지적장애 이하부터는 성장 지체가 나타나며 신장, 체중, 흉위, 폐활량이 처진다. 그리고 신체발달보다 신체기능이나 운동기능에서 발달지체가 현저하게 나타난다.

셋째, 지적특성으로는 학습능력과 기억력, 주의집중력, 추상적 사고능력, 일반화능력, 창의력이 낮고, 언어발달지체를 보이며, 비본질적이거나 불필요한 정보에 주의를 기울이게 되어 학습이 비능률적이 된다.

넷째, 성격적 특성으로는 사람을 피하고 멍하게 있을 때가 많으며 남이 하는 대로 따라 하고 동작이 기민하지 못하다. 그리고 주위 일에 관심이 별로 없고 복장의 오염에 개의치 않으며, 사회적 관계를 잘하지 못한다. 화가 났을 때는 물건을 잘 던지기도 한다.

마지막으로 가정 및 학교행동적 특성으로는 가정에서나 학교에서 자신이 해야 할 일을 못하며 가족에게 의존성이 강하다. 그래서 부모에게 어리광을 부리거나 반항하며 고집을 부리고 감사하거나 부끄러워할 줄 모른다. 놀이에서도 같은 놀이를 반복하거나 단체놀이가 곤란하며 어린아이와 논다. 그리고 일이나 공부를 친구와 함께하기나 등교하기를 싫어한다.

3) 지적장애의 지도방법

지적장애를 위한 교육적 조치에는 교육과정, 교육내용, 교육기관 및 가족교육을 고려하여 계획되고 실행되어야 한다. 먼저 교육과정에서는 지적장애의 교육은 신체발달과 감각운동 등 신체적 기능의 발달과 통합된 교육과정을 진행해야 한다. 둘째, 교육내용에서는 기본생활습관 지도에서부터 사회적 자립에 이르기까지 개별적인 목표를 정하여 지도와 훈련을 시행해야 한다. 셋째, 교육기관에서는 일반학교, 특수학교, 특수학급 등에서 지적장애의 정도에 따른 교육을 받을 수 있으며 직업훈련도 받을 수 있게 해야 한다. 마지막으로 가족교육에서는 가족이 지적장애에 대해 현실적 기대를 하고, 최대한 지적장애의 상태를 발전시키며, 자존심을 유지시킬 수 있도록 도와주어야 한다. 지적장애는 교육적인 독립성과 적절한 돌봄이 필요하다. 그리고 지적장애로 진단을 받았을 때 가족들의 충격, 실망, 죄책감, 분노, 부인, 배척, 과잉보호 같은 적응문제도 적절한 상담과 정신치료를 통해 도와주어야 한다(민성길, 2012).

2. 학습장애

학습장애(Learning Disorders)란 용어는 1963년 미국 일리노이대학 교수였던 킥(Kirk) 박사가 처음으로 사용하였다. 이전까지 학습장애를 지칭하기 위해 '뇌손상'이나 '미세뇌 기능 이상'이라는 용어들을 사용하였으나(Kavale & Forness, 1995), 이들 용어가 내포하고 있는 부정적 의미 때문에 많은 사람들이 이들 용어 사용을 반대하였다. 현재 많은 전문가들에 의해 받아들이고 있는 학습에 대한 정의는 미국 교육부에서 제안한 학습장애인데, “학습장애란 구어나 문어의 사용이나 이해와 관련된 기본적 인지기능의 장애를 말한다. 이 같은 인지기능의 장애는 듣기, 말하기, 읽기, 쓰기, 산수 등의 학습기능 수행에 어려움을 초래한다. 학습장애는 지각장애, 뇌손상, 미세 뇌 기능 이상, 난독증, 발달실어증 같은 상태를 포함한다. 하지만 시각장애, 청각장애, 운동장애, 지적장애, 정서장애로 인한 학습결손 그리고 환경, 문화, 경제적 결핍으로 인한 학습결손은 학습장애에 포함시키지 않는다(미국 교육부, 1977)”고 정의하고 있다.

1) 학습장애의 진단과 특징

학습장애에는 읽기장애, 산술장애, 쓰기장애, 기타 학습장애로 나눌 수 있는데, 각각에 대한 특징은 **표 6-1**과 같다

표 6-1. 학습장애의 진단과 특징

구분	특징
읽기장애	읽기장애(reading disorder)는 글을 읽는 데 어려움을 나타내는 경우로서, 흔히 글을 잘 못 읽거나 읽는 속도가 느리거나 글의 이해력이 부족한 문제를 나타내는 경우이다. 즉, 읽기장애는 지능은 정상이고, 지각장애가 없고 정상적인 수업을 받았음에도 불구하고, 글자를 인지하지 못하거나, 느리게 또는 부정확하게 글을 읽고, 글을 이해하는 능력이 떨어지는 경우에 해당된다. 학령기 아동의 5% 정도 이상이 읽기장애를 나타내며, 대략 학습장애의 5분의 4가 읽기장애에 해당된다.
산술장애	산술장애(mathematics disorder)는 숫자의 계산능력에 결함이 있는 경우로서 특히 산수과목에 어려움을 나타낸다. 산술장애 역시 표준화된 검사에서 아동의 산술능력이 나이, 지능, 교육수준에 비해 현저하게 낮을 때 진단되며, 산술장애는 학습장애의 5분의 1에 해당되며, 지능지수를 고려하지만 산술능력에 상당한 장애가 있는 경우이다.
쓰기장애	쓰기장애(disorder of written expression)는 글을 쓰는 데에 어려움을 나타내는 경우로서, 철자법을 자주 틀리거나 문법에 어긋난 문장을 사용하고 문장구성이 빈약한 문제를 나타내게 되는 경우이다. 쓰기장애는 유병률을 밝히는 것이 쉽지 않으며, 또한 다른 학습장애를 동

구분	특징
	반하지 않는 쓰기장애는 매우 드문 것이 특징이다. 쓰기장애는 나이와 지능지수 및 학력을 고려하여도 예상 외로 쓰기능력에 장애가 있는 경우이다.
기타 학습장애	기타 학습장애는 읽기장애, 산술장애, 쓰기장애에 포함되지 않지만 학습능력에 문제가 있거나 그 정도가 낮은 경우를 말한다.

2) 학습장애의 원인

학습장애는 학습의 기회나 교육적인 환경 자극이 부족한 경우, 집중력의 저하, 우울증 및 불안 등 정서적 문제, 신경학적 이상에 의한 경우 등이 그 원인일 수 있다. 또한 학습과 관련이 있는 뇌의 기능 특정 영역에 결함이 있거나 발육지연 또는 장애가 있는 경우, 부모가 조기에 자녀의 능력과 적성을 잘 알지 못하는 경우에도 나타날 수 있다.

표 6-2. 학습장애의 원인

구분	원인
읽기장애	학령기 아동의 5% 정도에게서 나타나는데, 남자아이가 3~4배 정도 더 많다. 주로 언어발달장애가 동반되고, 정확한 원인이 밝혀지지는 않았지만 가족력, 인플루엔자 감염, 측두엽 · 두정엽 등 대뇌 반구 이상, 경련성 질병, 뇌성마비 등 신경학적 질병 등과 관련이 있는 것으로 추정하고 있다. 지능이 발달한 아동은 조기에 치료한 경우에는 예후가 좋지만 초등학교 3학년 이후까지 방치하면 성인기에도 장애가 남을 수 있다.
산술장애	보통은 정상적이지만 수학과 관련한 능력만 뚜렷이 저하된다. 정상지능을 가진 아동의 1~5% 정도에게 나타나는데, 여자 어린이에게 좀 더 많다. 다른 학습장애 또는 언어장애를 동반할 수 있다. 정확한 원인은 밝혀지지 않았지만 인지적 · 정서적 · 교육적 · 사회적 등 여러 요인이 복합적으로 작용하는 것으로 알려져 있다. 적절한 치료를 받지 않으면 합병증으로 우울장애, 행동장애 등을 동반하기도 한다.
쓰기장애	학령기 아동의 3~10% 정도에게서 나타나며, 가족력에 의한 경우가 많다. 이는 뇌의 정보 전달부위에 문제가 있기 때문인 것으로 추정된다. 행동장애, 주의력결핍 과잉행동장애, 우울장애 등과 함께 나타나기도 한다.

3) 학습장애의 지도방법

학습장애는 조기에 발견하여 치료하는 것이 치료효과나 아동의 적응을 위해 매우 바람직하다. 아동이 학습장애로 인해 학습능력에 있어서 다른 아동과의 격차가 너무 벌어지기 전에 이를 교정해 주는 것이 좋다. 학습장애의 교정에는 많은 시간과 노력이 들기 때문에 부모, 교사, 전문가들의 인내가 필요하다. 일반적으로 학습장애에 대한 심리치료는 크게 3가지 요소로 구성되는데, 첫째는 학습을 위한 필요한 기술을 가르치는 것이 중요하다. 즉, 읽기, 산술, 쓰기 과제를 해결하는 데에 필요한 구체적인 학습기술을 체계적으로 가르치는 것이 중요하다. 둘째는 아동에게 심리적인 지지를 통해 자존감과 자신감을 키워 주는 것이 중요하다. 학습장애 아동은 일반적으로 수동성과 무기력감을 나타내는데, 이를 극복하고 동기를 유발시키기 위한 교육 프로그램을 운영하는 것이 필요하다. 마지막으로 학습장애 아동이 가정과 학교에서 효과적으로 공부하고 자신의 생활을 관리할 수 있는 지도, 즉 정리하고 계획하기, 주의력과 듣기 능력 향상시키기, 시간 관리하기 등의 지도가 필요하다.

3. 의사소통장애

의사소통장애는 말과 언어에 장애가 있는 것으로 다른 사람의 말을 이해하는 능력에 손상이 있거나, 말을 하거나 생각을 표현하기 위해 언어를 사용하는 데 어려움이 있는 경우를 말한다. 즉, 구어나 읽기, 쓰기를 모두 포함하지만 여기서는 말하기에 초점을 두어 발음에 문제가 있는 조음장애와 말더듬에 해당되는 유창성 장애 중심으로 살펴보고자 한다.

1) 조음장애

조음장애란 발음에 관여하는 입술, 혀, 치아 등에 이상이 있어 정확하지 않은 소리를 내는 것으로 발음장애 혹은 음운장애라고도 한다. 조음장애는 발음기관의 장애나 운동마비 등에 의해 원인 없이 발음에 이상이 나타나는 기능적 조음장애와 구개, 혀, 입술, 턱 등의 해부학적, 생리학적, 신경학적 원인에 의해 발음에 이상이 나타나는 기질적 조음장애로 구분된다. 따라서 조음장애가 있는 유아의 말소리는 경미하게 나타나는 특징부터 알아듣기 어려운 수준까지 광범위하게 나타난다. 대체로 조음장애는 불명료한 소리와 말소리를 대치, 생략, 왜곡하는 특징을 보인다. 그러나 일반 유아들도 발달에 따라 조음의 특징이 있을 수 있으므로 조음에 오류가 있다고 반드시 조음장애로 볼 수는 없다. 조음장애의 특징과 원인을 살펴보면 **표 6-3**과 같다.

표 6-3. 조음장애의 특징과 원인

구분	내용
특징	• 생략하기: 음소를 빠뜨리고 발음하지 않는 오류를 범하는 것 할머니 → 하머니 / 연필 → 연피 • 대치하기: 다른 음소로 바꾸어서 발음하는 오류의 형태 사과 → 다과 / 풍선 → 풍턴 • 왜곡하기: 음소를 변이음의 형태로 바꾸어서 발음하는 것으로 음소에 소음을 첨가하거나 조음기관을 잘못 사용하는 오류를 범하는 것. 우리말로는 표현할 수 없는 알아들을 수 없는 발음을 하는 경우 / 3~4세 정도의 유아가 '애기소리'를 낼 때 혀를 지나치게 앞쪽으로 가져다가 발음하는 경우 • 첨가하기: 음소나 단어에 필요 없는 음소를 첨가하는 오류형태 사랑 → 살랑(종성의 첨가) / 날고 → 날으고(종성 다음에 '으', '나', '어' 첨가하기) / 바나나 → 바난나 • 음절구조에 따른 변동 – 음절생략: 장난감 → 난감 – 초성생략: 사탕 → 아탕 – 종성생략: 풍선 → 푸선 – 소리의 첨가: 오뚜기 → 코뚜기

구분	내용
원인	• 청각장애인 경우에는 여러 가지 음소를 정확히 듣지 못해 발음이 부정확하여 조음장애를 일으킨다. • 혀가 짧거나 설소대가 짧은 경우나, 부정교합 등 구강구조에 이상이 있는 경우에 조음장애가 나타난다. • 구강구조의 신경운동능력 이상이 조음장애의 원인이 된다. 즉, 구강구조는 정상이지만 입술이나 혀, 볼 근육의 운동 부족으로 구강구조가 빠르고 민첩하게 움직일 수 없을 때 조음장애가 발생한다. • 지능이 낮은 경우에 입술, 혀, 턱 등의 조음기관을 움직이는 능력이 낮아 조음장애가 나타나기도 한다. • 다문화 가정과 같이 부모의 발음이 부정확한 경우나 부모의 말 속도가 너무 빠르거나 부정확한 발음으로 언어적 환경이 제공되는 경우도 조음장애가 유발될 수 있다.

2) 유창성 장애(말더듬)

유창성 장애는 말의 흐름이 유창하지 않고 근육에 비정상적으로 과도한 힘이 들어가는 특징을 가진 말장애로 소리나 단어를 말할 때 반복하거나 머뭇거리고 말을 끊어서 한다. 말더듬 현상은 2~5세에 주로 시작하며, 대략 1% 정도의 아동이 일시적으로 어린 시절에 말을 더듬지만 대부분 6, 7세 전후에는 말더듬는 행동이 사라진다. 말더듬에는 정상적 언어발달 과정에서 말의 정상적 흐름이 깨어지지만 성장하면서 자연스럽게 치유되는 정상적 비유창성과 성인기까지 말더듬는 현상이 지속적으로 나타나는 병리적 비유창성으로 구분된다(국립특수교육원, 2009).

표 6-4. 유창성 장애의 특징과 원인

<table>
<tr><th colspan="2">구분</th><th>내용</th></tr>
<tr><td colspan="2">특징</td><td>• 말더듬 초기에는 반복현상이 주로 나타난다. 즉, 말소리나 음절, 낱말을 다음 말소리가 나올 때까지 1회 이상 계속 되풀이한다.
안안안녕하세요. / 사사사탕 / 수영, 수영 재미있어.
• 말더듬이 진행되면 반복보다 연장 현상이 나타난다. 이때는 소리나 공기의 흐름은 계속되지만 한 소리에 머물러 있는 상태인 연장의 특징을 보인다.
물이 파아아아아랗다.
• 초기 말더듬의 경우는 근육의 긴장을 보이면서 서두르는 기색을 보이고 반복의 형태가 불규칙적으로 나타나며 속도도 빠르다.
• 말의 흐름이 부적절하게 중단되는 막힘이나 말하는 중에 말을 첨가하거나 말없이 쉬는 특징을 보인다.
말하는 중에 '음', '어' 같은 말을 넣어 말 자르기
• 말더듬는 도중에 말더듬에서 벗어나려고 탈출행동이 나타나기도 한다.
말더듬에서 탈출하려고 발을 구르거나 갑자기 고개를 젖히는 행동 등
• 말을 더듬는 상황을 피하려고 하는 회피행동이 나타나기도 한다.
자주 더듬는 낱말을 피하면서 말하기, 사람과 마주치지 않으려고 하는 행동
• 일정한 상황(혼자서 말하는 상황, 여럿이 같이 읽는 상황, 동물에게 말하는 상황, 노래하는 상황, 글씨를 쓰면서 동시에 말하는 상황 등)에서 말더듬이 감소된다.</td></tr>
<tr><td rowspan="3">원인</td><td>유전적, 기질적 요인</td><td>• 말더듬은 가계유전에 의해 유발되기도 한다.
• 말더듬은 신경계의 장애로 양쪽 대뇌에 있는 청각-말 정보처리의 불균형에 의해 유발되기도 한다.
• 유창한 말을 하기 위하여 요구되는 복잡한 말과 운동협응의 순간적인 실패로 생리적 손상에 의해 말더듬이 유발되기도 한다.</td></tr>
<tr><td>심리 · 언어적 요인</td><td>• 말더듬은 주로 문장이 시작되는 단어 첫소리의 자음, 비교적 긴 단어, 명사에서 말더듬이 더 많이 유발된다.
• 말더듬의 특정 언어 환경이 원인이 된다. 예를 들어, 권위 있는 사람이나 급하게 말하게 되는 상황에서 말할 때 말더듬이 더 많이 나타난다.</td></tr>
<tr><td>심리 · 환경적 요인</td><td>• 정신분석 이론에 기초한 심리역동적 원인에 의하면, 유아기의 욕구 충족의 실패나 억압된 적대감의 표현에 의해 유창성 장애가 유발된다고 본다.
• 유아에게 중요한 타인인 부모가 정상적인 비유창성에 대해 말더듬으로 인식하여 부정적으로 평가하는 것이 원인이 된다. 즉, 말을 잘할 수 없음에 창피함을 느끼고, 이로 인해 똑같은 상황에 처하면 말을 더듬게 된다.
• 환경에서 주어지는 압박이 말더듬의 원인이 된다. 예를 들어, "빨리 말해라", "더듬지 말고 말해" 등과 같은 압박이 심각한 말더듬을 유발시킨다.
• 말더듬이 지속되면 자신에 대한 부정적 감정과 심한 열등감으로 말을 더듬지 않는 상황에서도 두려움으로 말을 더듬게 된다.</td></tr>
</table>

3) 의사소통장애의 지도방법

조음장애가 있는 유아의 말소리는 경미하게 나타나는 특징부터 알아듣기 어려운 수준까지 다양한데 부정확한 발음이나 문장구성에 대한 또래나 가족, 교사 등 주변 사람들의 반응은 유아의 의사소통에 영향을 미친다. 이에 일반유아와 의사소통장애 유아가 바람직한 상호작용이 이루어질 수 있도록 지도하는 방안을 제시하면 **표 6-5**와 같다(유수옥, 2008: 이명희 외, 2011; Cooley, 2012; Kaiser & Rasminsky, 2013).

표 6-5. 의사소통장애의 지도방법

구분	내용
조음장애	• 유아의 말을 주의 깊게 들어 주어 긴장하지 않고 말하도록 한다. • 주변에 소음이 있는 곳에서 이야기하는 것은 유아가 큰 소리로 이야기하게 하며 필요 이상의 스트레스를 느끼게 하므로 의사소통에 방해가 되지 않는 조용한 장소나 가까운 거리에서 대화하도록 한다. • 유아가 말을 할 때는 눈을 보고 들어 주어 유아에게 관심을 가지고 있음을 보여 준다. • 유아의 말을 잘 이해하지 못하거나 알아듣지 못했을 경우에는 다시 말해 달라고 요청한다. • 중간중간 고개를 끄덕이고, 질문을 함으로써 주의 깊게 듣고 있음을 알려 준다. • 괴롭힘이나 놀림으로부터 유아를 보호할 수 있도록 안전한 학습 환경을 조성한다.
말더듬	• 유아에게 말을 건넬 때 천천히 이야기하여 유아가 그 속도를 모방할 수 있도록 한다. • 유아가 말을 더듬을 경우에 화를 내거나 혼내지 않는다. • 유아가 간단히 답할 수 있는 질문을 한다. • 유아가 말을 더듬을 때 불편함에 시선을 회피하더라도 계속 눈을 마주치며 관심을 가지고 기다리고 있음을 보여 준다. • 교사는 유아가 불안함과 초조함을 느끼지 않도록 인내심을 가지고 유아의 말이 끝날 때까지 기다려 준다. • 집단 이외에 개별적으로 교사와 이야기할 수 있는 시간을 갖는다. • 또래에게 놀림을 받을 경우에 창피함에 위축되지 않도록 사회적 기술을 가르친다. 특히 일반 유아들의 태도와 인식이 변화할 수 있도록 또래관계 기술을 지도한다. • 말더듬는 유아의 말을 대신해서 끝내지 않는다. • "천천히 해 봐", "다시 해 봐"와 같은 말을 하지 않는다. • 집단보다는 일대일 대화를 통해 이야기할 수 있는 기회를 제공하고 번갈아 가며 차례대로 이야기할 수 있도록 한다. • 말을 더듬게 하는 긴장되고 위축되게 하는 상황을 파악하여 말더듬의 유발 요소를 제거한다.

4. 주의력결핍 과잉행동장애

주의력결핍 과잉행동장애(Attention Deficit/Hyperactivity Disorder: ADHD)는 아동이나 청소년이 자기 나이 수준에 비해 지나치게 주의가 산만하고, 심하게 나대거나 꼬무락거리거나, 참을성이 없어 매우 충동적인 행동을 하는 문제를 지속적으로 나타냄으로써 아동이나 청소년 개인을 포함하여 부모나 형제관계, 또래관계, 학업성취도, 학교생활 등에 상당한 지장을 초래하는 경우를 말한다. 즉, 주의력결핍 과잉행동장애는 아동기에 가장 일반적으로 나타나는 장애로서, 지속적인 주의력결핍(inattention), 과잉활동(hyperactivity) 그리고 충동성(impulsivity)의 특징을 가진다. 먼저 주의력결핍으로는 아동이나 청소년은 주의가 산만하기 때문에 생활하는 데 있어 세심한 주의를 기울이지 못하거나, 실수를 자주 하거나, 이야기할 때 마치 듣지 않는 것처럼 보일 때가 자주 있다든지, 물건을 잃어버리거나 약속을 자주 잊는다든지 하는 등의 행동이 나타난다. 공부나 학습을 할 때는 가만히 앉아서 하지 못하고, 5~10분 정도가 지나면 꼬무락거리거나 딴짓을 하거나 지루해서 못한다. 과잉행동으로는 아동이 손발을 가만 두지 않거나, 자리에서 꼬무락거린다든지, 교실에서 돌아다니거나, 쉴 새 없이 활동하거나 혹은 마치 발바닥에 모터가 달린 것 같이 행동하거나, 지나치게 말을 많이 한다든지 하는 문제로 말썽을 일으키게 된다.

충동적인 행동으로는 아동들이 질문이 끝나기도 전에 대답해 버리는 경우가 많고, 차례를 기다리지 못하거나, 어떤 일에 무턱대고 끼어든다든지, 아이들이 옆에서 건드리면 금방 화를 내거나 다투는 일이 많은 등의 충동적인 면이 아주 심하게 나타난다.

표 6-6. 주의력결핍 과잉행동장애의 행동특징

구분	특징
과잉행동-충동형 주의력결핍 과잉행동장애	• 잠시도 가만히 앉아 있지 못하고 손발을 꼼지락거린다. • 한자리에 가만히 앉아 있어야 할 상황에서 이곳저곳 돌아다닌다. • 공공장소에서 뛰어다니거나, 지나치게 높은 곳을 오르는 행동을 보인다. • 놀이에 어려움이 있거나 여가활동을 조용히 하지 못한다. • '모터 달린 장난감처럼' 쉴 새 없이 움직인다. • 말을 지나치게 많이 한다. • 질문이 끝나기도 전에 끼어들어 대답한다. • 순서를 지키지 못한다. • 다른 사람의 대화나 놀이에도 끼어들어 방해한다.
부주의형 주의력결핍 과잉행동장애 (ADD)	• 자세한 내용에 집중하지 않고 부주의하여 실수를 많이 한다. • 하고 있는 일에 주의를 유지하기 어려워한다. • 상대방의 말을 듣고 있지 않는 것 같아 보인다. • 지시사항을 따르지 못하고 학업이나 일상적인 일을 끝마치지 못한다. • 정리 정돈을 잘하지 못한다. • 수행해야 하는 일에 집중하지 못한다. • 일이나 활동을 순서대로 처리하는 데에 어려움이 있다. • 지속적으로 노력을 필요로 하는 공부나 과제 활동을 싫어하거나 꺼린다. • 과제와 활동에 꼭 필요한 물건들을 자주 잃어버린다. • 관계없는 외부 자극에 쉽게 산만해진다. • 일상적으로 해야 할 일(예: 심부름, 약속 지키기 등)을 잊어버린다.
혼합형 주의력결핍 과잉행동장애	• 즐거운 일을 할 때(예: TV 보기, 컴퓨터 게임하기)는 그 어떤 징후도 보이지 않으나 즐겁지 않은 일(예: 수업시간)을 할 때는 주의를 기울이거나 가만히 있는 것이 어렵다. • 집중과 충동조절에 어려움이 있어 무질서하다. • 어떤 일을 시작하고, 계획하고, 정보를 조직하고, 배운 것을 기억하는 뇌기능이 약하다. • 재미있는 일에도 조용히 참여하기가 어렵다.

1) 주의력결핍 과잉행동장애가 아이의 생활에 미치는 영향

주의력결핍 과잉행동장애가 있는 경우, 병으로 인한 장애보다는 병의 결과인 2차적인 영향이 더 큰 문제로 지적되고 있다. 그 영향으로는, 첫째, 학업수행능력을 방해한다. 다시 말해 이 장애를 가지고 있는 경우 60~80%가 기대보다 낮은 학업수행의 저하를 초래하게 된다. 둘째, 부모와의 지속적인 갈등을 유발한다. 구체적으로 자녀를 학대하거나 혹은 잦은 처벌로 인해 아이는 자존심 저하를 경험하게 되고, 고립감, 반항적 · 공격적인 경향이 발달하거나 오히려 우울이나 불안 증상으로 발전할 수 있다. 셋째, 또래관계의 어려움을 경험할 수 있다. 이 장애로 인해 친구들로부터 따돌림을 당하거나 혹은 또래들에 대해 공격적 경향으로 바뀔 수도 있다. 마지막으로 교사와의 갈등을 경험할 수 있는데, 따돌림을 경험하거나 골치 아픈 아이로 낙인 받을 수 있다.

2) 주의력결핍 과잉행동장애의 원인 및 치료

주의력결핍 과잉행동장애의 원인은 아직 확실하게 밝혀지지는 않았다. 그러나 최근 학습장애에서처럼 뇌기능 장애가 관련 있다는 것에 많은 연구자가 동의하고 있다. 소인으로는 아이의 기질, 유전적 · 가족적 요인, 아이가 처한 사회가 요구하는 일상의 행동방식 등이 제기되고 있다. 먼저 유전적 요인으로는 주의력결핍 과잉행동장애 아동의 30~40%는 부모나 형제 중에 주의력결핍 문제가 있는 것으로 보고되고 있다. 환경적 요인으로는 임신을 했을 경우 태내환경으로 임산부의 영양 부족, 흡연, 과도한 스트레스, 감염 등이 영향을 줄 수 있으며, 조산이나 난산으로 인한 두부손상이 이러한 문제를 유발할 수 있는 것으로 보고되고 있다. 또한 식품첨가물이나 소금에 절인 식품, 많은 양의 정제설탕의 섭취 등 식품첨가물의 알레르기성 반응이 과잉행동의 원인이 될 수 있다는 주장도 있으나 아직까지 과학적 근거는 미약한 편이다.

뇌기능장애의 원인으로는 많은 학자가 주의력결핍이 선천적이며 신경생물학적 원인에 의해 생긴다고 주장한다. 과잉행동 아동의 뇌의 기본 구조는 손상되지 않는 것처럼 보이나 뇌기능에 있어서는 미세한 기능장애가 있는 것으로 나타났다〈**그림 6-2**〉.

임신 중 그리고 생후 1년간 두뇌는 계속 발달하며 두뇌가 발달하는 과정에서 신경세포들이 적절히 형성되고 연결되어야 하는데, 임산부의 흡연, 알코올, 약물복용 등의 여러 가지 요인에 의해 두뇌 형성과 발달이 정상적으로 이루어지지 않기도 하며, 이것이 주의력결핍 과잉행동장애와 관련이 있는 것으로 보인다. 또한 신경화학적 연구에서는 도파민(dopamine)과 노르에피네프린(norepinephine)의 결핍이 이러한 장애를 유발하는 것으로 나타났다.

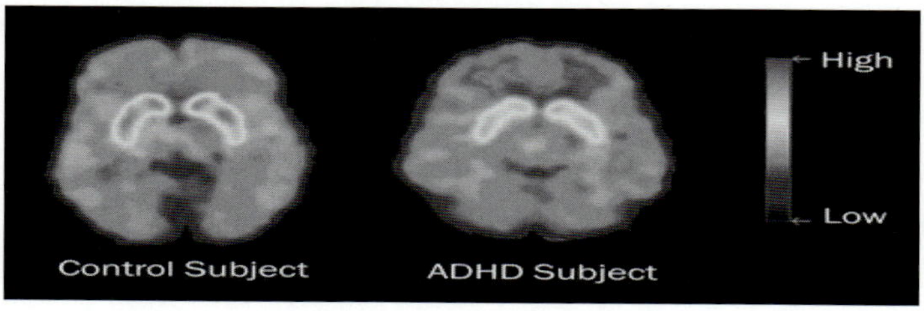

그림 6-2. 정상아동과 ADHD 아동의 뇌영상 비교

3) 주의력결핍 과잉행동장애 대한 지도방법

주의력결핍 과잉행동장애에 대한 대처로서 먼저 아이가 과제를 싫어하거나 끝까지 못하는 것은 신경학적 어려움이 있다는 것을 인정하고 약물치료와 함께 이차적으로 공존하는 정신적인 문제를 치료하는 것이다. 또한 이 장애가 있는 아이들을 정상 또래의 아동과 같이 취급하지 말고 개별적인 특성에 맞추어 주어야 한다. 더불어 아이의 자존심이 상하지 않게 해 주어야 하고, 자녀의 양육방식에 일관성을 유지하여야 하며, 학교에서 부적절하게 취급당하고 있지 않는지 확인해야 하며, 아이의 학습 스타일을 이해하여 그것에 맞추어 주거나 학습의 흥미를 높이기 위해 학습의 보조 수단을 이용하는 것도 효과적인 대처방법이다. 다양한 주의력결핍 과잉행동장애의 특성을 보이는 유아를 동일한 방법으로 지도할 수는 없지만 일반적으로 적용할 수 있는 지도방법은 **표 6-7**과 같다(황현주 외, 2013).

표 6-7. 주의력결핍 과잉행동장애의 지도방법

- 내적 불안에 의해 과잉행동을 보인다면 심리적으로 안정할 수 있는 환경을 마련해 준다. 유아가 심리적으로 안정하지 못하는 원인이 무엇인지 파악하여 산만성과 충동성을 유발하는 환경적 요인을 제거하거나 감소시켜 적절한 행동을 할 수 있도록 돕는다. 예를 들어, 주변 환경을 조용하게 유지시켜 주기, 은은한 색으로 방 안 꾸미기, 많은 종류와 양의 놀잇감은 유아를 산만하게 할 수 있으므로 한두 가지 정도로 제한하여 놀잇감 제공하기 등이다.
- 여러 명의 또래와 활동할 경우 산만하고 충동적이 되어 집중하기 어려우므로 집단의 인원은 한두 명 정도로 제한한다.
- 문이나 창문과 같이 쉽게 산만해질 수 있는 장소에서 가능한 멀리 떨어진 곳에 위치하도록 한다.
- 기다리는 것을 견디기 힘들어하므로 기다리는 시간을 최소화하고, 집단 활동 시간을 줄인다.
- 유아가 자신이 해야 할 적절한 행동 기준을 쉽게 이해하고 안정적으로 수용할 수 있도록 가정과 교육기관에서 일관성 있게 지도한다.
- 유아의 산만하고 부주의한 행동에 화를 내거나 빈정대는 어조로 말하지 않는다.
- 유아가 지켜야 할 규칙이 있다면 한 번에 한 가지씩 명확하고 구체적인 지침을 제시하여 수행하도록 한다.
- 말로 지시하는 것을 최소화하고 시각적, 청각적 신호나 연상 기호를 사용하여 약속을 기억해 보도록 한다.
- 부모의 심한 신체적, 감정적인 체벌에 의해 주의력결핍 과잉행동장애가 출현되었다면 부모에게 체벌 행동의 문제점을 알려 준다. 부모는 유아가 보호받고 있다는 느낌을 갖도록 친밀한 신체적 접촉과 대화를 시도하도록 한다.
- 부모나 교사가 제어할 수 없을 정도로 지나치게 과잉적이고 산만한 행동이 나타날 경우에는 신속히 전문가의 진료를 받도록 한다. 약물치료를 할 경우 피곤함이나 무기력과 같은 약물 부작용을 보일 수 있기 때문에 반드시 전문가와 상담을 한다.
- 주의력결핍 과잉행동장애를 가진 유아 중에서 장기적인 치료와 지도가 필요한 경우에는 충동성을 감소시키고 자기조절 능력을 향상시킬 수 있는 인지행동 치료, 기초적인 학습능력 향상과 사회적 적응기술을 향상시키기 위한 학습치료, 사회성 집단치료, 약물치료 등 각 유아에게 적절한 치료방법이 병행되도록 한다.

5. 틱장애

틱장애(tic disorder)는 자신의 의지와 상관없이 특정 근육들이 불수의적으로 갑자기 빠르게 반복적이고 불규칙하게 움직이고, 경직이 되면서 어떤 동작을 하거나, 기침 혹은 킁킁거리는 소리 등을 내는 것을 말한다. 일반적인 다른 증상들과 구별되는 중요한 점은 본인의 의지와 상관없이 그런 동작이나 소리가 나타난다는 것이다. 틱은 학업 스트레스와 밀접한 관계가 있는 것으로 보고되고 있으며, 일시적으로 증상을 억눌러서 증상이 덜하게 조절할 수는 있지만 결국 더 심해지는 경우가 많다. 따라서 틱은 보통 초등학교에 들어갈 시기인 7~8세를 전후해서 많이 나타난다. 전체 아동의 10~20%에서 일시적인 틱증상을 보이기도 하지만 대부분의 일과성 틱은 초등학교 어린이의 5~15%에서 발생되고 있으며, 이러한 틱증상을 보이는 아이들 중에서 10~20%가 증상이 없어지지 않고 만성틱으로 발전하기도 한다. 즉, 전체 아동의 1~2%에서 만성틱이 발생하고 있으며, 남자 아동이 여자 아동들보다 3~4배 많은 것으로 알려져 있고, 최근 들어서 이러한 틱증상을 보이는 아동의 수가 증가하고 있는 실정이다. 전형적으로 4~6세 정도에 시작되는 틱은 10~12세경에 증상이 가장 심해지고, 청소년

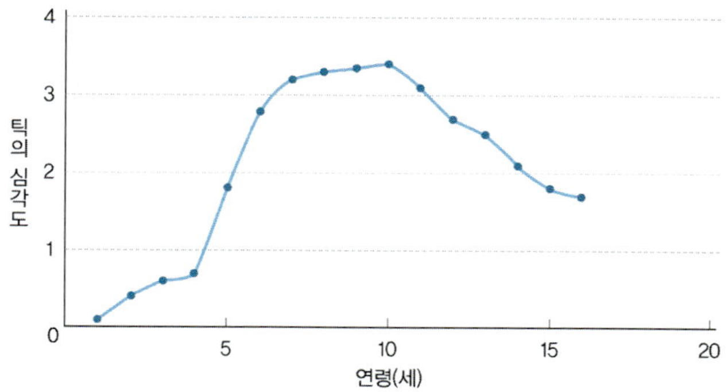

그림 6-3. 틱장애

출처: 보건복지부, 대한의학회, 국가건강정보포털(2011). 틱장애.

표 6-8. 틱장애의 특징

- 틱은 자신의 의지와 상관없이 나타나는 불수의적 증상이다.
- 오전에 덜하고 오후가 될수록 심해져 시간에 따라 강도가 변화한다.
- 차분한 활동에서 감소되고, 수면 중에는 현저히 줄어든다.
- 스트레스에 의해 강화된다.
- 여아보다는 남아에게서 2배 이상 더 많이 발견된다.
- 18세 이전에 발병한다.

기가 되면 약해진다〈**그림 6-3**〉. 유형에 따라 다양한 특징을 가지지만 **표 6-8**과 같은 공통적인 특징이 있다.

틱장애로 인해 많은 아이들이 또래로부터 놀림감이 되기도 하고 자신의 충동을 억제하는 것이 어려워서 긴장이 높아지고 불쾌해지며 이로 인해 짜증을 잘 내거나 의기소침해지기 쉽다. 또한 틱장애가 있는 경우 여러 질환을 동반하게 되는데 특히 주의력결핍 과잉행동장애와 불안장애, 강박장애를 동반하게 된다. 이 경우 부적응적인 행동들로 인해 학교에서 수업을 따라가기 힘들거나 부모, 교사나 친구들과의 관계에 문제가 발생하기도 한다. 따라서 아동의 주변 사람들이 먼저 틱장애에 대해 이해하고, 받아들이는 태도가 무엇보다 필요하며, 아이에게 심리적 안정감을 제공하는 것이 필요하다.

1) 틱장애의 종류와 특징

틱의 종류에는 크게 다섯 가지, 즉 단순 운동틱, 단순 음성틱, 복합 운동틱, 복합 음성틱 및 기타 틱으로 구분하고 있는데 구체적인 내용을 살펴보면 다음과 같다. 단순 운동틱은 일반적으로 특정 근육이나 한 부위에서만 증상이 나타나는 특징이 있다. 즉, 눈 깜박거리기, 얼굴 찡그리기, 코 씰룩거리기 등이 가장 흔하고, 그 외에는 어깨를 들썩이거나 머리를 흔들거나, 목을 돌리는 등의 동작들이 나타나기도 한다. 단순 음성틱은 일반적인 의성어들을 반복적으로 내는 것으로, 헛기침을 하거나, 킁킁거리거나, 침 뱉는 소리를 내거나 특정 소리를 반복적으로 하는 행동 등을 보인다. 복합 운동틱은 여러 근육이 동시에 작용해서 복합적인 동작을 하거나, 여러 신체 부위에서 동시에 증상이 나타난다. 특정 동작이기보다는 행위들을 반복적으로 하는 경우를 말한다. 즉, 손발의 냄새를 맡는다거나, 제자리에서 점프 동작을 하거나, 물건을 던지기도 하고, 다른 사람의 행동을 따라 하기 등이 나타난다. 복합 음성틱은 의미 없는 단순한 소리의 반복을 넘어서 특정 단어나 구절을 반복하는 것이다. 남의 말을 반복적으로 따라 하기도 하고, 욕설을 반복적으로 해서 주위 사람들이 당황스러워 하기도 한다.

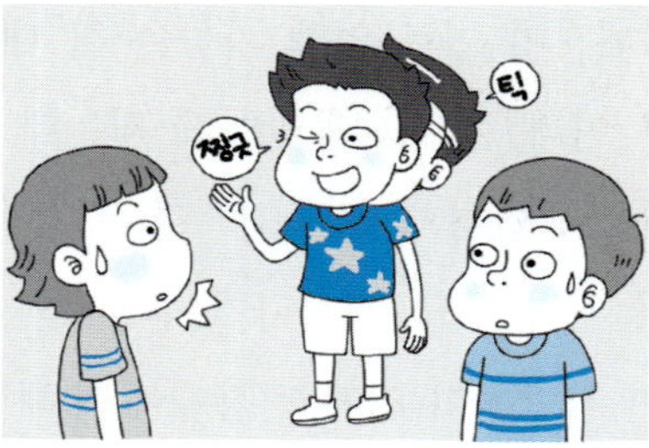

단순 운동틱: 하나 혹은 소수의 근육군이 관여한다. 눈 깜빡거림, 눈알 빠르게 움직이기, 머리 흔들기, 코찡긋하기, 머리 뒤로 젖히기 등

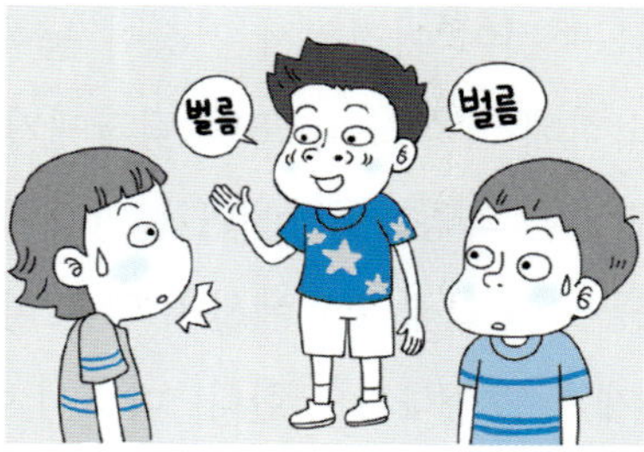

복합 운동틱: 여러 근육이 동시에 수축하고 마치 의도한 행동처럼 보일 수 있다. 냄새 맡는 것처럼 콧구멍 벌렁거리기, 자신의 치는 행동, 갑자기 일어나는 행동 등

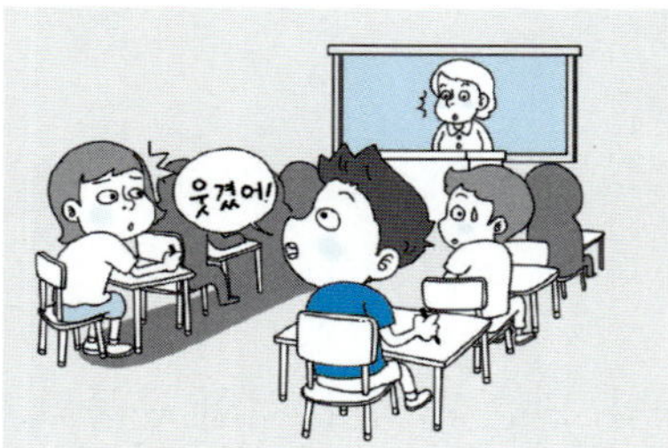

단순 음성틱: 빠르고 의미 없는 소리를 내는 것이다. 가래 뱉는 소리, 킁킁거리는 소리, 기침소리, 쉬소리, 침 뱉는 소리 등

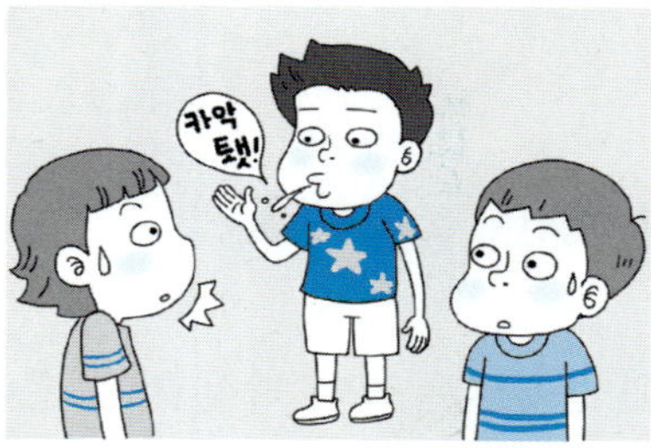

복합 음성틱: 자신도 모르게 사회적 상황과 맞지 않는 관계가 없는 단어나 구, 절 등을 말하는 것이다. 에고, 웃겼어 등

그림 6-4. 틱장애의 유형

출처: 보건복지부, 대한의학회, 국가건강정보포털(2011). 틱장애.

2) 틱장애의 원인

틱장애의 원인으로 전문가들의 일치된 견해는 없지만 크게 유전적 요인과 환경적 요인에 의해 병의 진행과정에 영향을 미치는 것으로 알려져 있다. 즉, 틱은 한 가지 원인으로 발생하는 것이 아니라 다양한 요인이 상호작용해서 나타난다. 예로, 유전적으로나 신경학적으로 틱장애가 발생할 소인을 가지고 있는 아동이 이사나 전학 등과 같은 환경적인 변화나 학업에 대한 스트레스 상황으로 인해 유발되어 발생할 수 있는 것으로 알려져 있다.

표 6-9. 틱장애의 원인

구분	내용
신경생물학적 요인	도파민 수용체를 차단하는 약물을 사용하게 되면 일시적으로 틱의 증상을 호전시킬 수 있고, 도파민 분비를 증가시키는 약을 쓰면 틱증상이 악화되는 것으로 보아 도파민 체계의 이상이 병의 원인으로 추측된다. 또한 각종 뇌영상 연구 결과를 살펴보면, 뇌의 피질-선조체-시상-피질 회로의 이상이 틱장애의 발생과 연관이 있는 것으로 보고되고 있다.
유전적 요인	가족력으로 부모가 어릴 때 틱증상을 보인 경우가 많다. 유전적 소인이 있는 경우에는 특히 남자에서 틱장애가 많이 발견되고 여자에게 강박장애가 흔히 관찰된다. 일란성 쌍생아의 경우 뚜렛장애는 54~89%의 일치율을 보이게 되며, 만성 틱장애까지 포함될 때 일치율이 94~100%에 이르는 것으로 보아 상당한 유전적 원인을 갖고 있는 것으로 생각된다.
환경적 요인	출산 과정에서 뇌 손상이나 뇌의 염증, 출생 시 체중, 산모의 스트레스 등도 틱장애와 관련이 있다는 보고가 있다.
심리적 요인	틱증상은 스트레스에 민감하므로 정서적으로 불안할 때 증상이 악화되는 경향이 있다. 따라서 틱증상에 대해 벌을 주거나 야단을 치는 경우 더 악화된다. 가정 불화, 학교 시험, 흥분되는 휴일, 친구와의 불화, 신학기 등의 시기는 증상을 악화시킬 수 있다. 그러나 틱이 악화되었다고 해서 반드시 이런 원인이 있는 것은 아니다. 지나치게 심리적인 요인을 강조하면 오히려 아동의 정상적인 발달을 저해할 수 있다. 즉, 아동이 당연히 지켜야 하는 규칙이나 책임을 스트레스를 주지 않기 위해 아이가 해야 할 일을 하지 않도록 방치할 수 있게 된다.

3) 틱장애의 지도방법

틱장애가 주의력결핍 과잉행동장애, 강박장애, 우울장애 등을 동반하는 경우에는 1차적으로 틱증상이 심하게 나타나며, 2차적으로는 대인관계문제, 자존감 저하, 학업 실패 등의 문제가 발생되기 때문에 틱장애의 치료에 있어 먼저 틱장애에 대한 정확한 인식이 필요하며, 장기간의 계획을 가지고 꾸준히 치료하는 것이 매우 중요하다. 유아기 틱증상이 지속되어 아동기에 이르게 되면 또래관계가 위축되고 자아존중감의 저하를 가져오게 된다. 이러한 결과는 학업부진으로 이어져 열등감을 유발시키고 사회·정서적인 측면에 어려움을 초래한다. 따라서 사소한 틱증상이라도 정확하게 관찰하여 적절한 지도를 하는 것이 중요하다. 틱장애의 지도방법은 **표 6-10**과 같다.

표 6-10. 틱장애의 지도방법

- 틱증상은 또래의 놀림이나 따돌림으로 인해 더 심하게 나타날 수도 있다. 따라서 또래들이 틱증상을 이해하고 배려할 수 있게 지도하여 안전한 학습 환경 속에서 또래 관계가 형성되도록 한다.
- 틱장애를 가지고 있으면 자존감이 낮고 또래와 놀이하기를 꺼려할 수 있다. 따라서 틱증상을 보이는 유아가 친절하고 공감을 잘하는 친구와 같은 집단에서 활동하며 긍정적인 상호작용을 통해 사회적 기술을 배워 가도록 한다.
- 차분한 활동이나 취미 활동으로 스트레스가 줄어들 때나 수면 중에는 틱증상이 완화된다. 따라서 틱증상을 효과적으로 지도하기 위해서는 긴장이나 불안감을 조성하는 환경과 상황을 제거한다.
- 틱은 비자발적인 증상이므로 본인의 의지로 조절하기 어렵다. 따라서 틱증상을 보일 때 틱에 대해 언급하거나 금지시키는 것은 자신의 틱에 부정적인 주의를 기울이게 하여 스트레스와 불안감을 유발시킨다. 틱증상을 보일 때는 직접적으로 언급하지 않고 유아의 장점을 찾아 격려해 주는 등 편안한 환경을 제공해 준다.
- 틱증상은 유아가 집중하거나 생각하게 하는 것을 방해하므로 교사는 유아가 수행해야 할 사항에 대해 반복적으로 알려 준다.
- 심리적 요인에 의한 틱증상일 경우에는 전문가를 통해 놀이치료나 이완훈련, 자기관찰법, 인식훈련 등의 방법으로 치료를 받도록 한다.

6. 자폐스펙트럼장애

자폐스펙트럼장애는 자폐의 발현에 있어 상태의 심각도나 발달단계, 연령에 따라 그 차이가 크게 나타나므로 스펙트럼이라는 용어를 사용한다. 자폐스펙트럼장애는 출생 후 3년 이내에 출현하는데 2000년대 초반에는 300명당 1명 정도였으나 2006년에는 100명 중 1명으로 유병률이 급격히 증가하고 있다(Kaiser & Rasminsky, 2013).

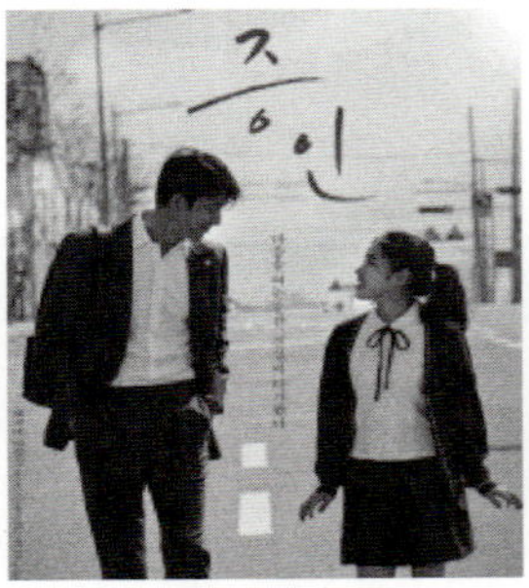

증인(2019)

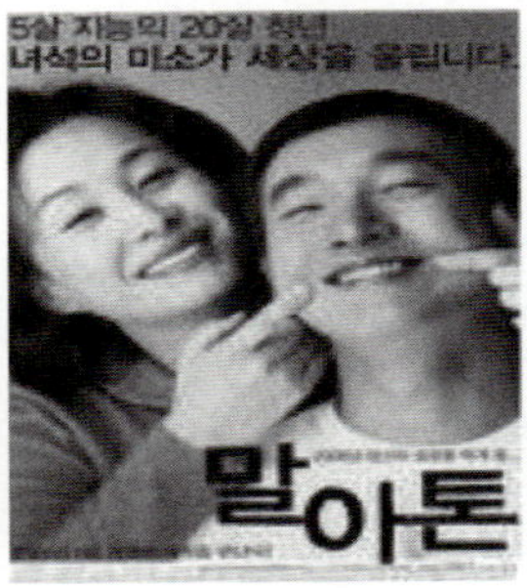

말아톤(2005)

그림 6-5. 영화로 이해하는 자폐스펙트럼장애

1) 자폐스펙트럼장애의 특성

자폐스펙트럼장애(Autism Spectrum Disorder: ASD)는 상호 간의 사회적 의사소통과 상호작용을 사용하는 언어가 손상되어 있고, 사회적인 의사소통을 위한 눈 맞춤, 몸짓, 자세, 운율, 표정 등을 통합하는 능력이 빈약하며 제한적이고 반복적인 행동양식과 흥미를 보인다. 과거에 조기 유아자폐증, 아동기 자폐, 카너 자폐, 고기능 자폐, 비전형 자폐, 달리 분류되지 않는 전반적 발달장애, 장애아동기 붕괴성 장애, 아스퍼거 장애로 불렸던 장애들을 아우르는 진단이다(APA, 2015).

자폐스펙트럼장애는 여아보다 남아에게서 4배 정도 많이 발생되는 것으로 보고되고 있다. 일반적으로 언어적, 비언어적 의사소통과 사회화, 놀이행동 등에 결함을 보인다. 다양한 분야에서 사회적 의사소통과 상호작용의 지속적인 결함을 보이는 자폐스펙트럼장애는 정도에 따라 혹은 개인에 따라 증상과 특징이 다양하게 나타날 수 있으나 일반적으로 **표 6-11**과 같은 특징이 나타난다(APA, 2015; Kaiser & Rasminsky, 2013).

표 6-11. 자폐스펙트럼장애의 특징

구분	내용
의사소통의 어려움	• 말을 거의 하지 않는다. • 언어, 대화, 표현 등에 어려움이 있어 의사소통기술이 부족하다. • 언어발달에 지연을 보인다. • 상동적이거나 반복적인 말하기가 나타난다. 예를 들어, 들은 말을 반복하는 반향어의 사용, 들었던 말을 앵무새처럼 따라 하기, 단어, 문구, 운율의 상동적 사용, 자신에 대해 '너'라고 칭하기 등이다. • 이상한 음색과 억양, 소리, 속도, 높이, 내용으로 말한다. • 원하는 사물이 있거나 활동을 하기 위해서 말을 하거나 손가락으로 지시하기보다 성인의 손을 끌고 가서 원하는 것을 얻는다.
상호작용의 어려움	• 관계에 관심이 없기보다는 친구를 어떻게 사귀어야 하는지에 대한 기술이 부족하다. • 친숙한 얼굴을 인식하는 뇌의 영역이 활성화되지 않은 대신 흥미로운 사물을 볼 때 뇌가 활성화된다. • 얼굴에 주의를 기울이지 않기 때문에 얼굴표정이나 사회적 상호작용의 미묘함, 다른 정서 상태의 이해 등이 어렵다. • 눈 맞춤이 강한 불안이나 두려움을 만들기 때문에 타인의 얼굴을 회피한다. • 특이한 의사소통 방식을 사용한다. 예를 들어, 장난감을 가지고 다니지만 가지고 놀지는 않는 것이다. • 생후 2년 동안 전형적인 놀이행동이 나타나지 않는다.

구분	내용
제한적이고 반복적인 행동이나 흥미, 활동	• 관심사에 집중하며 안정감을 느끼므로 제한적이고 반복적인 행동이 나타난다. • 특별한 사물이나 활동에 강박적인 관심을 보인다. • 상동적이거나 반복적인 운동성 동작의 특징이 나타난다. 예를 들어, 손 퍼덕거리기, 손가락 끝으로 가볍게 튀기기, 반복적인 몸 흔들기와 같은 단순 운동의 상동증 등이다. • 상동적이거나 반복적으로 물건을 움직이는 특징을 보인다. 예를 들어, 장난감 줄 세우기, 동전 돌리기, 매일 오랜 시간에 걸쳐 물건의 줄을 세우고 하나라도 흐트러지면 괴로워하는 양상 등이다. • 동일하게 하고자 하는 고집이 있고, 일상적인 것에 대해 융통성 없이 집착하는 의례적인 행동 양상을 보인다. 예를 들어, 작은 변화에 극심한 고통의 표현, 변화의 어려움, 완고한 사고방식, 의례적인 인사, 항상 같은 길로만 다니기, 매일 같은 음식 먹기 등이다. • 극도로 제한되고 고정된 흥미를 보인다. 예를 들어, 특이한 물건에 대한 강한 애착과 집착, 과도하게 국한되거나 고집스러운 흥미 등이다.

2) 자폐스펙트럼장애의 원인 및 지도방법

자폐스펙트럼장애의 증상은 생후 2년 내인 12개월에서 24개월경에 인식되며 초기 발달지연에 대한 정보나 사회적, 언어적 기술의 악화에 의해 발견된다. 뇌의 발달장애로 인한 질병으로 특정 약물이나 심리치료로 치료할 수 있다고 생각하지만 아직 그 원인이 명확히 밝혀지지 않고 있다(이소현, 박은혜, 2002).

자폐스펙트럼장애의 특성은 유아에 따라 다를 수 있으나 일반적으로 일상적인 일과가 변경되거나 자신이 선호하는 상동행동이 저지되었을 때, 원하는 요구에 대한 의사소통이 일어나지 않을 때에 불안하여 자해나 공격적 행동, 상동행동을 보이게 된다. 자폐스펙트럼장애의 일반적인 특징인 사회성 및 의사소통결함을 극복하기 위해 교사나 일반 유아들은 **표 6-12**와 같은 방법으로 접근할 수 있다(유수옥, 2008: 이명희 외, 2011; Kaiser & Rasminsky, 2013).

표 6-12. 자폐스펙트럼장애의 원인 및 지도방법

구분	내용
원인	• 초기에는 정신 · 사회적 원인이 중요한 것으로 간주되어 부모의 잘못된 양육에 의해 발생된다고 생각하였으나 부적절한 양육과는 관련이 없는 것으로 나타나고 있다. 단, 부모의 정신적, 사회적 스트레스에 의해 증상이 악화될 가능성이 있다. • 최근에는 중추신경계의 장애로 보아 신체적이고, 기질적인 뇌 기능 이상이 원인이 된다고 추정하고 있다. • 다른 신경학적 장애를 동반하는 복합성에 의한 생물학적 원인으로 예측하기도 한다. • 출생 중 혹은 태내기에 일어나는 뇌 손상 또는 뇌 이상이 원인이 될 수 있으며, 출산 중 산소결핍, 출산 전후의 감염이나 환경적 독소, 신진대사의 이상 등에 의해 발생될 수 있다. • 풍진, 뇌염, 홍역 등에 의한 감염, 간질, 지적장애 등에 의한 영향으로 발병될 수 있다. • 뇌 손상의 경우 뇌간의 손상이나 전두엽의 이상에 의해 발생될 수 있다.
지도방법	• 자폐스펙트럼장애를 가진 유아는 시각, 청각, 후각, 미각, 촉각 등의 감각적 자극에 대하여 일반적인 사람들과 다르게 반응할 수 있다. 따라서 자극에 지나치게 두려움이 있거나 전혀 반응하지 않을 수 있음을 이해한다. 예를 들어, 작은 벨이나 자명종 소리를 두려워하는 경우, 자동차의 큰 경적소리를 반복해 누르며 듣기를 즐기는 경우, 계속적인 자해에도 아픔을 잘 느끼지 못하는 경우 등이다. • 자폐스펙트럼장애를 가진 유아가 반복적으로 단어와 리듬을 중얼거리는 것은 스스로 편안함과 안도감을 느끼기 위한 행동임을 이해한다. • 교사는 평상시와 달리 변화된 상황이나 예측할 수 없는 위기 상황에서 침착하게 대처하여 자폐스펙트럼장애를 가진 유아가 안전감을 느끼도록 한다. • 교사는 유아에게 따뜻하고 부드럽게 반응하여 유아로 하여금 교사가 자신을 돌봐 주고 있으며 학급에 소속된 구성원임을 느낄 수 있도록 한다. • 교사는 자폐스펙트럼장애를 가진 유아가 일상에서 반복적인 일과가 변화할 경우 저항하며 못 견뎌하는 것을 인식하여 시각적인 스케줄표를 제공함으로써 일과시간을 미리 예측할 수 있도록 한다. • 유아의 사회적 언어를 증가시키기 위해 환경을 구조화한다. 예를 들어, 도움을 줄 수 있는 유아와 짝 되어 보기, 인형, 노래, 리듬, 활동적인 제스처 등을 사용하여 의사소통을 촉진하기 등이다. • 기능적인 언어가 발달하지 못한 자폐스펙트럼장애 유아의 좌절을 줄이고, 문제행동을 감소시키기 위해서는 대체 의사소통인 가리키기, 제스처, 쓰기 등을 사용하도록 한다. • 유아가 말하려고 시도하는 것에 대해 교사는 무조건적으로 반응하고, 듣고, 관찰하기 위해 노력한다. • 통합 환경에서 또래와 함께 놀이하며 언어나 동작을 모방하도록 하여 기능적인 의사소통과 규칙 지키기 등의 사회적 상호작용능력이 증진되도록 한다.

7. 파괴적, 충동조절 및 품행장애

파괴적, 충동조절 및 품행장애는 정서 및 행동에 대한 자기조절문제와 관련 있으며, 아동기나 청소년기에 처음으로 발병하는 경향이 강하다. 이 장애는 여성보다 남성에서 더 흔하게 나타난다. 그러나 남성에서 상대적으로 더 우세한 정도는 장애의 종류에 따라 다르고, 같은 장애 내에서도 연령대에 따라 차이가 있다. 이 장애와 관련된 문제들은 다른 사람의 권리를 침해하는 것(예: 공격성, 재산파괴), 그리고 사회적 규준, 권위자 혹은 성인과 현저한 갈등을 유발하는 행동을 보인다는 점이다. 이 장애에는 적대적 반항장애, 간헐적 폭발장애, 품행장애 등이 포함된다.

1) 적대적 반항장애

적대적 반항장애의 핵심 특징은 분노 · 과민한 기분, 논쟁적 · 반항적 행동 또는 보복적 특성이 빈번하고 지속적인 것이다. 적대적 반항장애에서는 부정적인 기분문제가 수반되지 않고 행동문제가 보이는 경우도 종종 있다. 그러나 이 장애가 있는 사람들은 전형적으로 행동문제뿐만 아니라 분노 · 과민한 기분 증상도 함께 보인다. 적대적 반항장애의 증상들은 한 가지 상황에서만 나타날 수도 있으며, 집에서만 문제를 보이는 경우가 가장 흔하다. 집에서만 이런 문제를 보인다 하더라도 진단적 역치를 충족하는 충분한 증거가 있다면 현저한 사회적 기능의 손상이 있을 수 있다. 반항행동은 형제자매 간에서 흔히 보일 수 있기 때문에 형제자매가 아닌 다른 사람들과의 상호작용에서도 관찰되는지 확인해야 한다. 또한 이 장애의 증상은 전형적으로 성인과의 상호작용이나 개인적으로 잘 아는 또래들과의 관계에서 나타나는 경향이 강하다.

2) 간헐적 폭발장애

간헐적 폭발장애에서 보이는 충동적인 공격적 행동폭발은 급성으로 발병하며, 반복적이고 충동적이며 문제가 되는 공격행동은 대개 아동기 후반이나 청소년기에 시작되며, 40세 이상의 사람들에게서 처음 나타나는 경우는 드물다. 간헐적 폭발장애의 경과에서 충동적인 공격적 행동폭발이 반복되는 삽화로 나타날 수 있다. 충동적인 공격적 행동폭발은 그것이 유형적인 대상이냐 아니냐에 상관없이 대상을 손상시키거나 파괴하기도 하고, 사람이나 동물을 공격하거나 때리거나 상해를 입히는 것이 특징이다.

3) 품행장애

품행장애의 핵심 특징은 다른 사람의 기본 권리를 침해하고 연령에 적절한 사회적 규범 및 규칙을 위반하는 지속적이고 반복적인 행동 양상이다. 이런 행동은 크게 4가지 영역, 즉 다른 사람이나 동물에게 신체적 위해를 주는 공격행동, 재산손실이나 파괴를 야기하는 비공격적인 행동, 사기 또는 절도, 심각한 규칙 위반이 있으며, 이 중 3가지 이상의 행동이 지난 12개월 동안 존재해야 하며, 적어도 지난 6개월 동안 존재해야 한다.

품행장애가 있는 사람은 흔히 공격적 행동을 취하고, 다른 사람들에게 공격적으로 반응한다. 다른 사람을 괴롭히고, 위협하거나 협박한다(문자나 인터넷 기반 소셜미디어를 통한 괴롭힘도 포함), 자주 신체적인 싸움을 걸고, 다른 사람에게 심각한 신체적 손상을 입힐 수 있는 무기를 사용한다(예: 방망이, 벽돌, 깨진 병, 칼, 총), 사람이나 동물에게 신체적으로 잔인하게 대하며, 피해자가 보는 앞에서 도둑질을 하고(예: 노상강도, 소매치기, 강탈, 무장강도), 다른 사람에게 성적 활동을 강요한다. 신체적인 폭력은 강간, 폭행,

드물게는 살인과 같은 형태로 표현될 수도 있다. 고의적인 재산 파괴에는 심한 손해를 입힐 목적으로 고의로 방화를 계획하는 경우와 다른 방식(예: 자동차 창문을 파손하기, 학교 기물 파손하기)을 사용하여 고의로 타인의 재산을 파괴하는 경우가 있다. 사기 또는 절도 행위에는 다른 사람의 집, 건물 또는 자동차를 망가뜨리는 경우와 어떤 물건을 얻거나 환심을 사기 위해 또는 의무를 피하기 위해 자주 거짓말을 하는 경우(예: 다른 사람을 속인다), 그리고 피해자와 대면하지 않은 상황에서 귀중품을 훔치는 경우(예: 파괴와 침입이 없는 도둑질, 문서위조)가 포함된다. 품행장애가 있는 사람은 자주 심각한 규칙 위반을 보인다(예: 학교, 부모, 직장에서). 품행장애 아동들은 부모의 제지에도 불구하고 13세 이전부터 자주 밤늦게까지 들어오지 않는다. 또한 집에서 가출하는 양상을 보이기도 한다.

Chapter 07

성인기 정신건강

배울 내용

1. 조현병
2. 우울장애
3. 양극성장애
4. 공황장애
5. 성격장애

학습목표

1. 조현병의 진단기준과 증상을 설명할 수 있다.
2. 우울장애의 증상을 파악한다.
3. 양극성장애의 증상과 유형을 설명할 수 있다.
4. 공황장애의 증상과 특징을 설명할 수 있다.
5. 성격장애의 유형을 설명할 수 있다.

성인기에 흔히 발생할 수 있는 장애를 조현병, 우울장애, 양극성장애, 공황장애 및 성격장애로 구분하여 살펴보면 다음과 같다.

1. 조현병

조현병(Schizophrenia)이란 사고(思考), 감정, 지각(知覺), 행동 등 인격의 여러 측면에 걸쳐 광범위한 임상적 이상 증상을 일으키는 정신질환을 의미한다. 이러한 조현병은 여러 가지 유형으로 나타나며, 단일 질병이 아닌, 공통적 특징을 지닌 몇 가지 질병으로 이루어진 질병군으로 파악되고 있다. 인간의 뇌는 모든 정신적, 신체적 기능들을 조절, 관리하는 기관이기 때문에 뇌에 이상이 생기면 아주 다양한 증상이 나타날 수 있다. 조현병은 뇌의 이상에 의해 발생하는 뇌질환, 뇌장애로 보는 경향이 강하기 때문에 다양한 증상들이 나타나게 된다.

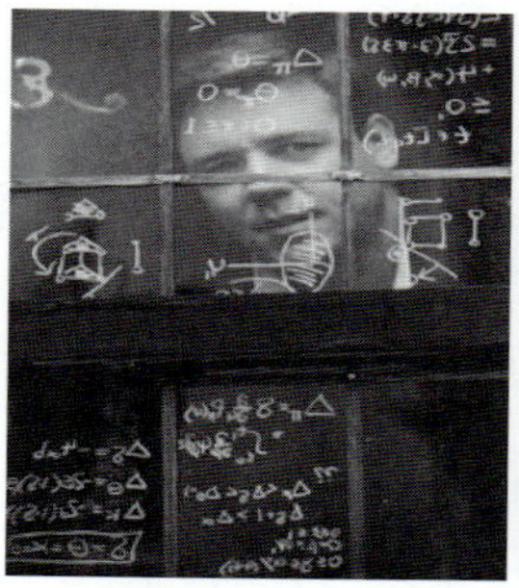

뷰티풀 마인드(2002)

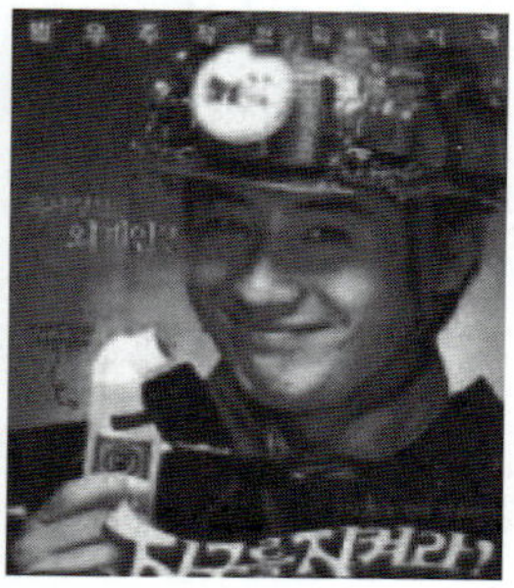

지구를 지켜라(2003)

그림 7-1. 영화로 이해하는 조현병

조현병의 발병은 10대 후반에서 30대 초반에 가장 많이 나타나며, 발병률에서의 남녀 차이는 없다. 조현병은 발병률이 세계적으로 0.21% 정도이고, 우리나라의 경우 현재 조현병 환자가 10~40만 명 정도로 추정되는 매우 흔한 정신장애 중의 하나이다.

조현병의 주요 증상으로는 망상, 환각, 횡설수설, 이상한 행동, 음성증상이다. 이들 증상 중 2가지 이상의 증상이 6개월간 지속되고, 그로 인하여 사회생활이나 직업생활을 제대로 못 할때, 조현병으로 진단받게 된다. 블로일러(Bleuler, 1911)는 조현병을 조현병들의 집단유형이라고 하였다. 블로일러(1911) 이래로 조현병은 여러 가지 방식으로 분류되어 왔다. 최근 조현병의 병인론적 이해, 치료 및 예후 등에 관한 정보를 얻기에 적절한 분류준거로 알려져 새롭게 주목받고 있는 분류방법은 1980년에 크로우(Crow)에 의해 분류된 양성증상(positive symptom)과 음성증상(negative symptom)[1] 이다.

1) 양성증상

양성증상이란 일반인들에게는 없는 사고, 감정, 또는 행동이 나타나거나, 일반인들에게는 경미한 정도로 나타나는 사고, 감정, 또는 행동이 심하게 나타나는 것을 말한다. 대표적인 4가지 양성증상은 망상, 환각, 지리멸렬, 이상한 행동이다.

---

1) 양성증상은 신경전달물질인 도파민의 과잉활동과 관련이 있을 가능성이 높고, 음성증상은 뇌세포의 구조적 손상이나 뇌의 위축과 같은 신경적 이상과 관련이 있을 가능성이 높다. 이런 주장에 대한 증거는 양성증상은 항정신병 약물에 잘 반응하여 예후가 좋은 경향이 있으나, 음성증상은 항정신병 약물에 잘 반응하지 않아 만성적 경과를 밟는 경향이 나타난다는 것이다.

(1) 망상(delusion)

망상은 사실과는 다른 잘못된 생각을 사실로 믿는 것이다. 즉, 불합리하며 잘못된 생각 또는 신념을 말한다. 망상의 종류와 내용은 **표 7-1**과 같다(김이영 외, 2023).

표 7-1. 망상의 종류와 내용

구분	내용
피해망상	다른 사람들이 자신을 해치려 한다고 믿는 것이다. 누군가 자신을 고의적으로 괴롭힌다거나, 미행한다거나, 모함한다거나, 감시한다거나, 조롱한다고 생각하는 것이다. 흔히 정보기관, 권력기관, 단체에서 자신을 감시하거나 미행한다고 주장하는 경우가 많다.
관계망상	주위에서 일어나는 어떤 사건이나 다른 사람의 행동이 자신과 특별한 관계가 있다고 믿는 것이다. 즉, 상대방이 자신을 쳐다보는 것이 자신에게 관심이 있다는 증거라거나, 자신을 경멸하는 것이라고 믿는 것이다. 예로, TV나 라디오의 뉴스, 중요한 인물이나 지나가는 사람의 언급이 자신과 관련이 되어 있다고 진술하는 경우가 많다.
조종망상	자신이 다른 사람의 마음을 읽을 수 있고 다른 사람에게 텔레파시로 영향을 미칠 수 있다고 믿는 것이다.
피조종망상	자신의 생각과 행동이 다른 사람에 의해 조종당하고 있다고 믿는 것이다. 예로, 우주에 있는 외계인이 자신에게 매일 명령을 내리기 때문에 자신이 그렇게 행동을 하고 있다고 하는 경우이다.
과대망상	자신이 위대한 인물이라거나 혹은 특별한 권력이나 돈을 가졌다고 믿는 것이다. 자신이 신, 대통령, 중요인물, 특수인, 도사, 지도자, 초능력 보유자 등 과대한 능력이나 신분 혹은 처지에 있는 것으로 믿는 것이다.
신체망상	아무런 근거 없이 자신의 신체부위가 이전과는 달라졌다고 믿거나 혹은 자신의 몸에 큰 이상이 생겼다고 믿는 것이다. 예로, 자신의 심장이 사라졌다고 하는 경우이다.
연애망상	누군가 자신을 사랑한다고 믿거나, 존재하지 않는 사람 또는 죽은 사람이 자신을 사랑한다고 믿거나 혹은 유명한 인사가 신분 때문에 자신을 몰래 사랑하고 있다고 믿는 것이다.
빙의망상	귀신, 악령, 동물이 자신의 몸속에 들어와 지배한다고 믿는 것이다.

(2) 환각(hallucination)

외부의 자극이 없는데도 외부에서 자극이 들어온 것처럼 지각하는 것이 환각이다. 환각은 시각, 청각, 촉각, 후각, 미각 등 우리가 지닌 오감각 기관을 통해 모두 가능하며 그것이 느껴지는 기관에 따라 환시, 환청, 환후, 환미, 환촉이라고 한다. 조현병 환자에게서는 환청이 70% 정도로 가장 흔하며, 그다음으로는 20% 정도의 환시가 흔하다.

(3) 지리멸렬(incoherence)

말에 조리가 없고 두서가 없어 환자와 대화를 나누어도 그가 무슨 말을 하려는지 이해할 수 없는 경우를 말한다. 환자가 말을 횡설수설하는 것은 말하는 그 순간에 생각이 뒤죽박죽 혼란되어 있기 때문이며, 따라서 환자에게 사고장애(생각의 장애)가 있음을 의미한다. 즉, 사고 진행이 와해되어 논리적 연결이 없고 의미론적으로도 파괴된 언어로, 구나 단어들이 흩어진 상태이다. 그 예가 말비빔(word salad)이다.

(4) 이상한 행동(bizzare behavior)

환자가 상식적으로 납득할 수 없는 행동을 하는 것을 의미한다. 전문가들은 이를 기괴한 행동, 기이한 행동, 와해된 행동, 혼란된 행동 등으로 표현한다. 혼자서 중얼거리거나, 바보같이 혼자 실실 웃거나, 정처 없이 거리를 헤매거나, 똑같은 행동을 계속 반복하거나, 부적절한 자세로 뻣뻣하게 가만히 있는 행동 등을 예로 들 수 있다. 환자가 이상한 행동을 보이는 이유는 망상, 환각, 심한 불안감이나 공포 등이 원인인 경우가 많다.

2) 음성증상(negative symptom)

음성증상이란 일반인들에게는 있는 사고, 감정, 또는 행동이 나타나지 않거나, 매우 경미한 정도로 나타나는 것을 말한다. 어떤 증상들을 음성증상으로 분류할 것인지에 대해서는 전문가들마다 다르지만 일반적으로 감정표현의 결여, 언어의 빈곤, 무감동, 무쾌락, 주의집중의 결함으로 분류하고 있다.

(1) 감정표현의 결여(blunted affect)

얼굴표정이나 목소리에 변화가 없는 것으로 전문가들은 이를 '정동의 둔마'라고도 한다. 얼굴표정이 경직되어 있고 무덤덤하며, 목소리는 높낮이가 없이 단조롭다. 신나는 이야기를 할 때나 슬픈 이야기를 할 때에도 무덤덤한 표정과 단조로운 목소리로 이야기한다.

(2) 언어의 빈곤(alogia)

말이 전혀 없거나, 한두 마디로 끝낸다. 새로운 화제를 꺼내지 못하며, 화제를 꺼내더라도 계속 이어 가지 못한다. 상대방의 질문에 대하여 예, 아니오 정도로 대답하고, 간신히 한두 마디를 할 수 있는 정도이다. 대화 도중에 종종 말이 끊어지고, 종종 상대방이 무슨 질문을 했는지, 또는 자신이 무슨 말을 하다 말았는지 잊어버려서, 재차 질문을 하곤 한다.

(3) 무감동(apathy)

주변에서 일어나는 일 그리고 자신의 내부에서 일어나는 반응(개인적 경험이나 정신병적인 경험) 등에 무관심하다. 일에 대한 동기가 없다. 아무것도 하지 않고 계속해서 잠만 잔다. 신문이나 잡지를 보지 않는 것은 물론이고, 심하면 TV도 보지 않고, 음악도 듣지 않는다. 다른 사람과 함께 있는 것을 싫어하고, 사람 있는 자리를 피한다.

(4) 무쾌락(anh onia)

즐기려 하지 않는다. 아무런 취미활동이나 놀이도 하지 않는다. 이전에 좋아하던 일들도 하지 않는다. 기껏해야 TV 보기처럼 자신은 아무것도 하지 않고 수동적으로 가만히 있으면 되는 활동만 한다.

(5) 주의집중 결함(inattention)

보통사람들도 주의집중이 안 되는 경우가 흔히 있다. 따라서 다소의 주의집중 부족을 음성증상이라고 하지 않고, 심한 주의집중 결함만을 음성증상으로 본다. 주의집중에 결함이 생기면 한 가지 일을 꾸준히 하지 못하며, 쉽게 주의가 분산된다. 따라서 환자는 몇 분 이상 대화를 유지하지 못하며, 책을 읽어 내지 못하고, 수업을 끝까지 듣지 못하고, 영화를 끝까지 보지 못한다. 한 가지 일을 10분 이상 계속해서 하도록 하면, 불안해하고 초조해하며, 혼자서 엉뚱한 짓을 하거나, 소리를 지르거나, 결국 가만히 앉아 있지 못하고 일어나서 왔다 갔다 하거나 방에서 나가 버린다. 주의집중에 결함이 있는 환자는 흔히 '머리가 아프다', '기억력이 없다'고 호소한다.

2. 우울장애

우리는 일상생활에서 누구나 우울감, 좌절감 등을 느끼며 살아간다. 그러나 이러한 감정을 느낀다고 우울증은 아니다. 이런 감정들은 대개 그 정도가 심하지 않고 짧은 기간 동안에만 지속되기 때문이다. 그러나 우울한 기분, 비관적인 생각, 불면증, 식욕감퇴 등의 현상이 수주에서 6개월가량 지속되면 우울증으로 간주한다. 연구에 의하면 우울증은 남성의 5~12%, 여성의 10~25%가 평생 한번은 경험한다고 보고하고 있다.

우울장애(Depression Disorder)는 영유아부터 성인기까지 나타날 수 있지만 아동의 우울증에 대해 간과하기 쉽다. 그러나 최근 아동의 우울증에 대한 연구가 활발해지면서 아동이 우울증을 갖게 되는 위험성에 대한 증거가 나오기 시작하였다. 아동의 우울장애에서 흔히 관찰되는 증상으로는 슬픈 모습, 신체적 호소, 정신 운동 초조, 분리불안과 공포감이 나타난다. 그리고 연령이 높아질수록 무쾌감증, 절망감, 망상 및 정신운동지체의 발현빈도가 증가된다. 모든 연령에서 우울장애는 우울감, 집중력 부족, 불면, 자살 사고를 나타낸다.

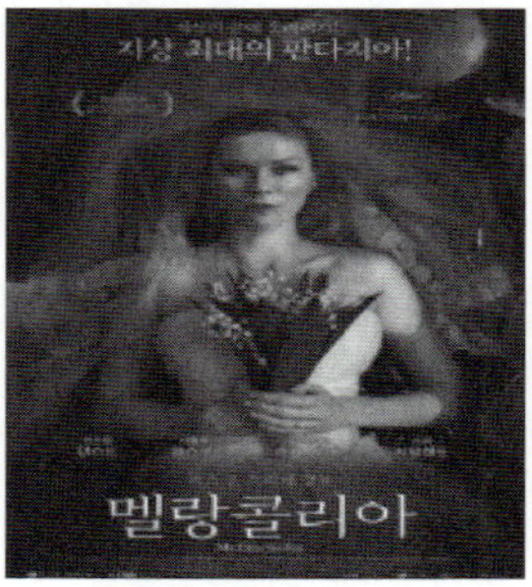

멜랑콜리아(2011)

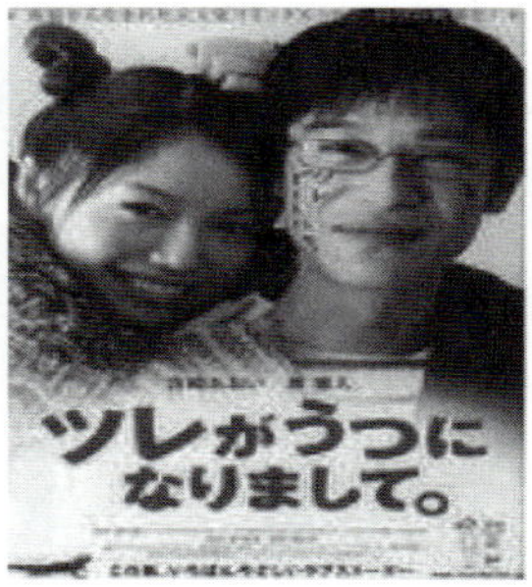

츠레가 우울증에 걸려서(2011)

그림 7-2. 영화로 이해하는 우울증

1) 우울증의 특성 및 증상

우울증은 기분, 행동, 태도변화, 사고 및 신체적 변화에 미치는 영향은 **표 7-2**와 같다.

표 7-2. 다양한 우울 증상

구분	내용
기분	정상적인 슬픈 감정보다 더 과장되고 더 지속적인 슬픔의 감정을 경험하며, 자주 동반되는 감정은 흥분감, 죄책감, 수치심 등이다.
행동	초조함, 감소된 활동성, 느린 말 표현, 심한 울음을 나타낸다. 이러한 행동이 오랫동안 지속되고 일상의 기능을 방해한다. 사회적 접촉이 감소하게 되며, 부정적 행동을 통해 슬픔을 표현하기도 한다.
태도변화	낮은 자아존중감을 경험하고 걱정과 두려움은 삶의 태도에 부정적인 영향을 미치고, 그 결과 학업수행이 낮으며, 미래에 대해 두려워하고 실패할 것이라는 확신을 가지게 된다.
사고	자기에게 집중하고 극도의 자기비판과 자기의식을 느끼며 논리적 사고는 왜곡되고 미래에 대한 염세적인 관점을 표시하고, 집중하고, 기억하고, 결정하는 데 어려움을 느낀다.
신체변화	섭식과 수면에 어려움을 경험한다. 이들은 두통, 위통, 메스꺼움과 같은 신체질환에 대한 불편과 계속되는 통증이 나타난다.

이런 우울증의 특징은 정서적 증상, 인지적 증상, 행동적 증상, 신체증상으로 세분화할 수 있다. 이러한 증상들이 복합적으로 나타날 때 우울장애라고 하며, 심한 상태를 '주요우울장애', 가벼운 상태를 '기분부전장애' 또는 '우울성 성격장애'라고 한다.

이전에는 우울증이라고 하면 성인의 전유물로 받아들여졌지만, 최근에는 전 연령에 걸쳐 우울증상을 호소하는 경향이 늘어나고 있다. 하지만 연령층에 따라 나타나는 우울증의 양상은 다르다. 특히 소아 청소년에게서 나타나는 우울증을 '가면우울증(masked depression)'이라고 하는데, 그 이유는 이들에게서 보여지는 우울증상은 학교공포, 분리불안, 행동과잉, 가출, 무단결석, 학업저하, 반사회적 행동 등이 나타나 우울증상을 가리고 있기 때문이다. 또한 노인에게서 나타나는 우울증의 양상은 신체적 증상을 호소하거나 수면장애, 인지기능장애 등을 동반하는 경우가 흔하여 성인들에게서 나타나는 증상과는 다른 특성을 보인다.

2) 우울증의 대처방법

우울증의 치료 및 도움을 주기 위해서는 정신건강전문가에 의한 진단과 치료 및 지도가 연계한 복합적인 전략이 필요하다. 기본적으로 가능한 빠른 시기에 개입이 이루어진다면 개인적으로나 사회적으로 발생될 수 있는 위험을 최소화할 수 있다. 우울증상 치료 및 지도를 위한 방법을 소개하면 **표 7-3**과 같다(강순희 외, 2022; 황현주 외, 2013; Cooley, 2012).

표 7-3. 우울증의 대처방법

- 우울증은 심리적 차원의 지원이 기본이 되어야 한다. 환자의 삶에 관심을 가지고 공감해 주는 것은 우울증 완화에 도움이 된다.
- 우울의 신호가 분명하고 뚜렷하게 드러나지 않을 수 있으므로 환자의 작은 변화를 민감하게 파악한다.
- 언어적 표현이 미흡한 유아의 경우에는 놀이치료를 통해 자신의 생각과 감정을 표출할 수 있는 기회를 제공하여 자신의 내적 갈등을 완화시킬 수 있게 한다.
- 환자를 맞이할 때 이름을 불러 주며 따뜻하게 맞이해 주고, 즐거웠던 일, 자랑스러운 일들에 대해 이야기할 기회를 제공하여 긍정적 정서성이 지지되도록 한다.
- 우울증 치료는 기본적으로 가정에서 시작되어야 한다. 우울증은 유전적 요인에 의한 발병률이 높기 때문에 가족구성원이 우울증을 예방하고 대처할 수 있도록 가족치료와 부모교육이 수반되어야 한다.
- 우울감과 과민성에 대한 경험을 최소화하기 위해서는 부정적인 환경이나 경험을 제거하고 긍정적인 상황을 경험하도록 환경을 조성한다.
- 우울한 환자는 수면장애가 있어 규칙적인 활동에 어려움이 있을 수 있다는 것을 이해한다.

우울증에 대한 치료에는 약물치료와 인지치료가 효과적이라고 알려져 있다. 우울증을 치료하는 대표적인 약물로는 삼환계 항우울제, MAO 억제제, 세로토닌 재흡수 억제제이다. 인지치료에서는 우울한 내담자의 사고내용을 정밀하게 탐색하여 인지적 왜곡을 찾아내어 교정함으로써 보다 더 현실적이고 긍정적인 사고와 신념을 지니도록 유도한다. 인지치료가 우울증을 가진 내담자의 심리치료에 매우 긍정적이라는 연구결과들이 많이 발표되었다.

3. 양극성장애

조증과 우울증이 번갈아 나타날 때 이를 양극성장애(Bipolar disorder)라고 한다. 기분과 활동수준 장애의 삽화가 최소한 2회 이상 반복되는 경우로 어떤 삽화는 기분의 고양과 활력 및 활동의 증가(조증상태)를 나타내고, 어떤 삽화는 기분의 저조와 활력 및 활동의 감소(우울증상태)가 나타나기도 한다. 조증상태에서 정상상태가 되었다가 우울증상태로 전환되기도 하며, 조증상태에서 우울증상태로 바로 전환되기도 한다. 드물게는 조증과 우울증이 혼합되어 나타나기도 한다.

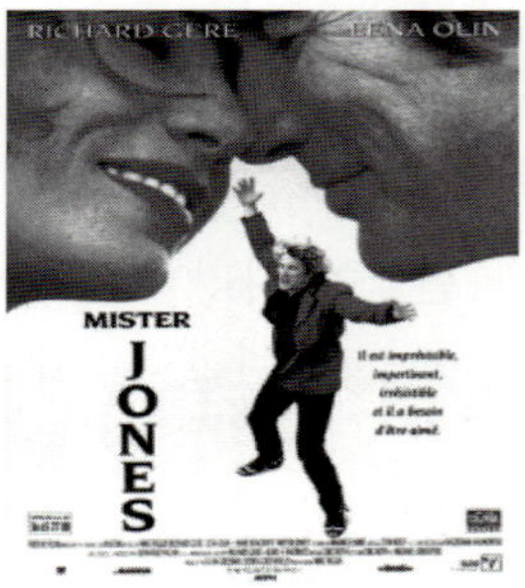

미스터 존스(1993)

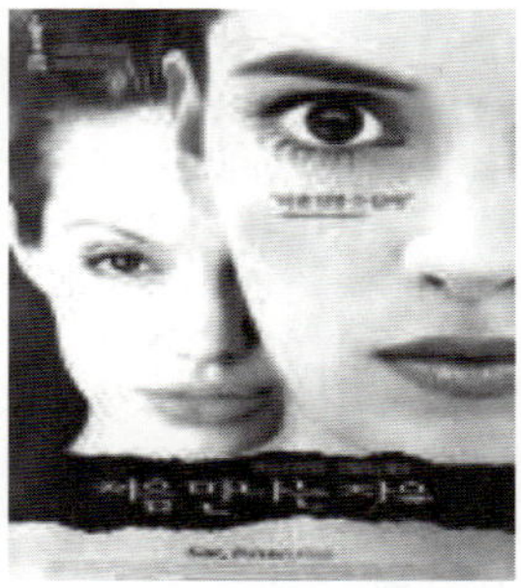

처음 만나는 자유(2000)

그림 7-3. 영화로 이해하는 조울증

1) 조증의 특징

조증증상의 일반적인 양상은 우울증에서 나타내는 증상과 정반대이다. 구체적으로 들뜨고 과대적이고 과민하며 흥분하기 쉽다. 자신의 들뜬 기분이 방해받을 때는 쉽게 화를 내고 짜증을 내는 경우가 많다. 조증상태에 있는 사람들은 지나치게 술을 과음하는 경우가 많고, 억제력의 상실로 인해 지나치게 전화를 사용하거나 어떤 경우에는 상대방의 입장을 전혀 고려하지 않고, 늦은 시간이나 새벽에 전화를 하기도 한다. 도박판에 병적인 정도로 몰두하거나 공공장소에서 옷을 벗기도 한다. 조증을 가진 사람이 종교적, 정치적, 성적 또는 피해적 사고에 몰두하여 망상에 빠지기도 하며, 드물게는 퇴행하여 대소변을 가지고 장난을 하는 경우도 있다. 조증보다 가벼운 형태를 경조증이라고 한다. 경조증은 사회적, 직업적 기능 면에서 심한 손상을 보이지는 않지만 생활기능 면에서 증상이 없었을 때는 보이지 않았던 명확한 변화를 보인다.

2) 양극성장애의 유형

양극성장애는 '심한 조증상태'와 '심한 우울증상태'가 번갈아 나타나는 양극성장애 I형과 '가벼운 조증상태'와 '심한 우울증상태'가 번갈아 나타나는 양극성장애 II형, 그리고 순환성장애로 구분된다.

표 7-4. 양극성장애의 유형

구분	내용
제 I 형 양극성장애	제I형 양극성장애란 '심한 조증상태'와 '심한 우울증상태'가 번갈아 나타나는 경우이다. 흔히 조증상태에서 과대망상이 나타나며, 다른 정신병 증상들을 보일 수도 있다. 발병 초기에는 2년에 한 번 정도 조증과 우울증이 나타나지만, 치료를 소홀히 할 경우 발병의 빈도가 잦아진다. 약물치료를 꾸준히 받아야 하며, 종종 사회복귀를 위한 재활치료가 필요하다.
제 II 형 양극성장애	제II형 양극성장애란 '가벼운 조증상태'와 '심한 우울증상태'가 번갈아 나타나는 경우이다. 가벼운 조증상태를 경조증이라 한다. 경조증 상태에서는 정력적이고 장시간 일을 해도 지치지 않고 잠도 적게 잔다. 그렇다고 판단력이 떨어지거나, 직장생활이나 사회생활에서 큰 문제를 일으키지도 않는다. 하지만 우울상태는 정도가 심각해서 사회생활을 못한다.

구분	내용
순환성장애	순환성장애란 '가벼운 조증상태'와 '가벼운 우울증상태'가 번갈아 나타나는 경우이다. 순환성장애는 은근히 오랫동안 지속되는데, 심한 경우 평생 동안 지속되는 경우도 있다.

양극성장애를 치료하는 대표적인 방법은 리튬(Lithium)과 같은 항조증 약물을 사용하는 약물치료이다. 특히 조증상태로 인해 자신과 타인에게 커다란 피해를 줄 가능성이 있는 제I형 양극성장애는 입원치료와 약물치료가 우선적으로 고려되어야 한다. 양극성장애는 재발의 가능성이 높기 때문에 지속적인 약물치료와 더불어 증상관리 및 스트레스를 관리하는 능력을 향상시킬 수 있는 교육 프로그램 등이 제공되어야 한다.

4. 공황장애

공황장애(panic disorder)는 불안장애의 한 유형으로 최근 연예인들이 앓고 있다고 밝힘에 따라 많이 알려지게 된 장애이다. 공황장애란 예기치 않은 공황발작[2])이 반복적으로 발생하며, 증상이 없을 때도 증상이 발현될까 미리 두려워하고, 이로 인해

2) 공황발작(panic attack)이란 어떤 외부의 위협이 없음에도 불구하고 가슴 두근거림, 어지러움 등과 같은 다양한 신체 증상과 동반하여 심한 불안과 두려움을 느끼는 증상을 의미한다. 공황발작은 본래 외부의 위협에 반응하기 위한 뇌의 정상적인 작용이다. 공황장애 환자의 경우 위협이 없는 상황에서도 부적절하게 반응하여 발작이 생기는 것으로 추정되는데, 이는 경보기가 잘못 작동하여 아무 때나 경보를 울려서 지장을 초래하는 것에 비유할 수 있다. 공황발작은 대개 짧은 시간 지속되며, 10분 이내에 증상이 최고조에 도달하게 된다. 증상은 일반적으로 20분 내지 30분 이내에 없어지며, 1시간을 넘는 경우는 드물다. 그러나 발작이 한 번으로 끝나지 않고 수일 또는 수개월 뒤에 반복적으로 나타나는 경향이 있다.

일상생활에 악영향이 생기는 장애를 의미한다. 이 장애는 이유 없이 갑자기 불안이 심해지면서 숨이 막히거나 곧 죽을 것 같은 공포를 느끼는 것이 주 증상이다. 이와 같은 공황발작이 나타나면서 심계항진, 호흡곤란, 흉부통증, 현기증, 오한, 손발저림 등의 다양한 신체적 증상이 동반된다. 또한 공황발작이 없을 때라도 이런 증상이 다시 나타나지 않을까 하는 예기불안(anticipatory anxiety)을 경험하는 경우가 많아, 도움을 받기 어려운 공공장소나 대중교통수단 등을 두려워하는 광장공포증이 동반되기도 하고, 심할 경우에는 집 안에서 꼼짝하지 못하고 외출을 전혀 하지 못하게 된다.

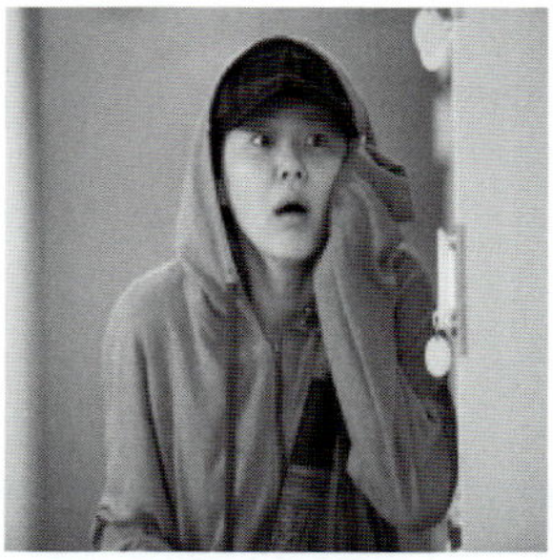

미쓰고(2012)

그림 7-4. 영화로 이해하는 공황장애

공황장애의 주된 치료방법으로는 약물치료와 인지·행동치료가 대표적이다. 먼저 공황장애에 사용되는 약물에는 항우울제와 항불안제가 있다. 항우울제의 장점은 치료 효과가 비교적 오래 유지되고, 공황발작을 예방하는 효과가 있으며, 습관성이 없다는 점이다. 항불안제는 항우울제에 비해 치료 효과가 바로 나타나 불안을 빠르게 감소시켜 준다는 장점이 있지만, 치료 효과가 수 시간 정도만 지속되며 습관성이 있으므로 정신과 전문의의 관리하에 약물을 복용해야 한다. 일단 공황증상이 호전되면 재발 방지를 위하여 8~12개월가량 약물치료를 유지해야 하며, 유지 기간이 길수록 재발률이 상대적으로 낮아진다고 보고되고 있다.

공황발작을 한 번 경험한 사람들은 다시 그러한 고통스러운 공황발작을 경험할까 항상 불안해 한다. 그래서 위험하지 않은 상황도 자꾸 피하게 되며, 나중에는 두려워하는 상황이 확대되며 그럴수록 두려움이 더욱 커지게 된다. 이러한 잘못된 생각과 행동을 치료자와 함께 알아내고 교정하는 치료를 인지 · 행동치료라고 한다. 이와 같은 치료는 주로 집단으로 진행하며, 여기에는 긴장을 이완시키는 근육이완법이나 호흡법이 포함된다. 인지 · 행동치료는 약물치료 후 유지치료로 효과적이며, 초기에 약물치료와 병용하면 더욱 효과적인 것으로 알려져 있다.

5. 성격장애

성격의 발달은 인생주기에 따라 출생, 성장, 성숙, 노쇠, 사망의 생물학적 단계에 따라 이루어지며 각 발달단계마다 개인의 독특한 주어진 환경과 심리적 적응과정에 따라 매우 다양하고 복잡한 성격의 변화를 초래한다. 개인의 성격은 나이에 따른 특정적 시기에 주어진 위기를 잘 극복해야 다음 단계로 발전하게 되며 그 과업을 수행하지 못하면 발달이 중단되어 고착되거나 퇴행하여 그 결과 감정적, 인지적, 도덕적, 사회적 기능에 병적인 비적응적 행동 또는 정신질환이 나타나게 된다. 이러한 성격유형은 병적인 것으로 규정되어질 수 있으며 일정하게 분류되어 기술, 명명되어질 수 있다.

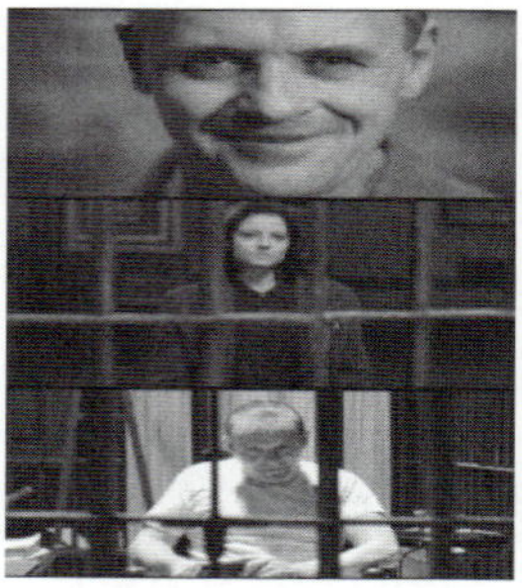

양들의 침묵(1991)

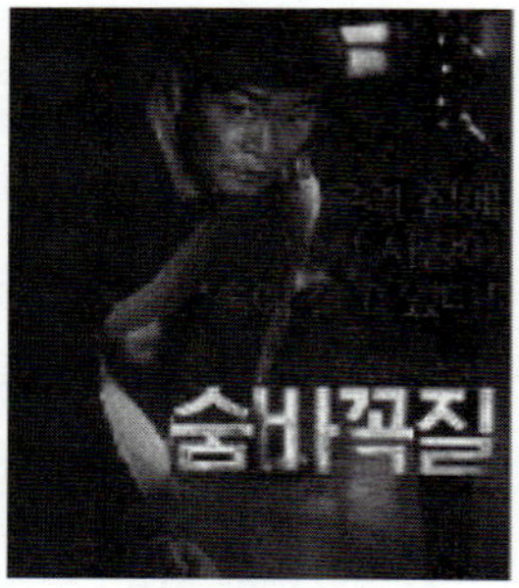

숨바꼭질(2013)

그림 7-5. 영화로 이해하는 성격장애

성격장애(personality disorder)는 성격 특성 자체가 부적응적이어서 증상이 지속되며, 약물치료의 효과를 얻기가 어렵다. 성격장애란 성격특성이 완고하고 비적응적이어서 개인의 사회적 · 직업적 기능에 어려움이 생기는 것을 말한다. DSM에서는 성격장애를 10가지로 구분하고 있으며, 다시 공통적으로 보이는 특성에 따라 A, B, C군집(cluster)의 세 유형으로 분류하고 있다.

1) A군집 성격장애

A군집 성격장애에는 편집성 성격장애, 조현성 성격장애, 조현형 성격장애의 유형이 속하며, 이들은 괴상하고 별난 경향을 보이는 성격을 지니고 있으며 일반적으로 자신의 느낌에 대한 책임을 거부하고 타인에게 전가하며 사람을 불신하고 의심하며 결국 사회적으로 퇴행하여 인간적인 상호관계를 회피한다.

(1) 편집성 성격장애(paranoid personality disorder)

편집성 성격의 특징은 타인에 대한 지속적인 불신과 의심이다. 항상 타인의 행동에서 숨겨진 동기와 의미를 찾고자 하며 자신을 괴롭히고 착취하고 해치려 한다고 예상하여 그 증거를 탐색한다. 이들은 예민하고 의심과 질투심이 많으며 논쟁을 잘하고 늘 긴장되어 있다. 또한 자신의 어려움을 남의 탓으로 돌리고 자신의 책임이나 잘못을 받아들이지 않는다. 이 경우에 속하는 사람은 주로 고집쟁이, 소송을 좋아하는 괴짜, 배우자에 대한 병적인 질투심을 갖는 자 등이다. 편집성 성격장애자는 사회적 관계에서의 고립 양상과 대인관계에서의 제한된 감정표현이 광범위하게 나타나며, 이런 양상이 성인기 초기에 시작되며 다양한 상황에서 드러난다.

(2) 조현성 성격장애(schizoid personality disorder)

조현성 성격은 타인과의 관계형성 능력과 적절히 반응하는 능력에 심각한 장애가 있어 사회적 관계를 형성하지 못한다. 이들은 사회적 참여에 관심이 없고 타인의 칭찬, 비난에 무관심하며 극도로 내성적이고 빈약한 정서를 갖고 있어 다른 사람이 볼 때 괴팍스럽고 외톨이로 보인다. 이들 대부분은 두 부류의 특성을 지니고 있는데 겉으로는 냉정하고 무반응함 속에서 예민하고 부드러운 성질이 있음이 발견된다.

(3) 조현형 성격장애(schizotypal personality disorder)

조현형 성격은 사고, 인지, 대화, 행동에서 오랫동안 지속된 기이함이 그 특징이다. 또한 이들은 특이한 지각과 사고과정을 가지고 있어 기괴한 환상이나 어린 시절의 선입관, 마술적 사고, 관계망상, 피해의식, 착각, 이인증을 나타내며 일반 사람들이 보기에도 행동, 사고, 지각, 의사소통에 괴이성이 나타나고 사회적 기능과 직업적 기능에 한계를 가져와 사회적 고립 상태가 된다. 임상적 양상은 조현성 성격장애와 조현병 사이의 경계 영역에 해당된다. 이들은 흔히 미신, 사이비 종교에 사로잡혀 있고 자신을 초능력자라고 믿음으로써 점성가, 사교집단의 광신자로서 역할을 하는 경우도 있다. 조현형 성격장애는 친밀한 대인관계에 대한 고통, 그러한 관계를 맺는 제한적 능력에서 드러나는 사회적 대인관계에서의 손상, 인지적 · 지각적 왜곡, 기이한 행동 등 광범위한 양상이 성인기 초기에 시작되며, 여러 가지 상황에서 나타난다.

2) B군집 성격장애

B군집 성격장애에는 반사회성 성격장애, 경계성 성격장애, 연극성 성격장애, 자기애성 성격장애의 유형이 속하며, 극적이고 감상적이거나 변덕스러운 성격을 가진 사람들로서 이들은 자신만이 중요하고 독특하다는 생각을 하면서 사회적 규범에 순응할 능력이 없어 반사회적이고 비행적인 행동을 계속한다.

(1) 반사회성 성격장애(antisocial personality disorder)

반사회성 성격장애는 무책임하고 반사회적 행동과 타인의 권리를 해치는 행동을 지속적으로 보인다. 이들은 지적 능력의 장애나 사고장애는 보이지 않는다. 그러나 지나치게 자기중심적이며, 거짓말을 하고 남의 물건을 훔치고, 남의 약점으로 협박한다. 또한 냉담하며, 냉소적이고 타인의 감정이나 권리, 고통을 무시한다. 이들은 현재의 문제나 미래에 대한 현실적 관심이 결여되어 있고, 감정이입의 결여, 과도한 자기주장, 피상적 겉치레 등 전통적인 정신장애의 개념이 포함되어 있는 것이 특징이다. 반사회성 성격장애는 범죄, 공격적 행동이 일반적으로 드러나는 감옥이나 법정 같은 곳에서 두드러지게 나타난다.

(2) 경계성 성격장애(borderline personality disorder)

경계성 성격은 정서, 행동 및 대인관계의 불안정과 주체성의 혼란으로 모든 면에서 변동이 심한 이상성격으로 신경증과 조현병 사이의 경계선상에 있다고 할 수 있다. 이들은 평상시에도 기분의 변동이 심하여 대인관계가 불안정하고 강렬하며 의존과 증오심을 동시에 갖고 있어 행동 면에서도 매우 돌발적이고 통제력이 상실되어 예측할 수 없다. 또한 낭비, 성적 문란, 도박, 약물남용, 도둑질, 과식 등의 행동을 보이며 때로는 타인으로부터 동정과 분노의 표시 그리고 자신의 불안정한 정서를 가라앉히기 위해 자해행위, 자살위협을 하기도 한다. 경계성 성격장애는 대인관계, 자아상 및 정동에서의 불안정성, 심한 충동성이 광범위하게 나타난다.

(3) 연극성 성격장애(hysterionic personality disorder)

남자보다 여자에게서 더 명확히 나타나는 이 성격은 자신에 대한 관심을 지속적으로 끌고 싶어 하고 작은 일에도 흥분된 정서적 반응을 보이는 것이 특징이다. 이들은 외향적이고 자기중심적, 자기과시적이며 허영심이 많다. 또한 대인접촉은 처음에는 강력하고 맹목적이나 일단 관계가 형성되면 매우 요구가 많고 무성의하며 자기중심적이 되어 자신의 소망이 만족되지 않으면 괴로움과 소외, 우울증에 빠지게 된다.

(4) 자기애적 성격장애(narcissitic personality disorder)

자기애적 성격은 자신의 중요성과 능력에 대해 매우 과장된 인식을 갖고 있어 자신의 재능, 성취도, 중요성을 과장하거나 행동으로 표현하며, 타인들로부터 존경과 찬사를 받고자 하는 과대망상적 요구를 갖고 있다. 따라서 자신에 대한 비판에 매우 예민하여 사소한 일에도 심한 분노, 수치심, 모욕감, 열등감, 공허감 등 과장된 반응을 일으키며 또한 이들은 타인의 입장을 이해하는 감정이입의 기능이 결핍되어 냉정하고 잔인하면서도 죄책감을 느끼지 않고 행동한다.

3) C군집 성격장애

C군집 성격장애에는 회피성 성격장애, 의존성 성격장애, 강박성 성격장애의 유형이 속하며, 불안하거나 두려워 보이는 사람들의 집합체로서 이들은 사회적으로 퇴행을 초래할 정도로 수줍어하거나 강박적인 제 고집을 주장하기도 한다. 자신의 욕구를 타인의 것에 종속시키고 타인에게 자신의 중요한 생의 부분에 대한 책임까지 전가하며 자신의 일이 잘못될 경우에는 타인에게 가혹한 비난을 행사한다.

(1) 회피성 성격장애(avoidant personality disorder)

회피성 성격장애의 특징은 사람들과 새로운 경험, 나아가 자신이 익숙한 것들까지도 회피하고자 한다. 또한 이들은 남들로부터 모욕, 수치, 거절, 배척당할 것 같은 사회적 상황에 대해 극도의 예민성과 두려움을 가지고 있다. 즉, 지나친 열등콤플렉스로 인해 타인에 대한 애정과 인정을 열망하지만 상대방으로부터의 거절에 지나치게 민감하여 사회적 관계의 형성이 어렵다.

(2) 의존성 성격장애(dependent personality disorder)

의존성 성격장애를 가진 사람은 독립적 기능을 발휘하지 못하고 자신의 욕구를 타인의 욕구에 계속 의존하고 자신의 삶의 주요한 영역에 대한 책임을 타인에게 지우며 자신감이 결여되어 혼자 있을 때 심하게 괴로움을 느낀다. 이들은 염세적이고 수동적이며 성적, 공격적 느낌을 표현하는 데 두려움을 갖고 있는 것이 특징이다.

(3) 강박성 성격장애(obsessive-compulsive personality disorder)

강박적 성격을 지닌 사람은 초자아(superego) 기능이 매우 엄격하여 감정적 억제, 규칙성, 고집, 완고함, 책임감을 과장되게 느껴 완전주의를 추구한다. 일과 생산성을 즐거움보다 중요하게 생각하지만 사소하고 세부적인 것에 마음이 사로잡혀 아무리 우수한 결과도 이들을 만족시키지 못하며 타인들에 대해서도 이러한 완벽을 요구함으로 대인관계를 저해한다. 강박적 성격에서 순종이나 정확한 행동은 흔히 적개심 충동에 대한 방어이다.

Chapter 08

노년기 정신건강

배울 내용

1. 치매
2. 노인기 우울증
3. 노인과 정신건강

학습목표

1. 치매의 유형과 병의 경과를 파악한다.
2. 노인기 우울증을 설명할 수 있다.
3. 노인과 정신건강과의 관련성을 파악하고 개입방안을 모색해 본다.

일반적으로 '노인'을 정의하는 데 개인의 신체적 특성이나 사회 · 문화적 차이에 따라 그 기준이 서로 다르지만, 대체로 나이라는 기준을 통해 노인의 개념을 규정하고 있다. 구체적으로 UN에서는 노인의 기준을 65세로 규정하고 있고, 국내에서는 「노인복지법」에서 노인을 65세 이상인 자로, 국민연금수급 대상자 선정에서는 노인을 60세 이상인 자로, 기초노령연금제도나 각종 경로우대제도는 65세를 노인의 기준으로 하고 있다(김청자 외, 2012). 이러한 노인 인구학적 특성에서 연령계층별 고령인구 및 인구구조 변동추이 및 전망을 살펴보면 **그림 8-1**과 같다.

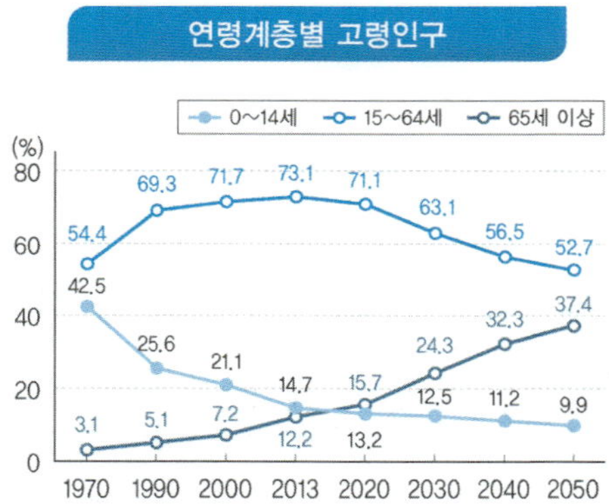

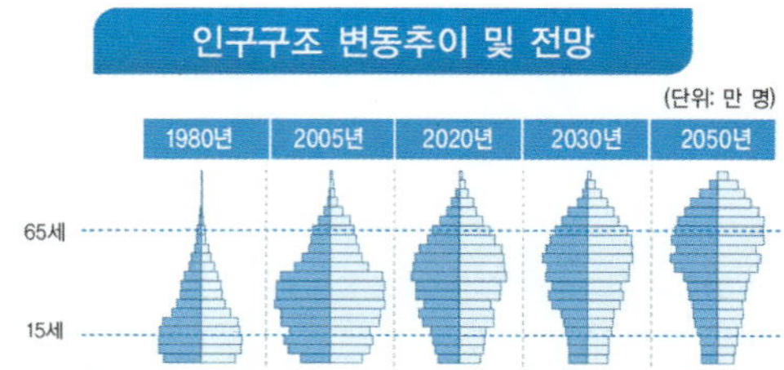

	1980년	2005년	2020년	2030년	2050년
총인구	3,812	4,829	5,009	4,933	4,235
생산가능인구	2,372	3,467	3,589	3,189	2,276
노인인구	146	437	786	1,174	1,536
유소년인구	1,295	924	630	554	380

그림 8-1. 연령계층별 고령인구와 변동추이

총인구에서 65세 이상 고령자가 차지하는 비율인 노령인구는 1970년 3.1%에서 2013년 12.2%, 2021년 16.6%로 크게 증가하였으며, 2030년 24.3%, 2050년 37.4% 수준에 이를 것으로 전망되고 있다. 특히 85세 이상 초고령 인구 비율은 2013년 0.9%에서 2030년 2.5%, 2050년 7.7%로 크게 증가할 것으로 예상되고 있다.

이처럼 노인인구의 증가에 따른 노년기 정신건강 문제를 치매와 우울증 및 노년과 정신건강문제를 중심으로 살펴보면 다음과 같다(김이영 외, 2023; 이기원 외, 2023).

1. 치매

최근 우리나라에서도 치매노인의 문제가 심각하게 인식되고 있다. 오래전부터 치매(Dementia)를 노망, 망령이 들었다고 하면서 사회적으로 편견시 하였고 가정의 수치로 여겨 왔다. 그러나 요즈음 치매가 병으로 인식되어 모든 사람들의 관심이 증가되고 있다. 치매는 생후 정상적으로 발달했던 지능이 후천적인 뇌기능 장애 때문에 영구적 혹은 비가역적으로 저하된 상태를 의미한다. 즉, 치매는 뇌의 질환으로 인해 생기는 하나의 증후군으로 대개 만성적이고 진행성으로 나타나게 된다. 가정에서 치매를 알아볼 수 있는 점검표가 **표 8-1**에 제시되어 있다.

표 8-1. 가정에서 알아볼 수 있는 치매 점검표

영역	번호	문항	예	아니오
기억 능력	1	전화번호나 사람 이름을 기억하기 어렵다.		
	2	어떤 일이 언제 일어났는지 기억하지 못할 때가 있다.		
	3	며칠 전에 들었던 이야기를 기억하지 못한다.		
	4	오래 전에 들었던 이야기를 기억하지 못한다.		
	5	일상생활에 변화가 생겼을 때 금방 적응하기가 어렵다.		
	6	중요한 일을 잊을 때가 있다.		
	7	다른 사람에게 같은 이야기를 반복할 때가 있다.		
	8	어떤 일을 해 놓고도 잊어버려서 다시 반복한 적이 있다.		
	9	약 먹는 시간을 놓치기가 쉽다.		
	10	여러 가지 물건을 사러 갔다가 한두 가지를 빠뜨리기도 한다.		
	11	가스불 끄는 것을 잊어 음식을 태운 일이 있다.		
	12	남에게 같은 질문을 반복한다.		
	13	어떤 일을 해 놓고도 했는지 안 했는지 다시 확인해야 한다.		
	14	물건을 두고 다니거나 또는 가지고 갈 물건을 놓고 간다.		

영역	번호	문항	예	아니오
언어 능력	1	하고 싶은 말이나 표현이 금방 떠오르지 않는다.		
	2	물건 이름이 금방 생각나지 않는다.		
	3	개인적인 편지나 사무적인 편지를 쓰기 힘들다.		
	4	갈수록 말수가 감소되는 경향이 있다.		
	5	신문이나 잡지를 읽을 때 이야기 줄거리를 파악하지 못한다.		
	6	책을 읽을 때 같은 문장을 여러 번 읽어야 이해가 된다.		
	7	TV에 나오는 이야기를 따라 하기가 힘들다.		
시공간 능력	1	자주 보는 친구나 친척을 바로 알아보지 못한다.		
	2	물건을 어디에 두었는지 몰라서 찾게 된다.		
	3	전에 가 본 장소를 기억하지 못한다.		
	4	방향 감각이 떨어졌다.		
	5	길을 잃거나 헤맨 적이 있다.		
	6	물건을 항상 두는 장소를 잊어버리고 엉뚱한 곳에서 찾는다.		
	7	계산능력이 떨어진다.		
	8	돈관리를 하는 데 실수가 있다.		
	9	과거에 편안히 쓰던 기구 사용이 서툴러졌다.		

출처: 이상일(1997). (치매가 무섭다고요?) 치매! 빨리 알면 쉬워요. 동학사.

표 8-1에 제시된 항목 중 20개 이상이면 치매전문가에게 진단을 받을 필요가 있음을 시사한다. **표 8-1**과 같이 치매는 기억력, 사고력, 지남력, 이해력, 계산능력, 학습능력, 언어 및 판단력 등을 포함하는 뇌피질 기능의 다발성 장애라고 할 수 있다. 치매는 크게 알츠하이머병[1]으로 인한 주요 또는 경도 신경인지장애와 혈관성 주요

1) 알츠하이머병은 이상 단백질(아밀로이드 베타 단백질, 타우 단백질)이 뇌 속에 쌓이면서 뇌 신경세포가 서서히 죽어 가는 퇴행성 신경질환을 의미한다. 퇴행성이란 정상적인 사람이 나이가 들면서 세포가 손상되어 점차 증세가 나타나는 것을 말한다. 알츠하이머병은 치매를 유발하는 가장 흔한 원인으로 전체 치매 환자의 50~60% 정도가 알츠하이머병에 의한 치매 증상을 보이는 것으로 알려져 있다.

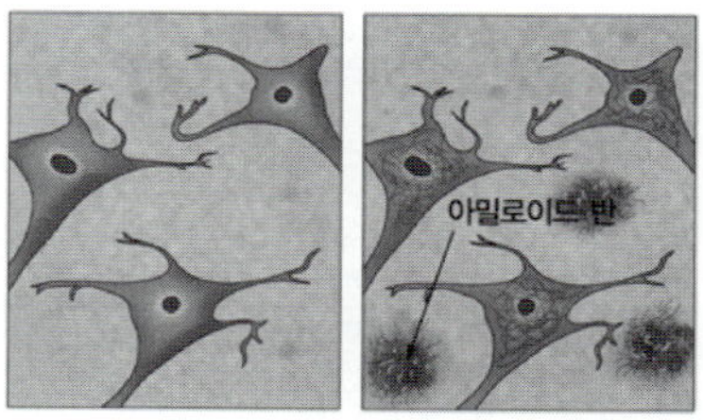

정상 알츠하이머병

또는 경도 신경인지장애 및 알코올성 치매로 구분할 수 있다.

1) 알츠하이머형 신경인지장애

알츠하이머형 신경인지장애의 유형은 일반적으로 나타나는 노화현상과 관련이 많다. 즉, 이 치매를 진행시키는 원인 중에서 가장 중요한 것은 뇌를 사용하지 않음으로 인해서 생기는 것이다. 알츠하이머병 신경인지장애는 인지장애와 사회적, 직업적 기능에 있어 심각한 장애를 일으키며, 이 유형의 치매는 직접적인 병리학적 증거를 찾기 힘들기 때문에 치매의 다른 원인들이 제시된 경우에만 진단을 내릴 수 있다.

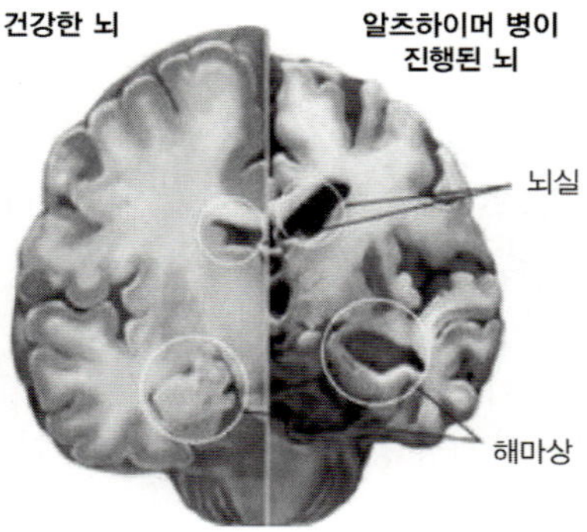

그림 8-2. 알츠하이머형 신경인지장애

출처: https://blog.naver.com/sanchna/221861897633

임상양상으로서의 치매 증상은 서서히 시작되고, 경과는 일정하게 점진적으로 진행되는 것이 특징이다. 다시 말해 초기에는 기억력장애만이 유일한 증상이거나, 무감동, 일관성의 결여, 사회교류로부터의 은둔 등 미묘한 인격의 변화가 올 수 있다. 그러나 중기에 들어서면 갖가지 지각장애가 두드러지며, 행동이나 인격에 더 명확히 영향을 받는다. 후기에는 완전히 말이 없어지고 주의력이 결여되며, 지적 능력의 상실, 특히 기억력, 판단력, 추상적 사고, 기타 고유 피질기능의 장애와 인격 및 행동의 변화가 나타난다. 또한 차차 자신을 돌볼 수 없는 상태가 되어 필연적으로 사망하게 된다. 노인기에 주로 발생하며, 발생부터 사망까지는 평균 약 10~15년이 걸리는 것으로 보고되고 있다.

알츠하이머형 치매의 치료 초기에는 현재 나타나고 있는 증상의 완화를 위한 치료에 초점을 두어야 하며, 중기 이후에는 가족, 사회적 치료 및 정신간호서비스가 중요하다. 현재 약물치료가 중요하다는 인식이 증가하여 인지기능 개선을 위한 약물들이 많이 개발되고 있는 실정이다.

2) 혈관성 신경인지장애

혈관성 신경인지장애는 알츠하이머병 신경인지장애보다 드물지만 보다 일찍 발병한다. 혈관성 신경인지장애는 인지장애와 진단에 요구되는 장애를 보여야 하며, 치매와 원인적으로 관련이 있다고 판단되는 뇌혈관 질환의 증거가 있어야 한다. 또한 두부의 뇌단층 촬영술(CT)이나 자기공명술(MRI)에서 대개 대뇌피질과 피질하 구조물의 혈관장애가 나타나야 한다.

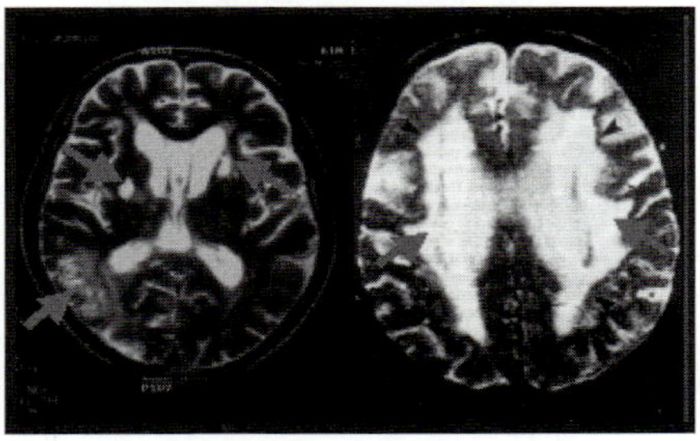

그림 8-3. 혈관성 신경인지장애

혈관성 신경인지장애의 임상양상은 발병 초기에는 지적 기능의 단계적 황폐화, 즉 일률적으로 진행되지 않는 경과와 부분적 황폐화로, 어떤 기능은 영향을 받고 어떤 부분은 그렇지 않은 양상을 보인다. 특징적으로 기억력, 추상적 사고, 판단력, 충동조절 및 인격의 장애가 나타난다. 또한 국소 신경학적 증상도 나타난다. 가끔 가장적 감정으로 갑작스러운 웃음과 울음을 보이며, 구음장애, 연하곤란 등을 동반한 가성연수마비가 나타나는 수도 있다.

혈관성 신경인지장애는 일차적으로 고혈압, 당뇨병 등 동맥경화를 악화시키는 질환들이 문제가 된다. 이러한 질환들은 뇌에 혈액을 공급해 주는 여러 동맥들을 협소하게 하거나 막히게 하여 뇌의 혈액흐름을 저해하는 것이다. 만약 뇌혈관에 전반적으로 이상이 생겨서 뇌경색을 일으키게 되면 뇌의 전반적인 기능이 저하되고, 치매라고 불리는 상태로 되는 것이다. 이 유형의 치매는 비교적 젊은 50~60대에 잘 나타나며 여자보다는 남자에게서 더 많이 발견된다. 혈관성 주요 또는 경도 신경인지장애는 조기에 원인치료를 하면 회복될 수 있는, 즉 치료가 가능한 치매이다.

3) 알코올성 신경인지장애

알코올성 신경인지장애는 과다한 음주로 인해 발생하는 치매를 의미한다. 즉, 과다한 술 섭취로 인해 발생하는 치매이다. 알코올은 혈관을 통해서 우리 몸에 흡수되는데, 술을 많이 마시면 혈액 속의 알코올이 뇌세포에 손상을 입히게 되고, 이러한 문제가 반복되면 뇌에 영구적인 손상이 발생하여 회복이 불가능하게 된다.

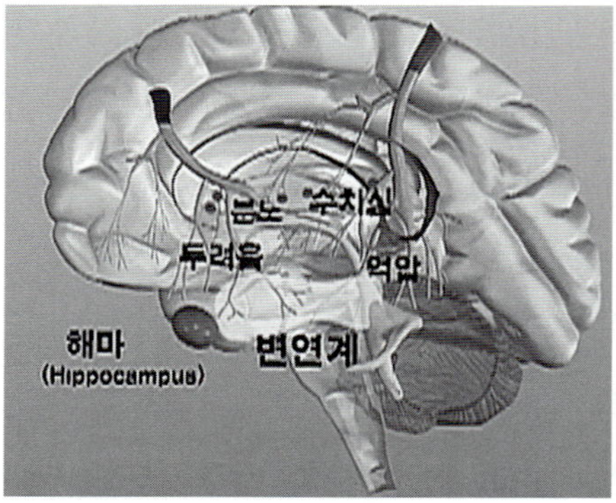

그림 8-4. 알코올성 신경인지장애[2)]

알코올성 신경인지장애의 대표적인 증상은, 첫째, 흔히 '필름이 끊긴다'라고 표현하는 블랙아웃(black-out) 현상이다. 블랙아웃이란 음주 중 있었던 일을 기억하지 못하는 현상으로 술을 마신 후 어떻게 집에 왔는지를 기억하지 못하거나, 기억이 가물가물하여 어떤 일이 있었는지 모르는 경우를 말한다. 이러한 블랙아웃 현상은 짧은 시간에 많은 양의 술을 마시는 사람에게 흔히 나타나며, 잦은 술자리, 피곤한 상태에서의 음주, 공복 시 음주 등이 블랙아웃의 위험성을 높이는 요인이며, 이러한 블랙아웃 현상이 반복되면 장기적으로는 심각한 뇌 손상을 일으켜 치매에 이르게 되는 것이다.

둘째, 알코올성 치매의 또 다른 대표적인 증상은 폭력적 성격 변화이다. 뇌의 전두엽은 감정과 충동을 조절하는 기관인데, 이는 알코올에 의해 손상될 수 있다. 알코올성 치매가 노인성 치매와 달리 비교적 초기부터 폭력적인 성향을 띠는 것은 바로 이 전두엽이 손상되기 때문이다. 술만 마시면 공격적으로 변하거나 폭력성을 보이는 사람들을 '주폭'이라고 하는데, 이때는 알코올성 치매를 의심해 볼 필요가 있다.

2) 알코올성 치매는 알코올이 뇌의 해마(기억담당)에 영향을 주어 기억을 상실하게 되고, 해마를 둘러싸고 있는 변연계(두려움과 분노 등 감정담당)도 영향을 주게 되어 평소 모습과는 다른 모습을 보이게 되며, 이와 같은 상황을 기억하지 못하게 된다.

셋째, 또 다른 알코올성 치매의 증상 중에는 기억장애가 있다. 초기에는 최근에 발생한 사건을 기억하지 못하는 양상으로 나타나지만 병이 점차 진행되면 평소에는 문제가 되지 않았던 일상생활을 하는 데에도 어려움을 경험하게 되고, 이러한 증상들이 자주 발생하거나 지속되면 알코올성 치매를 의심해 볼 필요가 있다.

2. 노인기 우울증

노인기에는 신체적 질병, 사회적 지위와 역할의 상실, 경제적 능력의 저하, 가까운 사람의 사망 등과 같은 다양한 상실을 경험하기 때문에 우울증이 나타날 가능성이 매우 높다. 즉, 노인기 우울증은 낮은 사회·경제적 위치, 배우자 상실, 신체질환 및 사회적 고립과의 상관관계가 매우 높다. 특히 노인기 우울증에는 수면장애가 더 많이 나타나고 신체 증상의 호소와 초조감을 나타내는 경우가 많다. 노인기 우울증은 치매의 초기 증상과 유사하므로 이를 잘 구분하는 것이 중요하다. 일반적으로 우울증의 병력이나 가족력, 독신생활, 경제적 수준, 수용기관에서의 생활, 저조한 건강상태, 완벽주의적 성격 등의 특성을 지닌 노인들이 우울증에 걸리기 쉽다(권석만, 2008).

표 8-2. 노인성 우울증 척도(단축형)

■ 다음 질문을 읽고 지난 일주일 동안 당신이 어떻게 느끼셨는지 "예" 또는 "아니오"로 답하시오.

번호	문항	예	아니오
1	당신의 삶에 만족하십니까?		
2	이전에 즐기던 활동이나 취미가 더 이상 재미있지 않습니까?		
3	삶이 허무하다고 느끼십니까?		
4	늘 무료합니까?		
5	대개의 경우 기분이 좋습니까?		
6	당신에게 무엇인가 나쁜 일이 곧 일어날 것이라고 두려워하십니까?		
7	대개의 경우 행복하다고 느끼십니까?		
8	종종 자신이 무력하게 느껴집니까?		
9	바깥에 나가서 새로운 일을 하기보다는 집에 머물러 있고 싶으십니까?		
10	다른 사람들보다 기억력에 더 많은 문제가 있다고 느끼십니까?		
11	살아 있다는 것은 좋은 일이라고 생각하십니까?		
12	당신의 현재 삶은 무가치하다고 느끼십니까?		
13	활력이 있다고 느끼십니까?		
14	내 삶에는 더 이상 희망이 없다고 느끼십니까?		
15	대부분의 사람들이 당신보다 더 낫다고 생각하십니까?		

채점 및 해석

1. 5. 7. 11. 13번 문항은 '아니오'의 개수를, 나머지 문항은 '예'의 개수를 세어 합산한 것이 점수가 된다. 채점결과 6점 이상이면 노인성 우울의 가능성을 고려해 보아야 한다.

노년기 우울증의 증상은 식욕이 떨어지거나 신체 활동량이 급격히 줄어드는 증상으로 나타날 수 있다. 서서히 입맛을 상실해 가면서 식사량이 줄어들고 그로 인해 체력이 약해지거나 피곤함을 심하게 느끼기 시작했다면 전문가의 상담을 받아 보는 것이 좋다. 또한 친구나 가족을 만나러 외출하는 일이 줄어들고 취미 활동이나 다른 여가 활동을 하기 위해 노력을 하지 않거나 할 의욕을 전혀 못 느껴 집에서만 시간을 주로 보낸다면 그것 또한 우울증의 초기 증상이 될 수 있기 때문에 특별한 노력을 기울여야 한다.

3. 노인과 정신건강

1) 노인의 정신건강에 영향을 미치는 요인

정신건강은 생활양식의 선택과 밀접한 관련성을 가진다. 즉, 정신건강은 개인의 의사결정과정에 영향을 줄 수 있으며, 사람이 건강정보를 얻는 능력을 손상시켜 그들의 건강에 영향을 줄 수 있다. 동반 시간의 부족은 종종 노인들의 사기 저하와 능력 저하를 초래할 수 있다. 노인의 적절한 사회참여 및 활동적인 여가활용을 통해 신체적, 사회적, 인지적 건강이 증진되고 우울과 스트레스가 경감되는 것이다. 여가활동을 많이 하고 여가활동 시간을 적당히 늘리면 외로움을 덜 수 있어 사회관계를 많이 가질 수 있고 안정적인 사회관계 형성을 유지해 갈 수 있는 것이다(Dacey et al., 2008).

노년기 정신건강에 영향을 미치는 요인은 다양한데, 구체적으로 노인의 인구학적 특성, 경제적 요인, 주거환경, 식생활 습관 및 신체활동이 대표적이다(구본미, 2019; 이선미, 2017; 장기연 외, 2020). 첫째, 노인의 인구학적 특성에 따라 우울증 유병률에 차이가 있으며, 교육수준, 거주지역, 소득수준 및 나이에 따라서 정신건강에 차이가 있는 것으로 나타났다. 특히 노인의 삶의 질은 인구사회학적 특성, 건강상태 및 신체적 기능 및 정신적 기능과 관련성이 있다. 그리고 여성노인이 남성노인보다 우울증에 더 쉽게 걸리며, 나이가 많을수록 인지기능 점수는 낮았으며 교육연수 및 주관적 정신건강 수준이 높을수록 인지기능 점수가 더 높은 것으로 나타났다.

둘째, 경제적 요인으로는 빈곤집단 노인이 빈곤하지 않은 집단 노인에 비해 건강상태가 나쁘고, 만성질환을 더 오래 앓고 있으며, 자존감이 낮고 삶의 만족도가 낮으며, 경제적, 신체적, 정신적 건강, 사회적 건강이 열악한 것으로 나타났다.

셋째, 주거환경으로는 노인의 주거환경에 대한 만족도가 증가할수록 노인들의 신체활동에 참여할 확률이 높고, 노인의 우울 수준이 감소하는 것으로 나타났다.

마지막으로 식생활 습관과 신체활동의 정도는 노인의 정신건강과 관련성이 있고, 특히 여가활동 관련 신체활동은 삶의 질에 긍정적이지만 일과 관련된 신체활동은 삶의 질에 부정적이며, 여가활동은 노인의 우울감 및 인지기능에서 긍정적인 변화를 보이며, 집단 운동 참여가 여성노인의 우울감 개선과 인지기능 향상에 긍정적인 효과가 있는 것으로 나타났다.

2) 노인의 여가활동 및 사회적 관계망 현황

노인의 주말(휴일 포함) 여가활동에 대한 조사결과는 **표 8-3**과 같다.

표 8-3. 주말(휴일 포함) 여가활동, 복수응답 (단위: %)

구분	동영상 시청	문화예술 관람	문화예술 활동	스포츠 관람	스포츠 활동	관광	인터넷 · 게임	취미 자기개발	휴식	사회 활동	기타
2015	83.1	3.0	1.0	1.1	6.4	3.7	2.0	7.1	51.3	15.4	2.3
2017	86.2	4.5	1.2	1.3	11.0	8.0	3.3	11.8	70.0	18.9	0.5
2019	87.3	4.1	1.3	1.9	9.7	6.8	4.6	12.1	74.8	23.5	0.3
2021	88.3	2.4	1.8	1.1	12.7	2.5	7.5	15.0	77.5	14.2	0.7

출처: 통계청(2022). 2022 고령자 통계.

2021년 고령자의 주말(휴일) 여가활동은 주로 동영상 시청이 88.3%, 휴식 77.5% 순이었고, 지난 6년간 동영상 시청은 5.2%, 휴식은 26.2% 증가한 것으로 나타났다. 여가 활용 만족도에 대한 조사결과는 **표 8-4**와 같다.

표 8-4. 여가 활용 만족도

(단위: %)

구분	계	만족[1]	보통	불만족[2]	경제적 부담	시간 부족	교통 혼잡	여가 시설 부족	여가 정보 부족	프로그램 부족[3]	취미 없음	건강, 체력 문제	함께할 사람 없음	기타[4]
2011	100.0	12.9	53.9	33.1	60.1	3.6	0.7	0.9	0.4	–	2.5	29.6	2.2	0.1
2013	100.0	16.7	52.2	31.1	52.6	4.4	1.0	0.6	0.6	–	2.9	34.5	3.4	–
2015	100.0	16.6	54.3	29.1	52.1	5.4	0.7	0.7	0.6	–	3.6	34.3	2.2	0.3
2017	100.0	17.8	49.7	32.5	53.0	4.7	1.6	0.9	1.0	–	3.7	33.0	2.0	0.0
2019	100.0	19.2	50.4	30.5	45.5	5.6	0.8	0.8	1.0	–	4.3	40.0	2.1	0.0
2021	100.0	17.2	55.3	27.5	43.8	4.9	1.1	2.4	1.1	1.6	5.0	33.3	2.4	4.5

주: 1) '매우 만족'과 '약간 만족'을 합한 수치임.
2) '매우 불만족'과 '약간 불만족'을 합한 수치임.
3) 2021년 신설.
4) 2021년의 경우 코로나19 사유로 불만족한 경우 '기타'에 포함.
출처: 통계청(2022). 2022 고령자 통계.

2021년 고령자의 여가 활용 만족도는 보통 55.3%, 불만족 27.5%, 만족 17.2% 순으로 나타났으며, 지난 10년간 만족은 4.3% 증가한 반면, 불만족은 5.6% 감소한 것으로 나타났다. 그리고 2021년 여가생활에 불만족 하는 사유는 경제적 부담 43.8%, 건강·체력문제 33.3% 순이었다. 여가활동을 함께하는 사람에 대한 조사결과는 **그림 8-5, 표 8-5**와 같다.

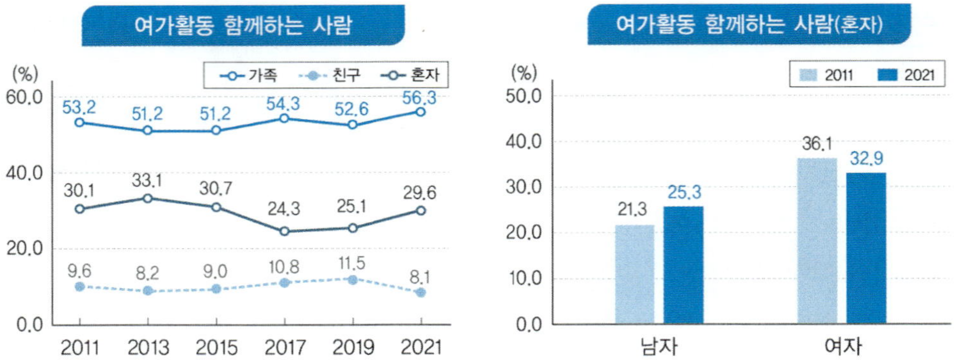

그림 8-5. 여가활동 함께하는 사람

출처: 통계청(2022). 2022 고령자 통계.

표 8-5. 여가활동을 함께하는 사람(주말 · 휴일) (단위: %)

구분		계	가족	친구	동호회 활동	혼자	직장동료[1]	기타
전체	2011	100.0	53.2	9.6	7.0	30.1	–	0.2
	2013	100.0	51.2	8.2	7.4	33.1	–	0.2
	2015	100.0	51.2	9.0	8.9	30.7	–	0.2
	2017	100.0	54.3	10.8	10.2	24.3	0.4	0.1
	2019	100.0	52.6	11.5	10.2	25.1	0.6	0
	2021	100.0	56.3	8.1	5.7	29.6	0.3	0.1
남자	2011	100.0	62.7	9.9	6.0	21.3	–	0.1
	2021	100.0	61.1	8.5	4.7	25.3	0.4	0
여자	2011	100.0	46.6	9.3	7.7	36.1	–	0.3
	2021	100.0	52.6	7.8	6.4	32.9	0.2	0.1

주: 1) 2017년 신설 항목

출처: 통계청(2022). 2022 고령자 통계.

2021년 고령자의 주말(휴일) 여가활동을 함께하는 사람은 가족이 56.3%, 혼자 29.6%, 친구 8.1% 순이었고, 지난 10년간 가족은 3.1% 증가하였으나 친구는 1.5%로 감소한 것으로 나타났다. 그리고 지난 10년간 혼자 여가활동을 즐기는 비중은 0.5%

감소하였으며, 성별로 보면 남자는 4.0% 증가한 반면, 여자는 3.2% 감소한 것으로 나타났다. 노인의 사회적 관계망에 대한 조사결과는 **그림 8-6, 표 8-6**과 같다.

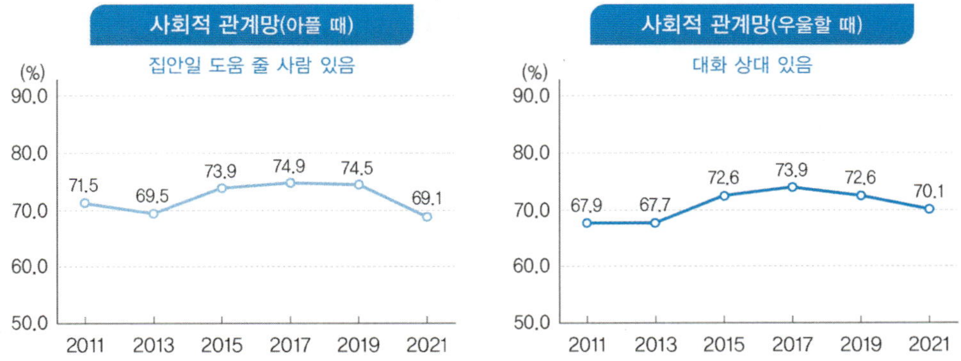

그림 8-6. 사회적 관계망

출처: 통계청(2022). 2022 고령자 통계.

표 8-6. 사회적 관계망 (단위: %, 명)

구분		계	몸이 아파 집안일을 부탁할 경우		갑자기 큰 돈을 빌려야 할 경우		낙심하거나 우울해서 이야기 상대가 필요할 경우	
			도움받을 사람 있음	사람 수	도움받을 사람 있음	사람 수	도움받을 사람 있음	사람 수
전체	2011	100.0	71.5	2.3	31.5	2.3	67.9	2.5
	2013	100.0	69.5	2.0	29.8	2.1	67.7	2.3
	2015	100.0	73.9	2.0	35.2	2.0	72.6	2.3
	2017	100.0	74.9	2.1	36.0	2.0	73.9	2.3
	2019	100.0	74.5	2.0	33.4	1.9	72.6	2.2
	2021	100.0	69.1	2.0	33.3	1.9	70.1	2.2
남자	2011	100.0	74.4	2.3	33.5	2.3	68.1	2.4
	2021	100.0	68.3	2.1	33.3	1.9	66.4	2.3
여자	2011	100.0	69.4	2.2	30.2	2.2	67.8	2.5
	2021	100.0	69.7	2.0	33.2	1.9	72.9	2.2

출처: 통계청(2022). 2022 고령자 통계.

2021년 고령자의 69.1%는 몸이 아플 때 집안일을 부탁할 사람이 있는 것으로 나타났으며, 지난 10년간 2.4% 감소하였다. 성별로 보면 남자가 6.1% 감소한 반면, 여자는 0.3% 증가한 것으로 나타났다. 그리고 2021년 고령자의 70.1%는 우울할 때 도움받을 사람이 있으며, 이는 지난 10년간 2.2% 증가한 결과이며, 성별로 보면 남자가 1.7% 감소한 반면, 여자는 5.1% 증가한 것으로 나타났다.

3) 가족관계와 노인의 우울감

가족관계에 따른 노인의 우울감과 관련된 연구들을 살펴보면, 대다수의 연구에서 자녀 및 배우자와 함께 사는 노인이 그렇지 않은 노인보다 우울감이 적었는데, 이러한 결과를 자녀 및 배우자와 함께 거주한 결과보다는 자녀 및 배우자와의 관계 만족도가 높기 때문에 가족과 함께 살며 그 결과로 우울감이 낮을 수 있다고 주장하였다(이민아 외, 2011). 자녀와의 동거에서도 자녀와 동거하는 경우 그렇지 않은 노인에 비해 우울을 덜 경험하는 것으로 나타났으며, 자녀와의 연락횟수와 노인의 우울감의 관계에서는 자녀와 연락횟수가 적을수록 우울증상이 많은 것으로 나타났다(이미애, 2011). 따라서 노후에 자녀와 부모의 좋은 관계를 유지하기 위해서는 자주 연락하고 방문하는 것이 중요하다고 할 수 있다.

그리고 성인자녀와의 접촉적 결속력에서는 접촉적 결속이 높을수록 노인의 우울감이 낮아진다고 주장하는 반면, 자녀와 만남횟수는 노인의 우울감에 영향을 미치지 않는 것으로 나타난 연구도 있었다(이미애, 2011). 이는 자녀와 만남 자체가 크게 중요하다기보다는 자녀와의 친밀도가 더욱 중요하다는 것을 시사하고 있다.

또한 가족의 지지는 노인의 우울감에 긍정적 영향을 미치는데(고민석, 서인균, 2011), 가족의 지지는 노인이 겪는 여러 가지 스트레스를 완화시키고 보호하는 역할을 함으로써 개인의 위기나 변화에 대한 적응을 할 수 있도록 도와준다. 그리고 가족지지를 자녀의 지지만으로 한정한 연구들도 있었는데, 자녀의 지지에서도 가족지지와 마찬가지로 자녀의 지지 정도가 높을수록 노인의 우울감이 낮아지는 것으로 나타났다(김오남, 2013).

이혜자와 박경애(2009)의 연구에서는 농촌노인의 가족관계망에 따른 생활만족도를 비교하였는데, 가족관계망을 관계망형태(배우자 동거유무, 동거 자녀수, 동거 손자녀수, 인근 거주 자녀수, 인근 거주 손자녀수), 상호작용빈도(자녀와 전화 · 대면접촉, 손자녀와 전화 · 대면접촉), 상호작용 내용(배우자의 경제적 · 도구적 · 정서적 지지, 자녀의 경제적 · 도구적 · 정서적 지지, 손자녀의 경제적 · 도구적 · 정서적 지지)에 따라 구분한 결과, 손자녀와의 대면접촉 빈도가 높을수록, 배우자의 정서적 지지가 높을수록 노인의 생활만족도가 높은 것으로 나타났다.

지금까지 살펴본 노인들의 가족관계에 대한 결과를 종합해 보면, 가족관계에서 배우자의 유무, 자녀와 동거유무, 자녀의 수 등과 같이 객관적 사실과 자녀와의 접촉빈도나, 연락빈도, 자녀의 지지, 배우자의 지지 등 가족의 응집력이 노인의 우울감에 영향을 미친다고 할 수 있다.

PART 4

주요 정신건강 이슈별 사회복지실천

Chapter 09

학대 및 폭력과 정신건강

배울 내용

1. 아동학대와 정신건강
2. 가정폭력과 정신건강
3. 학교폭력과 정신건강

학습목표

1. 아동학대와 정신건강과의 관련성을 파악하고 개입방안을 모색해 본다.
2. 가정폭력과 정신건강과의 관련성을 파악하고 개입방안을 모색해 본다.
3. 학교폭력과 정신건강과의 관련성을 파악하고 개입방안을 모색해 본다.

1. 아동학대와 정신건강

1) 아동학대의 정의

아동학대는 영아 살해와 같은 인류의 역사와 맥락을 같이 해 온 것으로 볼 수 있다. 즉, 아동학대의 유형과 빈도, 정도에는 차이가 있을 수 있지만 부모의 교육 정도, 사회 · 경제적 상황, 연령, 종교 등에 따른 차이가 없이 거의 모든 사회에서 발생되고 있다는 특징을 지닌다. 특히 아동학대는 1960년 켐페 등(Kempe et al., 1962)이 '피학대증후군(Battered-Child Syndrome)'을 발표하면서 아동학대를 성인의 의도에 의한 아동의 심각한 신체적 손상에 초점을 둔 협의적 개념으로 정의한 이후 형성되기 시작하였으며, 최근에는 다각적으로 확대, 발전되어 온 개념이다. 즉, 이제까지 아동학대 및 방임은 가정 내 문제 혹은 부모가 자기 자식을 어떻게 하든 제3자가 관여할 바가 아니다라는 생각에서 최근에는 부모를 포함한 주 양육자가 역할을 하지 못할 경우에는 사회나 국가가 개입하여 이를 해결해야 한다는 인식을 가지게 되었다.

「아동복지법」에서는 아동학대를 "보호자를 포함한 성인이 아동의 건강 또는 복지를 해치거나 정상적 발달을 저해할 수 있는 신체적 · 정신적 · 성적 폭력이나 가혹행위를 하는 것과 아동의 보호자가 아동을 유기하거나 방임하는 것"(아동복지법 제3조 제7항)으로 정의하고 있다. 아동의 권리 보호를 목적으로 만들어진 국제협약인 「유엔아동권리협약」에서는 아동보호 및 학대예방을 위한 다양한 조치를 취하도록 명시하고 있다. 즉, "아동이 부모, 법정 후견인, 다른 보호자로부터 양육되는 동안 모든 형태의 신체적 · 정신적 폭력, 상해나 학대, 유기, 부당한 대우, 성적 학대를 비롯한 착취로부터 아동을 보호하기 위해 모든 적절한 입법적 · 행정적 · 사회적 · 교육적 조치를 취해야 한다(유엔아동권리협약 제19조)"고 규정하고 있다.

우리나라는 아동의 권익과 안전을 위하여, "국가와 지방자치단체는 아동의 안전 ·

건강 및 복지 증진을 위하여 아동과 그 보호자 및 가정을 지원하기 위한 정책을 수립·시행하여야 하며(아동복지법 제4조), 아동의 보호자는 아동에게 신체적 고통이나 폭언 등의 정신적 고통을 가하여서는 아니 되며(동법 제5조 제2항), 또한 모든 국민은 아동의 권익과 안전을 존중하여야 하며, 아동을 건강하게 양육하여야 한다(동법 제5조 3항)"고 규정하고 있다.

2) 아동학대의 유형

「아동복지법」 제3조 7목에서 정의하는 아동학대 유형은 신체학대, 정서학대, 성학대 및 방임으로 구분되는데, 이를 구체적으로 살펴보면 다음과 같다.

(1) 신체학대

신체학대는 보호자를 포함한 성인이 우발적인 사고가 아닌 상황에서 아동의 신체에 손상을 주거나 신체의 건강 및 발달을 해치는 학대행위를 말한다. 신체학대의 내용과 징후는 **표 9-1**과 같다.

표 9-1. 신체학대의 내용과 징후

구분	내용
신체학대의 내용	• 직접적으로 신체에 가해지는 행위(손, 발 등으로 때림, 꼬집고 물어뜯는 행위, 조르고 비트는 행위, 할퀴는 행위 등) • 도구를 사용하여 신체를 가해하는 행위(도구로 때림, 흉기 및 뾰족한 도구로 찌름 등) • 완력을 사용하여 신체를 위협하는 행위(강하게 흔듦, 신체부위 묶음, 벽에 밀어붙임, 떠밀고 잡음, 아동 던짐, 거꾸로 매담, 물에 빠뜨림 등) • 신체에 유해한 물질로 신체에 가해지는 행위(화학물질 혹은 약물 등으로 신체에 상해를 입히는 행위, 화상을 입힘 등) • 흔들린 아이 증후군(shaken baby syndrome)

구분	내용
신체적 징후	• 신체부위의 설명할 수 없는 상처(발생 및 회복에 시간차가 있는 상처, 사용된 도구의 모양이 그대로 남아 있는 상처) • 설명하기 어려운 부위의 화상(담뱃불 자국, 뜨거운 물에 데인 자국) • 설명하기 어려운 골절(시간차 있는 골절, 복합 및 나선형) • 설명하기 어려운 절상(입, 입술, 치은, 눈, 외음부 절상, 장기파열, 뇌손상 등)
행동 및 정서적 징후	• 어른들과 접촉회피 • 다른 아동들이 울 때의 공포 • 공격적이거나 위축적이거나 극단적 행동 • 부모를 두려워함 • 가출이나 비행 • 상처에 대해 이야기하지 않거나 엉뚱한 변명을 함 • 아파하거나 어색한 동작 • 옷 갈아입는 것을 싫어하거나 더운 날씨에도 옷 벗는 것 싫어함 • 집에 가기를 두려워함

(2) 정서학대

정서학대란 보호자를 포함한 성인이 아동에게 행하는 언어적 모욕, 정서적 위협, 감금이나 억제, 기타 아동의 정신건강 및 발달에 해를 끼치는 가학적인 행위를 일컫는다. 정서학대의 내용과 징후는 **표 9-2**와 같다.

표 9-2. 정서학대의 내용과 징후

구분	내용
정서학대의 내용	• 원망적 · 거부적 · 적대적 또는 경멸적인 언어폭력 등 • 잠을 재우지 않는 것 • 벌거벗겨 내쫓는 행위 • 형제나 친구 등과 비교, 차별, 편애하는 행위 • 가족 내에서 왕따시키는 행위 • 아동이 가정폭력을 목격하도록 하는 행위 • 아동을 시설 등에 버리겠다고 위협하거나 짐을 싸서 쫓아내는 행위 • 미성년자 출입금지 업소에 아동을 데리고 다니는 행위 • 아동의 정서발달 및 연령상 감당하기 어려운 것을 강요하는 행위(감금, 약취 및 유인, 아동 노동 착취) • 다른 아동을 학대하도록 강요하는 행위

구분	내용
신체적 징후	• 성장장애 • 신체발달 저하 • 언어장애
행동 및 정서적 징후	• 특정물건을 계속 빨거나 물어뜯음 • 반사회적, 파괴적인 행동 • 수면장애, 놀이장애 등 신경성 기질 • 히스테리, 강박, 공포 등 정신신경성 반응 • 극단행동, 과잉행동, 발달지연, 자살시도 등

(3) 성학대

성학대란 보호자를 포함한 성인이 아동의 건강 또는 복지를 해치거나 정상적 발달을 저해할 수 있는 성적 폭력이나 가혹행위를 하는 것으로서, 성인이 자신의 성적 충족을 목적으로 18세 미만의 아동에게 행하는 모든 신체적 접촉 및 성적 행위를 말한다. 성학대의 내용과 징후는 **표 9-3**과 같다.

표 9-3. 성학대의 내용과 징후

구분	내용
성학대의 내용	• 자신의 성적 만족을 위해 아동을 관찰하거나 아동에게 성적인 노출을 하는 행위(옷을 벗기거나 벗겨서 관찰하는 등의 관음적 행위, 성관계 장면을 노출, 나체 및 성기 노출, 자위행위 노출 및 강요, 음란물을 노출하는 행위 등) • 아동을 성적으로 추행하는 행위(구강추행, 성기추행, 항문추행, 기타 신체부위를 성적으로 추행하는 행위 등) • 아동에게 유사성행위를 하는 행위(드라이성교 등) • 성교를 하는 행위(성기삽입, 구강성교, 항문성교) • 성매매를 시키거나 성매매를 매개하는 행위
신체적 징후	• 신체적 지표(학령전 아동의 성병 감염, 임신) • 생식기의 증거(아동의 질에 있는 정액, 찢기거나 손실된 처녀막, 질에 생긴 상처나 긁힌 자국, 질의 홍진) • 항문증후(항문괄약근의 손상(유분증), 항문주변의 멍이나 찰과상, 항문 입구에 생긴 열창, 항문이 좁아짐, 회음부의 동통과 가려움) • 구강증후(입천장의 손상, 인두 임질 등) • 걷거나 앉는 데 어려움

구분	내용
행동 및 정서적 지표	• 성적 지표(나이에 맞지 않는 성적 행동, 성적인 묘사를 한 그림들, 타인과의 성적인 상호관계, 동물이나 장난감을 대상으로 성적인 상호관계) • 비성적 지표(수면장애, 유뇨증 · 유분증, 위축, 환상, 유아적 행동(퇴행 행동), 충동성, 산만함 및 주의집중 장애, 섭식장애(폭식증 · 거식증), 자기파괴적 행동(자살시도), 우울, 사회관계의 단절 등)

(4) 방임

방임이란 보호자가 아동에 대한 양육 및 보호의 책임을 수행하지 않음으로써 아동을 위험한 상황에 처하게 하거나 정상적인 발달을 저해하는 행위를 말하며, 유기란 보호자가 아동을 보호하지 않고 버리는 행위를 말한다. 방임의 내용과 징후는 **표 9-4**와 같다.

표 9-4. 방임의 내용과 징후

구분	내용
방임의 내용	• 물리적 방임(기본적인 의 · 식 · 주를 제공하지 않는 행위, 불결한 환경이나 위험한 상태에 아동을 방치하는 행위, 아동의 출생신고를 하지 않는 행위, 보호자가 아동들을 가정 내 두고 가출한 경우, 보호자가 아동을 시설 근처에 두고 사라진 경우, 보호자가 친족에게 연락하지 않고 무작정 아동을 친족 집 근처에 두고 사라진 경우 등) • 교육적 방임(보호자가 아동을 특별한 사유 없이 의무교육기관 입학유예, 무단결석 등 교육에 대해 무관심 내지 거부, 만성적 태만으로 방치하는 행위) • 의료적 방임(아동에게 필요한 의료적 처치 및 개입을 하지 않는 행위) • 유기(아동을 보호하지 않고 버리는 행위, 아동을 병원에 입원시키고 사라진 경우, 시설 근처에 버리고 가는 행위)
신체적 징후	• 지속적인 배고픔 • 열악한 위생상태 • 계절에 맞지 않는 옷차림 • 의학적 치료의 불이행 • 지속적인 피로, 불안정감 • 냄새나는 의복, 청결하지 못한 외모 • 수업 중 조는 행위

구분	내용
행동적 징후	• 음식을 구걸 • 잦은 결석 • 비행 또는 도적질 • 학교에 일찍 등교하고 집에 늦게 귀가

3) 아동학대 발생 현황

아동학대 신고 및 학대 판단건수에 대한 현황은 **그림 9-1, 표 9-5**와 같다.

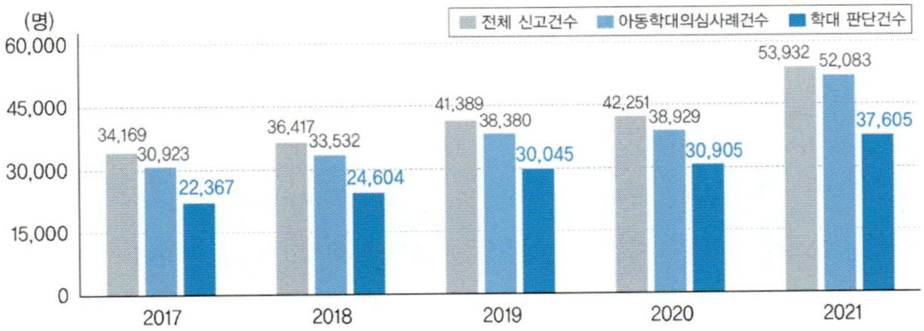

그림 9-1. 아동학대 신고 및 학대 판단건수

표 9-5. 아동학대 유형별 발생 현황 (단위: 건)

구분	2017년	2018년	2019년	2020년	2021년
합계	22,367	24,604	30,045	30,905	37,605
중복	10,875	11,792	14,476	14,934	16,026
신체	3,285	3,436	4,179	3,807	5,780
정서	4,728	5,862	7,622	8,732	12,351
성	692	910	883	695	655
방임	2,787	2,604	2,885	2,737	2,793

출처: 보건복지부(2022). 2021년 아동학대 연차보고서.

2021년 아동학대 37,605건 중에서 유형별 발생은 중복학대가 16,026건(42.62%)으로 가장 많았으며, 정서적 학대 12,351건, 신체적 학대 5,780건, 방임 2,793건, 성적 학대 655건 순으로 나타났다. 아동학대 행위자 유형은 **표 9-6**과 같다.

표 9-6. 아동학대 행위자 유형 (단위: 건, %)

구분		2017년	2018년	2019년	2020년	2021년
계		22,367(100)	24,604(100)	30,045(100)	30,905(100)	37,605(100)
부모		17,177(76.8)	18,920(76.9)	22,700(75.6)	25,380(82.1)	31,486(83.7)
친인척		1,067(4.8)	1,114(4.5)	1,332(4.4)	1,661(5.4)	1,517(4.0)
대리양육자		3,343(14.9)	3,906(15.9)	4,986(16.6)	2,930(9.5)	3,609(9.6)
	부모의 동거인	247(1.1)	270(1.1)	363(1.2)	444(1.4)	403(1.1)
	유치원 교직원	281(1.3)	189(0.8)	155(0.5)	118(0.4)	140(0.4)
	초중고교 직원	1,345(6.0)	2,060(8.4)	2,154(7.2)	882(2.9)	1,089(2.9)
	학원 및 교습소	217(1.0)	176(0.7)	320(1.1)	208(0.7)	319(0.8)
	보육교직원	840(3.8)	818(3.3)	1,384(4.6)	634(2.1)	1,221(3.2)
	아동복지시설 종사자	285(1.3)	313(1.3)	408(1.4)	556(1.8)	217(0.6)
	기타시설 종사자	60(0.3)	27(0.1)	63(0.2)	12(0.0)	93(0.2)
	청소년 관련 시설 종사자	32(0.1)	33(0.1)	87(0.3)	14(0.0)	58(0.2)
	위탁부	4(0.0)	7(0.0)	3(0.0)	4(0.0)	6(0.0)
	위탁모	17(0.1)	2(0.0)	8(0.0)	16(0.1)	17(0.0)
	베이비시터	15(0.1)	11(0.0)	41(0.1)	42(0.1)	46(0.1)
타인		294(1.3)	360(1.5)	663(2.2)	565(1.8)	658(1.7)
기타		441(2.0)	304(1.2)	364(1.2)	369(1.2)	355(0.9)
파악 안됨		45(0.2)	–	–	–	–

출처: 보건복지부(2022). 2021년 아동학대 연차보고서.

2021년 아동학대 판단건수 37,605건 중에서 부모에 의한 학대가 31,486건(83.7%)으로 가장 많았으며, 대리양육자 3,609건, 친인척 1,517건, 타인 658건, 기타 355건 순으로 나타났다.

4) 아동학대와 정신건강

아동학대는 아동의 신체적 · 심리적 · 정신적 · 사회적 발달에 부정적인 결과를 가져올 것이라는 사실은 굳이 말할 필요가 없다. 학대 후유증은 학대가 일어난 연령, 학대의 유형, 학대의 지속성 그리고 학대의 빈도 등에 따라 다양하다. 일반적으로 학대받은 연령이 어릴수록, 기간이 오랫동안 지속적일수록, 학대 정도가 심할수록 그 후유증은 더욱 심각해질 것이지만, 일회성의 학대라고 해서 그 후유증에서 자유로울 수는 없을 것이다. 특히 아동학대의 가장 비극적인 결과는 아동사망에까지 이를 수 있다는 것이다.

다시 말해 아동학대는 외상후 스트레스 장애를 비롯한 아동의 전반적 정신건강, 부모자녀관계 및 가족관계, 그리고 낮은 자존감, 분노 및 공격성, 문제행동, 학습장애, 가출, 높은 자살률, 범죄행위 연루, 건강한 대인관계 형성 및 유지의 어려움, 성적 문란 행동, 신체질병 등 다양한 병리적 문제를 보이게 된다.

2. 가정폭력과 정신건강

1) 가정폭력의 정의

1998년 7월 1일부터 시행되고 있는 「가정폭력범죄의 처벌 등에 관한 특례법」에 의하면, 가정폭력은 가족 구성원 사이의 폭력행위를 의미한다. 또한 가정폭력의 범위는 신체적 · 정신적 또는 재산상 피해를 수반하는 행위로 보고 있어 특례법의 적용을 받는 대상과 범위는 매우 포괄적이다. 일반적으로 가정폭력이란 남편과 아내, 부모와 자녀, 형제자매 및 기타 동거가족을 포함한 가족 구성원 중의 한 사람이 다른 사람에게 의도적으로 물리적인 힘을 사용하거나 정신적인 학대를 통하여 고통을 주는 행위를 말한다.

가정폭력은 일반폭력과 달리 가족 등 친밀한 관계에서 지속적으로 반복되고 그 정도도 지속적으로 심화되는 특징을 가지고 있다. 이러한 가정폭력은 피해 당사자뿐만 아니라 대대로 답습되는 세대전수성이 있다. 또한 최근에는 가정폭력 대상이 부부폭력에서 아동 · 노인 · 장애인 · 다문화 폭력으로 다양화되고 있으며, 그 유형도 신체폭력에서 정서 · 경제폭력으로 확대되고 있는 추세이다.

2) 가정폭력의 유형

가정폭력의 유형으로는 **그림 9-2**와 같이 신체적 폭력, 정서적 폭력, 성적 폭력, 경제적 폭력으로 구분된다(김이영 외, 2023; 여성가족부, 2019).

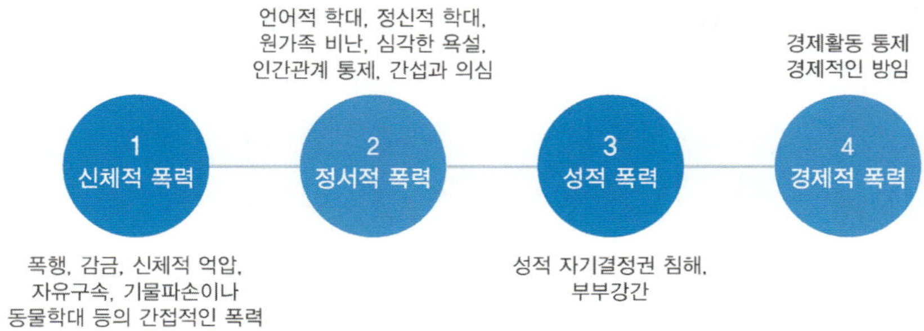

그림 9-2. 가정폭력의 유형

(1) 신체적 폭력

신체적 폭력은 모든 폭력적인 행위를 말하는 것으로 힘이나 도구를 사용하여 상대방의 신체에 손상을 입히는 행위, 발차기, 뺨 때리기, 발길질, 몽둥이와 칼 등의 기물을 던지고, 때리며, 떠밀거나, 머리카락 잡아당기기, 물어뜯기, 구타, 팔을 잡고 비틀거나 흔들기, 담뱃불로 지지기, 약물이나 치료 중단, 음식, 수면, 산소 공급 중단, 주먹으로 치거나 때리는 행위, 목을 조르는 행위, 신체에 상해를 입히기와 같은 유형들이다. 신체적 학대의 결과로 피해자가 불구가 되기도 하며 노이로제 등의 정신적인 장애가 발생하거나 목숨을 잃기도 한다.

(2) 정서적 폭력

정서적 폭력은 상대방에 대한 협박, 공포와 외출과 모든 행동을 통제하며 남편의 경우 아내에게 이웃, 친지들과의 만남, 사회적 활동을 금지시키거나 항상 다른 남자와의 관계를 의심하는 것이다. 그리고 자신이 행사한 폭력의 책임을 아내에게 돌리는 행위이며 악담, 모욕적인 말로 기분을 상하게 하고, 때리려고 위협하거나, 물건을 파손하므로 피해자의 마음에 깊은 상처를 입히는 것이다. 자존심을 손상시키는 것, 잠을 이루지 못하는 것, 굴욕적인 행동을 강요하는 것, 스토킹 등을 포함한다. 정서적 학대는 상대방을 통제하여 심리 · 정서적으로 고통을 주거나, 위협, 저주, 인격모독, 폭력적인 극단적인 말, 집단 따돌림, 무관심 등의 학대 행위이다.

(3) 성폭력

성폭력은 상대방의 동의 없이 성관계를 맺거나 강제적인 성접촉이나 성행위를 의미한다. 성폭력은 강제로 옷 벗기기, 신체부위의 촬영, 성적인 수치심을 일으키는 행위이다. 상대방의 허락 없이 폭력으로 성행위를 요구하고, 부부가 아닌 타인과 성관계를 갖게 하는 등, 성행위로 상대방의 품위를 손상시키는 일체의 성적인 행위와 상대가 원하지 않은 특정한 종류의 성행위를 강요하는 것이다. 성폭력의 흔적은 가슴이나 성기 주위의 멍이나, 성병으로 생식기 감염, 질이나 항문의 출혈, 찢어지거나 얼룩진 피 묻은 속옷 등이 해당된다.

(4) 경제적 폭력

경제적 폭력은 경제권을 지닌 남편이 가족에게 생활비를 주지 않거나 일방적으로 재산을 처분하고 수입과 지출을 독점하는 행위이다. 경제활동을 하는 여성도 남편에게 자신의 소득을 통제받는 경우도 포함된다. 경제적 폭력의 결과로 자녀양육과 생활고의 어려움에 시달리게 된다.

3) 가정폭력의 현황

가정폭력 실태는 「가정폭력방지 및 피해자 보호 등에 관한 법률」 제4조의 2에 근거 하여 2004년부터 3년마다 실시하고 있다. 최근에 이루어진 제6차 '2019년 가정폭력 실태조사'에 따른 부부폭력 등의 조사 결과를 살펴보면(여성가족부, 2019), 부부폭력의 현황으로 유형별 폭력행위 중 하나라도 경험하였다고 응답한 비율은 지난 1년간 배우자에 의한 신체적 · 성적 폭력 피해율은 여성 5.9%, 남성 1.3%였으며, 4개 유형 폭력(신체적 · 성적 · 경제적 · 정서적 폭력) 피해율은 여성 10.9%, 남성 6.6%였고, 5개 유형 폭력(신체적 · 성적 · 경제적 · 정서적 폭력 · 통제) 피해율은 여성 28.9%, 남성 26.0%로 나타났다.

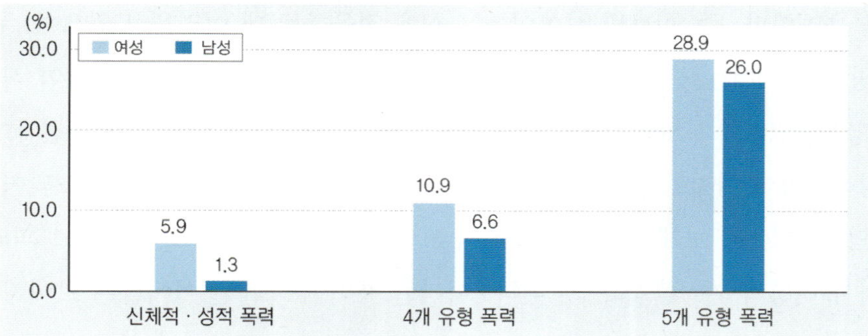

그림 9-3. 유형별 폭력경험률

주: 4개 유형 폭력(신체적 · 성적 · 경제적 · 정서적 폭력), 5개 유형 폭력(신체적 · 성적 · 경제적 · 정서적 폭력 · 통제)

4) 가정폭력과 정신건강

(1) 피해여성의 정신건강

지속적으로 폭행을 당한 경우 정도의 차이는 있지만 정신적 판단력 상실, 우울증 등을 수반하게 된다. 가정폭력이 이처럼 신체적 손상뿐만 아니라 정신적 피해를 주기 때문에 삶에 대한 자신감을 잃고, 무기력한 상태에서 우울감을 증폭시켜 피해자로 하여금 정상적인 생활을 어렵게 하고 있다. 이러한 정신적인 피해의 후유증이 폭력의 악순환을 이루는 고리가 되고 있다.

(2) 자녀의 정신건강

가정폭력은 배우자뿐만 아니라 자녀나 그 밖의 주위 연관된 사람들에게 심각한 영향을 미친다. 부부 간의 폭력이 행해지는 가정에서는 자녀에 대한 학대도 동시에 일어나는 경우가 많다. 가정폭력에서 아동에 대한 직접적 학대는 부정적인 사회적 영향을 초래한다. 즉, 학대받은 아이는 사회에 적응하는 데 어려움이 있으며, 무관심으로 방치된 아이는 신체발달 및 정서적인 능력이 뒤떨어진다. 또한 자신이 직접 학대를 당하지 않고 부모의 폭력을 목격하는 경우에도 심각한 영향을 미친다.

가정폭력이 벌어지고 있는 집에서 아이들은 폭력을 목격하거나, 실제로 맞거나 강간을 당하는 것을 보게 된다. 그들은 부모의 비명소리, 울음소리를 듣고 피와 멍, 부서진 유리창과 가구들을 보게 된다. 이러한 폭력에 노출된 아이들은 보이지 않은 깊은 상처를 받게 된다. 특히 자녀는 아버지가 어머니를 때리는 무자비한 행동을 보고 심각한 마음의 상처를 입고 고통스러워한다.

부모의 폭력을 목격하고 자란 자녀는 지적 · 정서적으로 슬픔과 불행감을 갖게 되고 판단력과 사고력의 손상, 학습장애, 대인관계의 실패, 적응장애 등 포괄적으로 인격적인 장애를 일으킬 수 있다. 폭력가정의 아이는 청소년기에 집안의 문제를 숨기고 부인하게 되며, 다른 사람과의 관계에서 타인을 비난하고 불안한 행동을 보인다. 그리고 부모의 폭력을 목격함으로써 왜곡된 인간관계의 모델을 자연스럽게 배우면서 성장하게 된다. 이에 따라 분노와 적개심 등의 정서가 잠재하게 되어 성장한 후에 그 결과가 나타날 수 있다. 즉, 처음에는 폭력을 사용하는 부모에 대해 부정적인 시각을 가지고 자신은 폭력을 사용하지 않겠다고 다짐하지만 직장에서나 가정에서 갈등관계가 있을 때는 이미 익숙해진 폭력을 자연스럽게 사용하게 된다. 폭력을 목격한 아동은 청소년기에 접어들면서 정상적인 아이처럼 학교생활에 잘 적응하지 못하고 가출하기도 하고 비행청소년이 되기 쉽다. 이들에 의한 청소년 범죄 등은 가정에서의 문제가 또 다른 사회적 문제를 일으키게 된다는 것을 보여 준다.

3. 학교폭력과 정신건강

1) 학교폭력의 개념

'학교폭력'이라는 용어는 두 가지 용어, 즉 '학교'와 '폭력'이라는 용어로 구성되어 있다. 전자의 '학교'의 의미는 학교 주변을 중심으로 일정한 거리 이내에 위치한 지리적 · 공간적 장소를 지칭하는 것이다. 그러나 일정한 거리가 어느 정도인지에 대해서는 아직 명확한 합의를 이끌어 내지 못하고 있는 실정이다. 후자의 '폭력'의 의미는 일반적으로 타인에게 상해나 피해를 입히기 위한 물리력을 의미하지만 자신이 원하는 이익을 얻기 위해 사용하는 힘과 권력도 포함된다.

일반적으로 사용되는 폭력에 대한 개념으로 티어치(Thiersch, 1995)의 견해에 따라 물리적 · 심리적 · 구조적 폭력이라는 세 가지 형태로 구분할 수 있다. 그의 견해에 의하면 물리적 폭력은 폭력이 직접 신체적으로 행해지는 것과 이에 관련된 의도적 협박이나 신체적인 괴롭힘을 주는 행위를 말하고, 심리적 폭력은 언어적 상황에서의 협박과 강요, 모욕 또는 두려움을 주는 행위를 의미하며, 구조적 폭력은 주어진 주변의 사회 및 자연환경으로부터의 강압적인 사회관계, 위협, 상호 인간관계로부터 받는 심한 갈등을 의미한다(강유미, 2011). 따라서 폭력은 물리적 · 심리적 · 구조적 폭력의 개념으로 정의될 수 있으며, 이러한 폭력이 학교라는 공간적 개념과 결합된 것이 학교폭력이라고 할 수 있다. 즉, '학교 내 · 외에서 학생을 대상으로 발생한 상해, 폭행,

감금, 협박, 약취 · 유인, 명예훼손 · 모욕, 공갈, 강요 · 강제적인 심부름 및 성폭력, 따돌림, 사이버 따돌림, 정보통신망을 이용한 음란 · 폭력 정보 등에 의하여 신체 · 정신 또는 재산상의 피해를 수반하는 행위'로 정의되고 있다. 그러나 학교폭력에 대한 정의는 연구자에 따라 달라질 수 있다. 즉, 학교폭력의 발생장소, 가해와 피해의 대상에 대한 정의에 대해 다른 시각을 보일 수 있으며, 이러한 차이는 학교폭력의 발생비율, 피해와 가해의 원인 등과 같은 연구에서 다른 결과를 보이는 원인이 되기도 한다. 하지만 학교와 관련하여 일어나는 폭력행위로 그 주체나 대상이 청소년이라는 특징은 공통적으로 포함하고 있다. 견해의 차이를 보이는 학교폭력 개념의 구체적 내용은 다음과 같이 정리할 수 있다(이재욱, 2012).

첫째, 폭력이 일어나는 장소의 문제이다. 학생들이 학교에서 경험하는 폭력뿐만 아니라 가정이나 학교 밖에서 일어나는 폭력도 그것이 학생들에게 영향을 미치는 것이라면 학교폭력으로 보아야 한다는 광의적인 개념으로 학교폭력이 청소년폭력이라는 용어와 혼용되어 사용되기도 한다. 한편 학교폭력의 범위를 학교 내에서 발생하는 폭력이나 학교 주변과 등 · 하교길에서 발생하는 폭력으로 한정시키기도 한다.

둘째, 학교폭력의 주체가 되는 가해자 및 피해자와 관련된 문제이다. 우리나라보다 학교폭력 문제가 더욱 심각한 미국에서는 학생들 사이의 폭력뿐만 아니라 교직원들에 대한 학생의 폭력도 학교폭력의 범위에 포함시키는 경향이 높다. 그러나 우리나라의 경우에는 교사에 대한 학생의 폭력 빈도가 상대적으로 낮기 때문에 학교폭력에 관한 대부분의 연구에서는 이를 포함시키지 않고 있다. 그러나 최근 학생에 대한 교사의 폭력을 학교폭력의 유형에 포함시키는 경우가 있으며, 교사에 대한 학생의 폭력도 학교폭력 범주에 포함해야 할 것인가에 대한 논의가 진행 중이다.

셋째, 폭력의 개념 정의에 대한 문제이다. 아직까지 폭력의 정의에 대한 명확한 합의가 없는 상태이기 때문에 어떤 행위를 폭력으로 볼 것인가 하는 문제가 제기될 수 있다. 일반적으로 폭력은 '타인 또는 타인의 재산에 해를 입히기 위한 물리적인 힘의 행사'라고 정의되고 있지만 학교폭력의 경우에는 가해자가 상대에게 해를 끼치려는 의도를 가진 어떠한 행동도 폭력으로 간주될 수 있다. 그러나 이러한 개념정의도 특정행위, 예를 들어 따돌림이나 욕설과 같은 심리적 · 언어적인 폭력행위를 폭력으로 분류할 것인가에 대한 명확한 규정을 내리고 있지 못한 상태이다.

이와 같이 학교폭력의 개념에 대해 폭력이 일어나는 장소, 학교폭력의 주체 및 폭력에 대한 개념 정의에 대한 논의가 이루어지고 있으며, 학교폭력과 관련된 명확한 정의는 학교폭력 문제를 해결하기 위해 반드시 필요하기 때문에 매우 중요하다고 할 수 있다.

2) 학교폭력의 유형

학교폭력의 유형으로는 일반적으로 상황적 폭력, 관계적 폭력, 약탈적 폭력 및 정신병리적 폭력의 유형으로 구분할 수 있는데, 구체적인 내용은 **표 9-7**과 같다(김이영 외, 2022; 이재욱, 2012).

표 9-7. 일반적 학교폭력의 유형

구분	내용
상황적 폭력	다른 사람이나 범죄적 환경과 같이 특수한 상황에서 발생하는 폭력을 말하며, 비행이나 폭력을 행하는 친구들이나 비행을 유발할 만한 환경에 처한 청소년들 사이에서 학교폭력이 발생할 수 있다는 견해이다. 이러한 특정상황에서의 폭력행동은 대부분이 폭력적인 매체물에 의한 모방에 그 원인을 두는 경우가 많다.
관계적 폭력	관계적 폭력은 사람들과의 관계 내에서 발생하는 폭력을 말하는데, 대부분의 청소년폭력은 대인관계에서의 갈등이나 복수심에서 비롯되며 갈등과 사소한 분쟁들을 합리적으로 해결하지 못한 대부분의 청소년들은 비합리적인 수단과 방법으로서 폭력에 의존하게 된다고 보는 견해이다.

구분	내용
약탈적 폭력	약탈적 폭력은 어떤 형태의 이익을 위해 발생하는 폭력을 말한다. 즉, 전형적인 수단적 폭력을 의미하는데, 이것은 범죄적 또는 반사회적 성격을 내포하고 있으며 청소년 폭력의 20% 정도가 이 유형에 해당된다고 보고되고 있다. 특히, 남자 청소년의 경우는 여자 청소년에 비해 2% 정도 더 높은 약탈적 폭력 유형을 지니고 있으며, 금품갈취를 위한 폭력이나 압력을 행사하기 위한 폭력들이 이 범주에 포함된다.
정신병리적 폭력	정신병리적 폭력은 주로 피해망상이나 과대망상증 같은 정신적인 장애와 정신적 혼란으로 인해 비롯되는 폭력을 말하는데, 청소년의 정신병적 폭력은 드물고, 폭력행동의 예측도 어렵다. 그러나 최근 청소년의 정신 문제가 심각해지고 있기 때문에 앞으로 청소년의 정신병리적 폭력은 꾸준히 증가할 것으로 예상되고 있다.

이러한 폭력의 유형별 구분들 가운데 학교 현장 및 교육청 등 관련 부처에서는 「학교폭력 예방 및 대책에 관한 법률」이 규정하는 개념을 준용하여, 학교폭력의 유형을 신체폭력, 언어폭력, 금품갈취, 강요, 따돌림, 성폭력 및 사이버폭력 등으로 구분하고 있다〈**표 9-8**〉.

표 9-8. 「학교폭력 예방 및 대책에 관한 법률」의 학교폭력 유형

유형	상황
신체폭력	• 신체를 손, 발로 때리는 등 고통을 가하는 행위(상해, 폭행) • 일정한 장소에서 쉽게 나오지 못하도록 하는 행위(감금) • 강제(폭행, 협박)로 일정한 장소로 데리고 가는 행위(약취) • 상대방을 속이거나 유혹해서 일정한 장소로 데리고 가는 행위(유인) • 장난을 빙자한 꼬집기, 때리기, 힘껏 밀치기 등 상대학생이 폭력으로 인식하는 행위
언어폭력	• 여러 사람 앞에서 상대방의 명예를 훼손하는 구체적인 말(성격, 능력, 배경 등)을 하거나 그런 내용의 글을 인터넷, SNS 등으로 퍼뜨리는 행위(명예훼손), 내용이 진실이라고 하더라도 범죄이고, 허위인 경우에는 「헌법」상 가중 처벌 대상이 됨 • 여러 사람 앞에서 모욕적인 용어(생김새에 대한 놀림, 병신, 바보 등 상대방을 비하하는 내용)를 지속적으로 말하거나 그런 내용의 글을 인터넷, SNS 등으로 퍼뜨리는 행위(모욕) • 신체 등에 해를 끼칠 듯한 언행("죽을래" 등)과 문자메시지 등으로 겁을 주는 행위(협박)

유형	상황
금품갈취	• 돌려줄 생각이 없으면서 돈을 요구하는 행위 • 옷, 문구류 등을 빌린다며 되돌려주지 않는 행위 • 일부러 물품을 망가뜨리는 행위 • 돈을 걷어 오라고 하는 행위
강요	• 속칭 빵 셔틀, 와이파이 셔틀, 과제 대행, 게임 대행, 심부름 강요 등 의사에 반하는 행동을 강요하는 행위(강제적 심부름) • 폭행 또는 협박으로 상대방의 권리행사를 방해하거나 해야 할 의무가 없는 일을 하게 하는 행위(강요)
따돌림	• 집단적으로 상대방을 의도적이고, 반복적으로 피하는 행위 • 싫어하는 말로 바보 취급 등 놀리기, 빈정거림, 면박 주기, 겁주는 행동, 골탕 먹이기, 비웃기 • 다른 학생들과 어울리지 못하도록 막는 행위
성폭력	• 폭행 · 협박을 하여 성행위를 강제하거나 유사 성행위, 성기에 이물질을 삽입하는 등의 행위 • 상대방에게 폭행과 협박을 하면서 성적 모멸감을 느끼도록 신체적 접촉을 하는 행위 • 성적인 말과 행동을 함으로써 상대방이 성적 굴욕감, 수치감을 느끼도록 하는 행위
사이버폭력	• 속칭 사이버모욕, 사이버명예훼손, 사이버성희롱, 사이버스토킹, 사이버음란물 유통, 대화명 테러, 인증놀이, 게임부주 강요 등 정보통신기기를 이용하여 괴롭히는 행위 • 특정인에 대해 모욕적 언사나 욕설 등을 인터넷 게시판, 채팅, 카페 등에 올리는 행위, 특정인에 대한 저격글이 그 한 형태임 • 특정인에 대한 허위 글이나 개인의 사생활에 관한 사실을 인터넷, SNS 등을 통해 불특정 다수에 공개하는 행위 • 성적 수치심을 주거나, 위협하는 내용, 조롱하는 글, 그림, 동영상 등을 정보통신망을 통해 유포하는 행위 • 공포심이나 불안감을 유발하는 문자, 음향, 영상 등을 휴대폰 등 정보통신망을 통해 반복적으로 보내는 행위

출처: 교육부, 이화여자대학교 학교폭력예방연구소(2022). 학교폭력 사안처리 가이드북.

3) 학교폭력의 현황

교육부(2021)는 16개 시도교육감이 초 · 중 · 고등학교(초4~고3) 학생들을 대상으로 실시한 '2021년 1차 학교폭력 실태조사(전수조사)' 결과를 발표하였는데, 이 조사는 코로나19 상황에서 학생들의 자발적 참여를 원칙으로 온라인을 통해 진행되었으며, 참여율은 88.8%(344만 명)로 2020년 조사 대비 6.2%(49만 명) 증가한 것으로 나타났다. 그 결과를 중심으로 학교폭력의 실태를 살펴보면 다음과 같다.

(1) 피해경험 현황

전체 피해응답률과 학교급별 피해응답률에 대한 조사 결과는 **그림 9-4**와 같다.

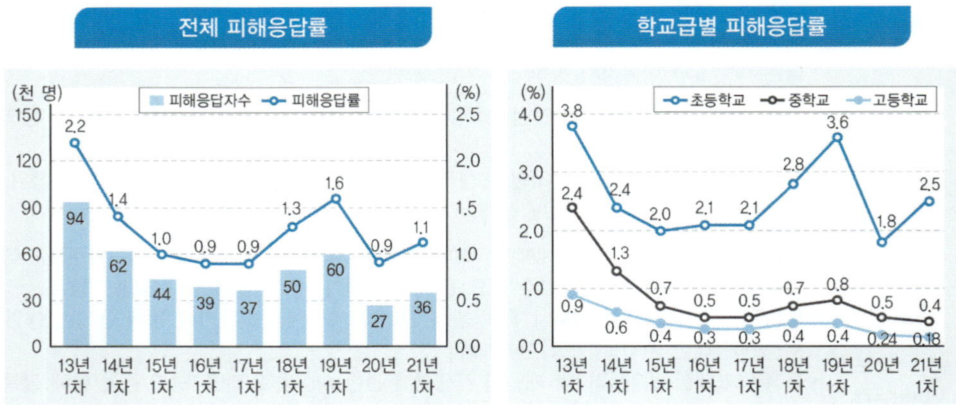

구분	전체	초	중	고
비율(%)	1.1	2.5	0.4	0.2
명수(천 명)	36.3	28.8	5.3	2.0

그림 9-4. 전체 및 학교급별 피해응답률

출처: 통계청, 여성가족부(2021). 2021 청소년 통계.

조사 결과, 전체 피해응답률은 1.1%로, 2020년 조사(2020.9.14.~10.23.) 대비 0.2% 증가하였으나, 같은 시기에 조사한 2019년 1차 조사(2019.4.1.~4.30.)에 비해서는 0.5% 감소한 것으로 나타났다. 그리고 학교급별로는 초 2.5%, 중 0.4%, 고 0.2%로 조사되어,

2020년 조사 대비 초등학교는 0.7% 증가하였고, 중학교는 0.1%, 고등학교는 0.06% 감소한 것으로 나타났다. 학교급별 피해유형 비율의 현황은 그림 9-5와 같다.

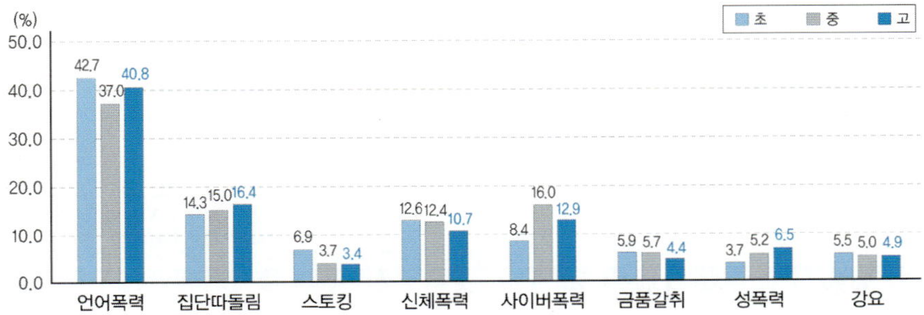

그림 9-5. 학교급별 피해유형 비율

출처: 통계청, 여성가족부(2021). 2021 청소년 통계.

그림 9-5에서 보는 것과 같이, 언어폭력은 초등학교(42.7%), 집단따돌림은 고등학교(16.4%), 스토킹은 초등학교(6.9%), 신체폭력은 초등학교(12.6%), 사이버폭력은 중학교(16%), 금품갈취는 초등학교(5.9%), 성폭력은 고등학교(6.5%), 강요는 초등학교(5.5%)로 나타나 초등학교에서 학교폭력에 대한 응답 비중이 높은 것으로 나타났다. 언어폭력 비중의 증가와 중·고등학생에 비해 초등학생의 높은 피해응답률에 대해서는 대책 마련이 필요하다는 것을 시사하는 결과라고 할 수 있다.

(2) 가해학생 현황

가해학생에 대한 조사에서 가해응답률과 학교급별 가해응답률에 대한 조사결과는 그림 9-6과 같다.

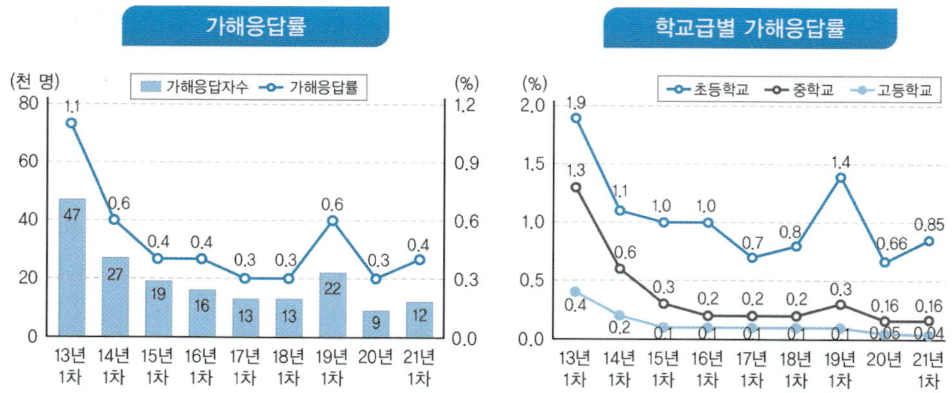

구분	전체	초	중	고
비율(%)	0.4	0.85	0.16	0.04
명수(천 명)	12.3	9.8	1.95	0.4

그림 9-6. 전체 및 학교급별 가해응답률

출처: 통계청, 여성가족부(2021). 2021 청소년 통계.

그림 9-6에서 보는 것과 같이, 전체 가해응답률은 0.4%(1.2만 명)로, 2020년 조사 대비 0.1%(0.3만 명) 증가하였으며, 2019년 1차 조사 대비 0.2%(1만 명) 감소한 것으로 나타났다. 학교급별 가해응답비율은 초등학교 0.85%, 중학교 0.16%, 고등학교 0.04%로, 2020년 조사 대비 초등학교는 0.19% 증가하였으나, 중학교는 동일하고 고등학교는 0.01% 감소한 것으로 나타났다. 가해 유형별 비율에 대한 조사 결과는 **표 9-9**와 같다.

표 9-9. 가해 유형별 비율

(단위: %)

구분	언어 폭력	집단 따돌림	스토킹	신체 폭력	사이버 폭력	금품 갈취	성폭력	강요
전체	45.7	10.1	5.5	16.1	8.2	4.4	3.5	6.6
초	47.4	10.1	6.1	15.8	6.7	4.4	3.0	6.6
중	40.2	10.7	3.0	16.5	14.6	4.2	4.9	5.8
고	35.2	8.5	3.9	19.6	12.7	4.3	7.2	8.5

출처: 통계청, 여성가족부(2021). 2021 청소년 통계.

표 9-9에서 보는 것과 같이, 가해 유형별 비율은 언어폭력이 45.7%로 가장 높았으며, 신체폭력 16.1%, 집단따돌림 10.1%, 사이버폭력 8.2%, 강요 6.6%, 스토킹 5.5%, 금품갈취 4.4%, 성폭력 3.5% 순으로 나타났다. 학교급별 현황에서는 언어폭력의 경우 초등학교, 집단따돌림 중학교, 스토킹은 초등학교, 신체폭력은 고등학교, 사이버폭력은 중학교, 금품갈취는 초등학교, 성폭력은 고등학교, 강요는 고등학교에서 많이 발생하는 것으로 나타났다.

4) 학교폭력과 정신건강

학교폭력 행동을 하는 청소년에게서 나타나는 개인적 특성 중 가장 많은 부분을 차지하는 것이 충동성과 공격성이다. 충동적이고 공격성이 높은 사람은 사회질서나 규범을 고려하지 않고 자기중심적으로 행동하는 경향이 강하다. 이들은 스스로 분노를 조절하거나 화를 참는 능력이 부족하고 자신이 처한 상황에 대한 해석과 인식에 있어서 일반 청소년보다 더 많은 스트레스를 경험하게 된다. 이러한 학생들은 부정적인 자아개념이 형성되어 자기 자신을 필요 없는 존재, 무능한 존재, 약한 존재로 규정하며 그러한 방향으로 삶을 이끌어 간다. 이러한 행동이 결국에는 공격행동과 폭력행동으로 이어지게 된다.

학교폭력에 영향을 미칠 수 있는 생물학적 이론에서는 품행장애, 반항성 장애 및 주의력결핍 과잉행동장애 등도 폭력이나 비행과 관련될 수 있다는 것이다. 이러한 장애를 가지고 있거나 특수교육을 받고 있는 경우, 그들은 학교폭력의 가해자 및 피해자가 될 위험성이 높다. 그 이유로는 사회적으로 잘 기능하지 못하고 폭력에서 자신을 보호할 수 있는 능력이 부족하므로 이들은 학교폭력의 표적이 될 수 있기 때문이다. 반면에 과거의 생활경험이나 생활양식, 특성, 그들 자신이 가지고 있는 행동장애를 공격적인 방법으로 표출하여 학교폭력의 가해 청소년이 되기도 한다.

Chapter 10

자살과 정신건강

배울 내용

1. 자살과 자살행동의 개념
2. 자살이론
3. 자살의 현황
4. 자살 관련 정책

학습목표

1. 자살과 자살행동의 개념을 구분할 수 있다.
2. 자살이론을 설명할 수 있다.
3. 자살의 현황을 파악한다.
4. 자살 관련 정책을 이해하고 개선방안을 모색해 본다.

1. 자살과 자살행동의 개념

1) 자살의 정의

자살의 정의는 많은 연구들에서 다양하게 정의를 내리고 있기 때문에 그 개념과 범위는 학자들마다 조금씩 다르게 보고 있다고 해도 과언이 아니다. 이러한 자살을 의미하는 'suicide'는 '자기'를 의미하는 'sui'와 '죽이다'는 뜻의 'caedo'의 라틴어가 그 어원인 합성어로서, 사전적 의미는 "스스로 자기의 목숨을 끊는 것"으로 정의를 내릴 수 있다. 그리고 세계보건기구(WHO)는 자살에 대해서 "자살 행위로 인하여 죽음을 초래하는 경우로 죽음의 의도와 동기를 인식하면서 자신에게 손상을 입히는 행위"라고 정의하고 있다(World Health Organization, 2016).

미국에서 자살과 심리부검(psychological autopsy) 분야의 대가로 알려진 슈나이드먼(Shneidman, 1985)은 자살이란 "스스로 유발한 소멸의 의식적 행위이며 자살이 가장 나은 해결책이라고 인식한 개인의 다차원적 쇄락(multidimensional malaise)"이라고 하였으며, 프랑스의 사회학자 에밀 뒤르켐(Emil Durkheim, 1897, 1951)은 『자살론』에서 "자살은 스스로를 희생시키려는 적극적 · 소극적 행위로부터 직 · 간접적으로 귀결되는 죽음으로, 자신은 죽음이 온다는 것을 알고 있는 상태"라고 정의하였다. 또한 그는 약 26,000여 건의 자살사례에 대한 통계분석을 통해 자살은 사회통합력과 구속력의 높고 낮음의 정도에 따라, 자살의 유형을 '이기적 자살(egoistic suicide)', '이타적 자살(altruistic suicide)', '아노미적 자살(anomic suicide)', '숙명론적 자살(fatalistic suicide)'로 나누었으며 자살을 개인적인 문제가 아닌 사회적인 관점으로 바라보았다.

따라서 자살의 개념을 종합해 보면, 자살은 "자신이 스스로에게 죽음을 예측하면서 의도적 · 고의적으로 자신에게 상해를 입혀 죽음의 결과에 이르게 하는 것"으로 정의할 수 있으며, 이러한 자살은 죽으려는 의도를 가지고 스스로 상해를 입혀 사망한 것이며, 그 의도를 실행할 때 결과를 예상 또는 자각하고 있어야 함을 의미한다.

2) 자살행동의 개념

자살과 관련된 많은 연구들에서 대체로 자살의 개념은 자살생각(suicidal ideation), 자살계획(suicidal plan), 자살시도(suicidal attempt), 자살실행 혹은 자살행동, 자살사망(suicidal completion) 등으로 분류되며, 이는 연속적인 행동으로 이어진다는 견해가 지배적이다(지연옥, 2017). 자살생각은 죽음에 대한 생각, 죽는 시간과 방법, 바람 등에 대한 생각을 포함한다. 즉, 자살생각이란 스스로 목숨을 끊는 것과 관련된 생각으로서 자살에 대한 동기, 의지, 계획과 관련된 사고를 의미한다. 자살계획은 유서작성이나 소지품 처분, 자해적 행동 등을 포함하며 자살시도는 공공연한 위협과 자해로 끝나는 실제 자살시도를 말한다. 홍영수(2004)는 자살생각(suicidal ideation)은 죽음에 대한 생각, 수단에 대한 생각까지를 포함하며, 자살계획(suicidal plan)은 자살생각의 차원을 넘어서 유서작성, 소지품 정리 및 자살정보수집 등을 포함한다고 하였다. 자살시도(suicidal attempt)는 고의적이며 실제적인 자해 등을 포함하고 실행(completion)은 실제적인 자살을 의미한다.

자살생각이 반드시 자살시도로 이어지는 것은 아니지만, 아주 경미한 자살생각이라도 앞으로 심각한 수준으로 발전되거나 자살시도로 이어질 수 있다. 즉, 자살생각은 자살이라는 연속체에서 초기단계이지만 미래의 자살행위에 대한 주요 지표라고 할 수 있다. 즉, 지속적으로 반복되는 자살생각은 자살계획 및 충동적 자살 시도의 위험요인이 될 수 있다는 것이다. 쿠오 등(Kuo et al., 2001)의 연구에서는 자살생각을 자주하는 사람은 그렇지 않은 사람과 비교해서 자살시도를 할 가능성이 6배나 높다고 보고하였는데, 이는 자살생각을 감지하여 이를 감소시킴으로써 자살시도를 예방할 수 있으며 자살예방을 위한 중요한 출발점이 될 수 있음을 시사한다고 할 수 있다.

'자살'이라는 용어는 스스로 죽음을 선택하여 사망에 이른 것을 의미하며 우리는 자살사망자를 대상으로 연구를 진행할 수가 없다. 단지 자살 유가족이나 친구, 지인 등 자살사망자 주변인을 대상으로 자살원인을 '추정'하는 '심리적 부검(psychological autopsy)'을 실시할 뿐이다. 또한 일반 연구자들은 심리적 부검을 실시할 수도 없을 뿐더러 현실적으로 유가족들의 협조를 얻기란 어렵다. 따라서 자살사망자를 연구하는 데에는 많은 어려움이 따르는데 그로 인해 자살사망의 예측변인이 될 수 있는 자살생각, 자살계획, 자살시도자를 대상으로 연구가 이루어지는 것이 대부분이다(박재연, 2010).

2. 자살이론

자살은 논리적 · 심리적 현상이지만 합리적인 자살이란 있을 수 없다. 따라서 하나의 이론으로 자살을 이해하기보다는 현재 심적 고통의 연속으로 인해 나타나는 결과로 이해해야 한다. 자살을 이해하려는 학문적 입장은 다양하지만 스트레스-평가-대처 이론, 스트레스-취약성 이론 및 레질리언스 이론을 중심으로 살펴보면 다음과 같다(장용언, 2019).

1) 스트레스-평가-대처 이론(Stress-Appraisal-Coping Theory)

초기 스트레스 연구자들은 생리적 · 의학적 차원에서 스트레스를 외적 조건에 대한 반응으로 정의하였다. 이후 심리적 차원에서 스트레스를 '자극'으로 파악하려는 연구자들은 스트레스를 환경적 자극으로 보거나 개인과 환경과의 상호작용으로 보고 있다. 즉, 환경적 자극이 실제로는 모든 사람에게 같은 의미로 스트레스가 해석되지 않는다는 점은 스트레스를 사람과 환경 사이의 상호작용으로 보는 입장이 대두하게 되는 계기가 되었다. 어떤 환경적 사건도 개인의 지각이나 평가와 독립된 긴장원으로 작용할 수 없다는 관계론적 입장으로 스트레스를 바라보았다(하정, 1997).

이는 매우 광범위한 개념으로 특정 자극의 스트레스성 여부를 결정하는 것은 자극 혹은 반응 그 자체가 아니라 유기체가 환경적 자극을 해석하고 반응할 수 있는 방법이다. 라자루스와 포크먼(1984)이 주장한 이 이론은 환경을 통해 겪은 어려움에 적응해 가는 과정에 주목한다. 즉, 한 개인에 대한 내·외부적 요구가 자신이 가진 자원을 초과할 경우 그러한 상황을 위협으로 평가하게 되고, 이로 인해 스트레스를 경험하게 된다. 이때 개인은 스트레스 환경에 대한 자신의 인지적 평가와 스트레스 대처방식을 통해 적응 또는 부적응 행동을 나타낼 수 있다. 동일한 박탈경험을 가진다 하더라도 이를 심한 스트레스 상황으로 인지하거나 부정적인 평가를 할 경우 자살행동이라는 극단에 이를 수 있는 가능성이 높아진다는 것이다.

2) 스트레스-취약성 이론

자살의 원인을 설명하는 전통적 이론들인 유전·생물학적 이론, 심리학적 이론, 사회학적 이론들은 자살자의 개인적 성격을 밝히는 데는 공헌하였으나, 자살자 개인과 환경 간의 상호작용을 설명하는 데에는 한계가 있었다. 이에 자살 현상에 관한 복합적인 요인들을 설명하기 적절한 스트레스-취약성 이론이 등장하게 되었다.

취약성은 특정한 장애에 걸리기 쉬운 개인적 특성을 의미하며 유전적 소인을 비롯한 환경과의 상호과정에서 점진적으로 형성된 신체적, 심리적 특성을 모두 포함한다. 스트레스 자극은 누구에게나 같은 반응이지만 대처행동을 일으키는 것이 아니라 개인차가 있다. 즉, 개인이 스트레스에 직면했다고 해서 반드시 신체적 질병이나 심리장애가 발생하는 것은 아니다. 스트레스와 스트레스 극복 간의 관계 이해를 위해 개인특성을 고려하는 것이 필요하다. 또한 개인의 심리적 부적응이 외부 스트레스 요인에 의해서만 생기는 것이 아니고, 스트레스와 개인의 취약성 요인이 결합할 때 발생한다고 가정한다. 따라서 정신병리는 신체적 · 심리적 · 사회적 측면의 다양한 요인에 의해서 유발될 수 있으며, 이러한 요인들이 정신병리를 유발하는 인과적 경로가 다양할 수 있음을 설명한다(권석만, 2010).

주빈과 스프링(Zubin & Spring, 1977)은 조현병의 발병과정과 임상적 경과를 설명하기 위해 스트레스–취약성 모델(Stress-Vulnerability Model)을 제안하였다. 조현병 환자는 장애에 대한 유전적 요인과 출생 전후의 신체적 · 심리적 요인을 취약성으로 지니고 있으며 생의 과정에서 스트레스를 경험하게 될 경우 스트레스와 취약성이 상호작용하여 일정한 수준을 넘게 되면 조현병이 발병하게 된다는 것이다. 이 모형은 개인이 가진 생물 · 유전적 소인과 심리 · 사회적 요인의 상호작용을 통하여 특정한 상황에 취약한 행동과 정서, 인지적 특성을 형성하고, 이러한 취약한 특성이 스트레스와 같은 환경에 노출될 경우 심리장애가 발병하거나 악화된다고 본다. 생물 · 유전적 소인은 유전자, 뇌구조 이상 등 출생 전후의 결함을 말하고, 심리 · 사회적 요인은 부모의 양육방식, 초기 아동기의 외상, 가족 간 의사소통 양식, 대처방식, 성격특성 등을 말한다. 이 모델은 생물의학적 관점, 정신분석적 관점, 행동주의적 관점, 인지주의적 관점을 포괄하는 통합적 설명의 틀을 제공한다.

스트레스–취약성 이론의 강점은 스트레스 요인만 가지고 정신병리를 설명하는 데서 생기는 문제점을 보완해 준다. 김정희(1987)는 스트레스 사건과 질병 사이의 상관관계는 유의하지 않은 것으로 보았다. 한 개인이 스트레스 상황에 직면했다고 해서 반드시 신체적 · 심리적 질병이 발생하는 것이 아니기 때문에 스트레스와 적응 간의 관계를 이해하기 위해서는 개인적인 특성을 고려하는 것이 필요하다고 주장한다.

자살현상에 대한 연구는 자살배경이 되는 취약성 요인(risk factors)과 자살을 일으킬 만한 환경적 스트레스 촉발사건(precipitating event)과의 상호작용을 이해하는 것이 중요하다고 할 수 있다. 김기환과 전명희(2000)는 청소년의 자살현상에 대한 연구에서 스트레스-취약성 모델을 이론적 모형으로 채택하여 자살원인을 취약성 요인과 환경적 스트레스 촉발사건과의 상호작용에 의한 것이라고 보고하였고, 조윤자(2007)는 청소년이 자살을 일으킬 만한 촉발사건을 경험할 때 자신의 내적 영향력이 자신의 통제력을 넘어서게 되면 자살을 하게 된다고 주장하였다.

3) 레질리언스 이론

(1) 레질리언스 개념

'레질리언스(resilience)'라는 용어는 라틴어의 'resiliens'에서 유래된 'resilience'로서 원래 물체의 신축적 혹은 유연한 성질을 일컫는 데 사용된 개념(이광숙, 2016)이며, 사전적 의미로는 "질병, 변화 혹은 불행으로부터 신속하게 회복하기 위한 능력"으로 정의하고 있다. 사회복지에 있어서 탄력성은 스트레스나 심각한 문제 등에 직면한 후에 이전의 상태로 다시 돌아가거나 되튀는 능력을 일컫는다. 가메지(Garmezy, 1993)는 높은 위험상태에 처해 있거나 만성적 스트레스와 그로 인한 심한 상처를 경험했음에도 불구하고 성공적으로 적응할 수 있는 개인의 능력을 레질리언스라고 주장하였고, 환경적 맥락에서 개인의 유전, 생물학적, 심리 · 사회적 요인들이 상호작용하는 과정을 통해 발달적 통합을 이루어 간다고 하였다. 이에 박재연(2010)은 발달과정을 위협하는 심각한 위험과 역경에도 불구하고 부정적 결과를 보이지 않으며 스트레스 상황을 대처함으로써 긍정적 발달결과를 이끄는 능력으로 보았고, 조원섭(2017)은 어려움으로부터 긍정적 적응, 회복, 성장을 가능하게 하는 보호요인들이 작동하는 과정으로 정의하고 있다.

이러한 레질리언스 상태는 보호요인과 위험요인의 영향에 따라 변화한다고 주장하였는데, 자세한 내용은 **그림 10-1**과 같다(Herrman et al., 2011).

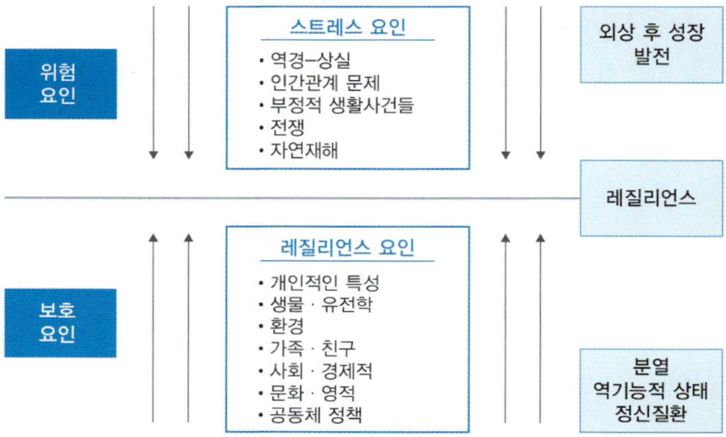

그림 10-1. 레질리언스에 영향을 미치는 요인

레질리언스의 보호요인으로는 유전, 성향 등의 개인적 특성과 가족, 친구, 사회 · 문화 등의 환경적 요인을 포함하며, 위험요인으로는 상실, 관계의 문제, 위험사건 경험, 전쟁, 자연재해 등이 포함된다. 이러한 보호요인과 위험요인의 불균형 상태로 인하여 레질리언스는 성장과 발전을 하거나 혹은 분열과 역기능적인 상태, 정신건강의 문제로 나아가게 된다. 리처드슨(Richardson, 2002)은 개인과 환경의 영향을 고려하여 레질리언스 보호요인과 보호요인이 작동하는 과정 및 결과를 통합하여 이론화하였는데, 그 결과는 **그림 10-2**와 같다.

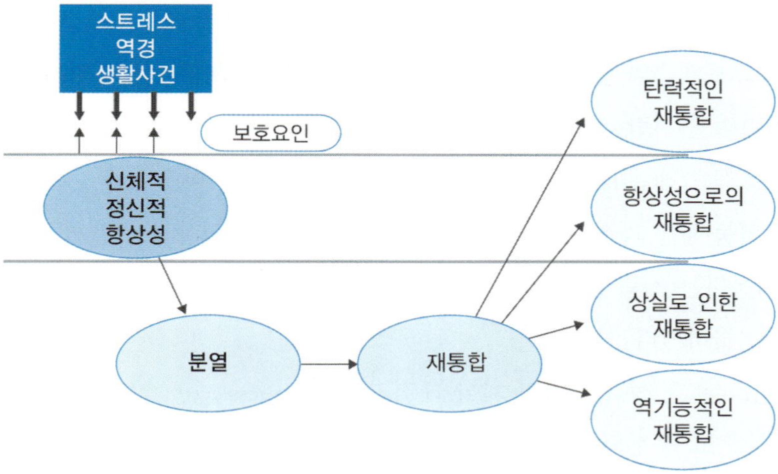

그림 10-2. 레질리언스 모델(Richardson, 2002)의 재구성

신체적, 정신적, 영적 항상성을 유지하려는 개인은 스트레스와 위험 사건을 경험하면서 항상성을 위협받고 다양한 보호요인들이 항상성을 유지하기 위해 완충역할을 하게 된다.

이와 같이 위험요인은 부적응적 결과의 가능성을 증가시키는 환경 또는 개인의 특성들을 의미하며, 스트레스 상황에서 문제를 일으킬 가능성을 증가시키는 요인을 말한다. 보호요인은 취약한 환경조건에서도 위험과 작용하여 부정적인 산물을 경감시키고, 긍정적인 발달이나 행동을 증진시키는 요소를 의미한다.

(2) 자아탄력성(ego-resilience)

레질리언스는 접근방식에 따라 두 가지로 분류되는데, 하나는 변하지 않는 성격의 한 유형으로 보는 관점과 또 다른 하나는 상황에 따라 변화하는 개인의 특성으로 보는 관점이다. 블록과 블록(Block & Block, 1980)은 탄력성을 변하지 않는 개인의 특성으로 보고 '자아탄력성(ego-resilience)'이라고 처음으로 명명하였다. 구체적으로 자아탄력성을 동기, 정서, 행동을 이해하기 위한 핵심적인 성격 구성요소로 보았으며, 외적 혹은 내적 스트레스와 같은 상황적인 문제에 풍부하게 반응하는 성격으로 정의하였다. 즉, 탄력적인 사람은 전 생애에서 높은 성취를 이루고 더 잘 적응한다는 것이다. 그리고 블록과 크레멘(Block & Kremen, 1996)은 탄력성을 상황에 따라 변화하는 개인의 속성으로 역동적인 과정(dynamic process)로 규정하면서 외상과 스트레스에 직면 시 더 빨리 적응하는 사람들을 역동적이고 자기조절을 잘하는 개인의 성격으로서 자아 탄력성을 언급하였다.

레질리언스는 그 성격에 따라 자아 레질리언스(ego resilience), 가족 레질리언스(family resilience) 등으로 구분되어 연구되고 있는데, 개인 차원의 레질리언스로 볼 수 있는 자아 레질리언스는 내 · 외적 스트레스에 대해 유연하고 융통성 있게 적응하는 능력을 의미한다. 이러한 자아 레질리언스는 1970년대에서 1980년대까지 아동발달 및 정신건강 전문가들의 조기개입과 예방에 대한 관심에서 비롯되었으며, 자아 레질리언스는 불안에 대한 민감성을 없애는 것뿐만 아니라 긍정적 참여와 경험에 대한 개방성을 갖도록 함으로써 스트레스나 어려움을 극복하는 데 도움을 준다(박필현, 2013).

가메지(1993)는 위험에 처한 개인들이 예상 외로 심리적 괴로움을 분명하게 나타내지 않는다는 사실에서 탄력성을 역경과 성공적 적응 사이를 중재하는 요인으로 보았다. 또한 탄력성은 선천적 요인들과 경험적 요인들의 상호작용을 통해 시간에 걸쳐 발달하는 개인의 능력으로 하나의 과정으로 인식되어야 한다고 주장하였다. 에게랜드 등(Egeland et al., 1993)은 18년 동안의 추적연구를 통해, 가난과 학대와 같은 위험한 환경에 노출되었음에도 불구하고 초기에 긍정적 적응을 나타낸 아동들이 초등학교에서도 기능을 잘할 수 있다는 것을 확인하였다. 하지만 그중 일부 상황이 변화된 아동들에게서 탄력성의 호전과 악화가 나타나는 것을 확인하면서 탄력성이 고정되거나 안정된 특성이라기보다는 변화하는 속성으로 보아야 한다고 주장하였다. 그리고 고재홍과 윤경란(2007)은 자아 레질리언스가 학교와 자신, 환경으로부터 받는 스트레스와 자살생각 사이에서 완충작용을 하고 있음을 검증하였으며, 베르너(Werner, 1995)는 30년간의 종단연구에서 처음에 탄력적으로 명명된 아동들의 대부분이 30년에 걸쳐 지속적으로 탄력적이었다고 밝혔다.

3. 자살의 현황

보건복지부, 한국생명존중희망재단(2022)에서 조사한 우리나라의 5년간(2016~2020년) 자살사망자 수 현황을 살펴보면 **그림 10-3**과 같다.

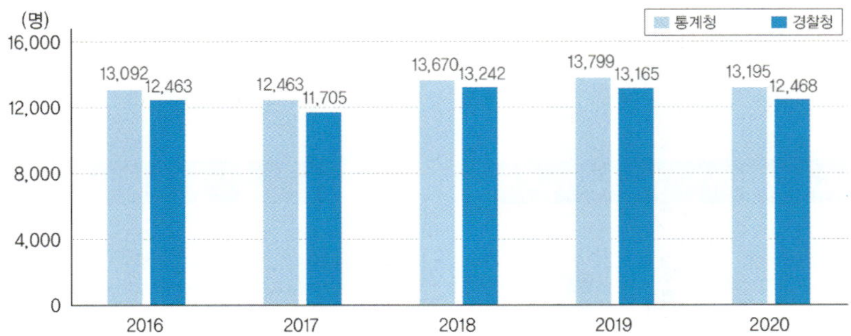

그림 10-3. 5년간(2016~2020년) 자살사망자 수

출처: 보건복지부, 한국생명존중희망재단(2022). 5개년(2016~2020) 전국 자살사망 분석 결과보고서.

우리나라의 5년간 통계청과 경찰청 두 수치[1)]의 추세는 유사하며, 2018년 이후 유지 혹은 소폭 감소의 양상을 보이는 것으로 나타났다. 성별 자살사망 비율의 현황은 **그림 10-4**와 같다.

1) 통계청과 경찰청 자살사망자 수는 집계 범위와 조사 방식이 다르므로 사망자 수에서 차이가 있음.

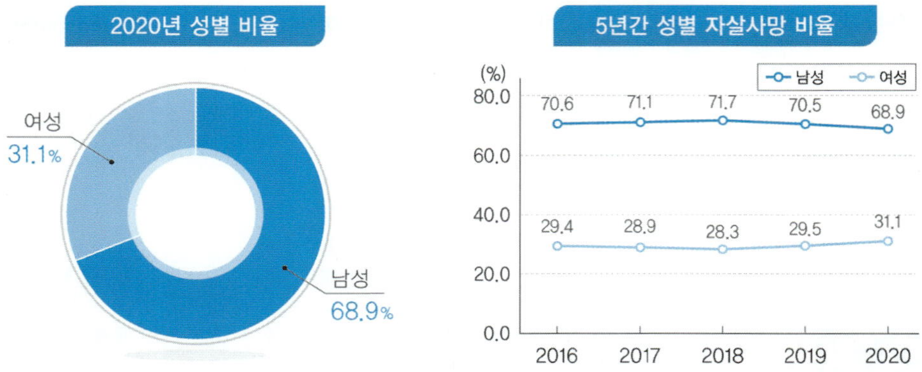

그림 10-4. 성별 자살사망 비율

출처: 보건복지부, 한국생명존중희망재단(2022). 5개년(2016~2020) 전국 자살사망 분석 결과보고서.

2020년 자살사망의 성별현황에서는 남성 비율이 68.9%로 여성 31.1%보다 높았으며, 5년간(2016~2020년) 남성 비율은 2016년 이후 감소하였고, 여성 비율은 2018년 이후 증가하고 있는 것으로 나타났다. 생애주기별 자살사망 비율은 **그림 10-5**와 같다.

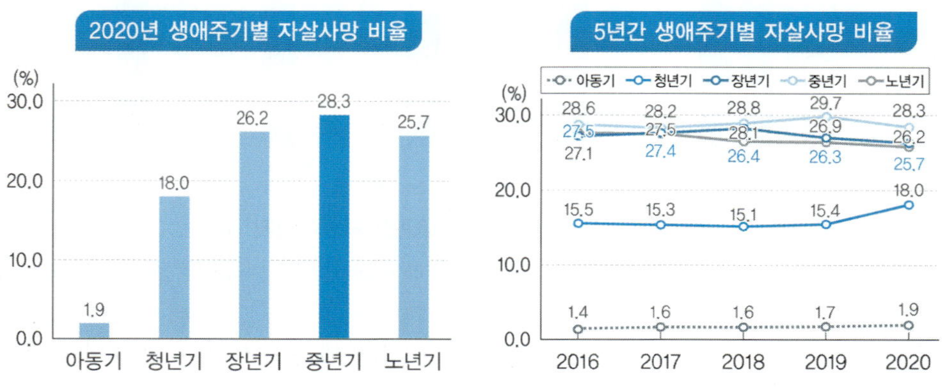

그림 10-5. 생애주기별 자살사망 비율

출처: 보건복지부, 한국생명존중희망재단(2022). 5개년(2016~2020) 전국 자살사망 분석 결과보고서.

2020년 생애주기별 자살사망 비율은 중년기 비율이 28.3%로 가장 높았으며, 장년기 26.2%, 노년기 25.7%, 청년기 18%, 아동기 1.9% 순으로 나타났다. 5년간(2016~2020년) 생애주기별 자살사망 비율은 아동기 비율은 증가 추세였고, 청년기 비율은 2018년 이후 증가 추세를 보였다. 가구형태별 자살사망 비율은 **그림 10-6**과 같다.

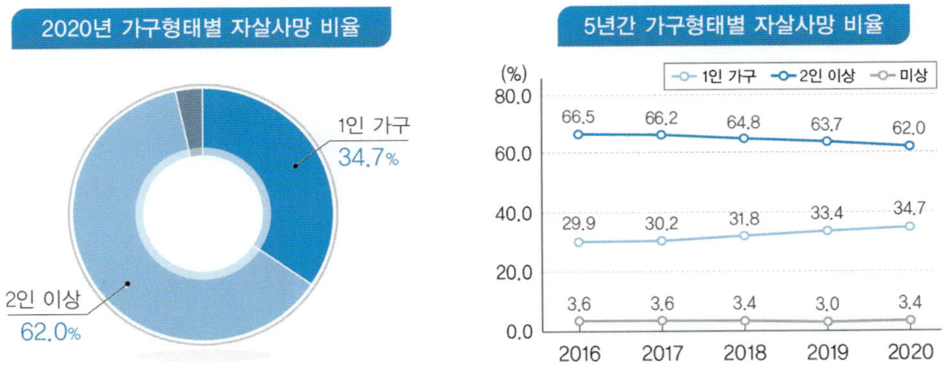

그림 10-6. 가구형태별 자살사망 비율

출처: 보건복지부, 한국생명존중희망재단(2022). 5개년(2016~2020) 전국 자살사망 분석 결과보고서.

2020년 가구형태별 자살사망 비율은 2인 이상이 62%, 1인 가구 34.7%로 나타났으며, 5년간(2016~2020년) 1인 가구 비율은 증가하고, 동거자가 있는 2인 이상 가구는 감소한 것으로 나타났다. 발견장소 자살사망 비율은 **그림 10-7**과 같다.

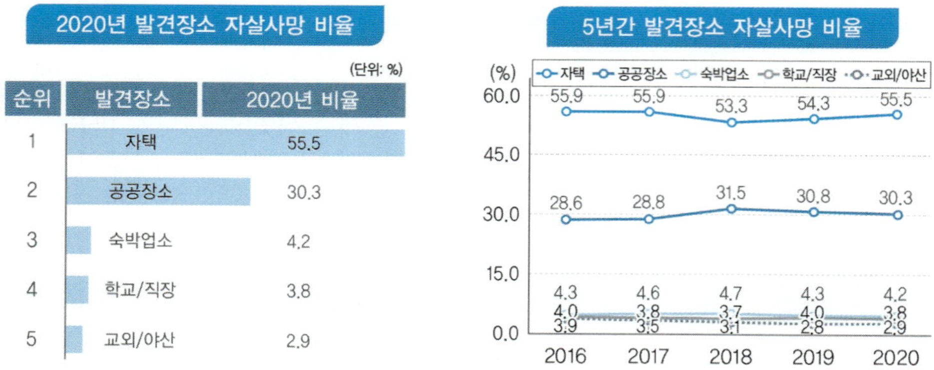

그림 10-7. 발견장소 자살사망 비율

출처: 보건복지부, 한국생명존중희망재단(2022). 5개년(2016~2020) 전국 자살사망 분석 결과보고서.

2020년 발견장소 비율은 자택이 55.5%로 가장 높았으며, 공공장소 30.3%, 숙박업소 4.2%, 학교 · 직장 3.8%, 교외 · 야산 2.9% 순으로 나타났으며, 5년간(2016~2020년) 발견장소는 매년 50% 이상이 자택에서 사망하는 것으로 나타났다. 자살방법의 비율은 **그림 10-8**과 같다.

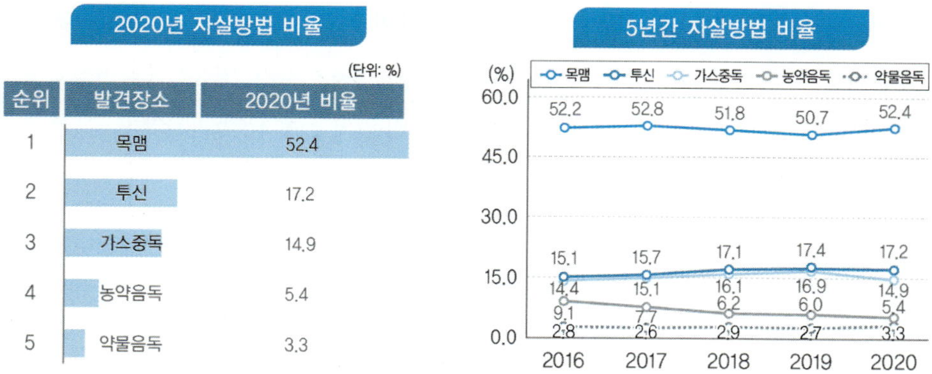

그림 10-8. 자살방법 비율

출처: 보건복지부, 한국생명존중희망재단(2022). 5개년(2016~2020) 전국 자살사망 분석 결과보고서.

2020년 자살방법 비율은 목맴이 52.4%로 가장 높았으며, 투신 17.2%, 가스중독 14.9%, 농약음독 5.4%, 약물음독 3.3% 순으로 나타났으며, 5년간(2016~2020년) 자살방법은 매년 50% 이상이 목맴으로 사망하는 것으로 나타났다. 자살의 주원인 비율은 **그림 10-9**와 같다.

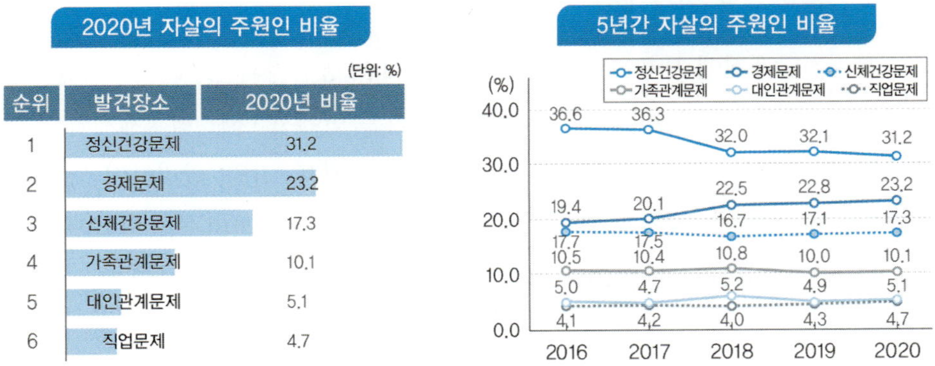

그림 10-9. 자살의 주원인 비율

출처: 보건복지부, 한국생명존중희망재단(2022). 5개년(2016~2020) 전국 자살사망 분석 결과보고서.

2020년 자살의 주원인 비율은 정신건강문제가 31.2%로 가장 높았으며, 경제문제 23.2%, 신체건강문제 17.3%, 가족관계문제 10.1%, 대인관계문제 5.1%, 직업문제 4.7% 순으로 나타났으며, 5년간(2016~2020년) 자살의 주원인인 정신건강문제의 비율은 감소 추세이고, 경제문제 비율은 증가추세인 것으로 나타났다.

4. 자살 관련 정책

1) 자살예방 전달체계

(1) 자살예방사업 전달체계

사회복지전달체계에 대한 일반적 정의는 '서비스 공급자와 수혜자를 연결시키기 위한 조직적 장치(김기현 외, 2013)'로, 이는 기능적 측면에서 다시 행정체계와 집행체계로 구분할 수 있는데, 행정체계는 서비스를 기획, 지시, 지원, 관리하기 위한 체계를, 집행체계는 서비스 수혜자들과의 직접적인 대면을 통해 서비스를 전달하는 과정을 의미한다. 우리나라 자살예방사업 전달체계를 구체적으로 살펴보면 **그림 10-10**과 같다.

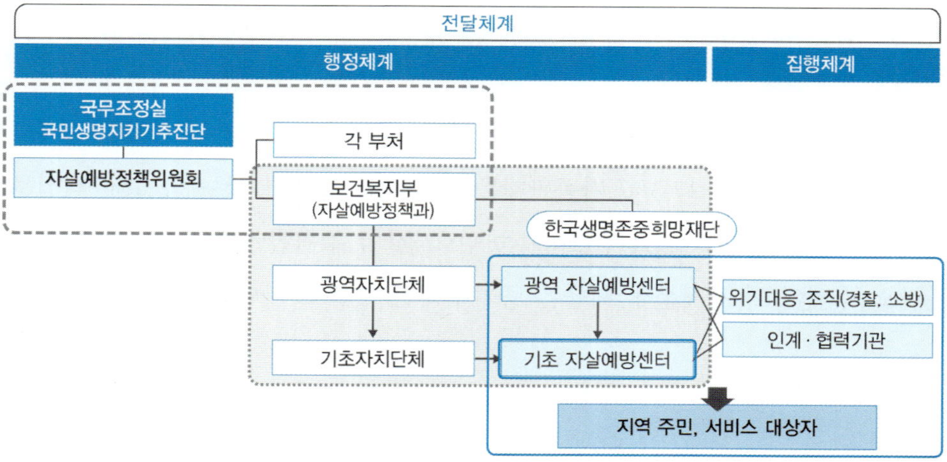

그림 10-10. 자살예방 전달체계

출처: 하솔잎 외(2022). 자살예방 전달체계 개편 연구.

먼저 중앙의 자살예방사업 전달체계를 살펴보면, 2018년 국가 행동계획 수립 시 총리실 주도의 범정부 추진 체계로 정비를 단행한 이후 국무조정실의 국민생명지키기추진단에서 각 부처의 자살예방 대책 이행 실태를 지속적으로 점검·관리하고, 복지부 내의 자살예방 추진 체계 강화의 일환으로 자살예방정책과를 신설하여 주요 사업의 추진·관리를 담당하도록 하였다. 또한 자살예방 정책의 컨트롤타워로서 국무총리를 위원장으로 하는 자살예방정책위원회를 구성, 중장기 정책 목표와 추진 방향, 추진 실적의 평가, 부처 간 협조·조정에 관한 사항, 민관 협력에 관한 사항들을 심의하는 기능을 담당하도록 하고 있다. 최근에는 자살예방 및 생명존중 문화 조성 관련 사업의 효율적 수행을 위한 기관으로 기존 중앙자살예방센터와 중앙심리부검센터를 통합한 한국생명존중희망재단의 법적 근거를 마련하였다(자살예방법 제12조의 4, 2022. 6. 10. 신설). 추후 재단의 기능 강화와 지위 향상을 통해 근거 마련 및 정책 지원, 사업 관리 등 정책 시너지 효과를 제고하고자 계획하고 있다(제2차 정신건강복지기본계획, 2021. 1. 14. 발표).

지역사회에서의 자살예방사업은 지방자치단체와 광역자살예방센터, 기초자살예방센터에서 담당하고 있다. 각 지자체는 법률상 자살의 사전 예방, 위기 대응, 사후 대응의 각 단계에 따른 정책 수립과 시행의 책무를 가지며, 국가의 자살예방 기본계획에 따라 시·도별 자살예방 시행계획을 수립·시행하여야 한다. 각 지자체의 실질적인 사업 수행 기관으로 자살예방센터가 운영되고 있는데, 지자체 보건소 내에서 직접 수행하거나 정신건강복지센터 부설 기관이나 자살예방팀이 운영하는 방법, 혹은 민간에 위탁하는 방식이 가능하다. 광역자살예방센터는 지역의 자살예방 시행계획 수립 지원 및 정책연구 수행 기관으로, 지역 자살의 특성과 욕구에 적합한 서비스가 제공될 수 있도록 유관기관 간 연계, 서비스 제공 체계 구축 등을 담당한다. 기초자살예방센터에서는 우울증 스크리닝 등 고위험군 발굴과 자살시도자, 유족 등에 대한 사후 관리, 자살 사망 발생 기관에 대한 사후 대응 등 지역사회 내에서 직·간접서비스 제공을 담당하고 있다(보건복지부, 2023).

긴급구조기관인 경찰과 소방에서는 자살 위험자의 생명을 보호하기 위해 위기 상황 발생 시 자살예방센터의 인력과 함께 현장 대응을 담당하며, 대상자의 정보를 관할구역 내 자살예방센터 등에 제공한다. 이 외의 지역사회 내에서 대상자에게 다양한 보건·복지 서비스 제공을 위해 주민센터, 시·군·구청과 의료기관, 사회복지서비스 제공 기관, 민간단체 등과 협력체계를 구축하고 있다.

(2) 지자체 자살예방사업의 인력 및 운영 현황

지역의 사업 수행 기관으로서 기초 자살예방센터의 운영 형태를 살펴보면, 독립형 센터가 전체의 1.7%, 부설형이 15.5%이다. 나머지는 대부분 정신건강복지센터 내 자살예방팀(82.8%)으로 운영되고 있다〈**그림 10-11**〉.

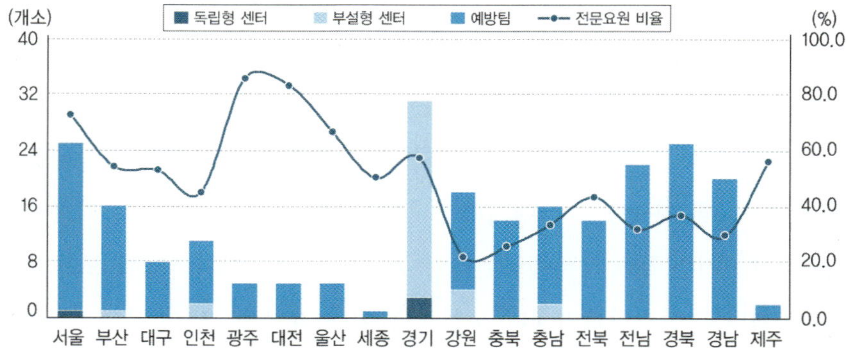

그림 10-11. 시·도별 자살예방센터 운영 현황(2022)

출처: 하솔잎 외(2022). 자살예방 전달체계 개편 연구.

서울과 경기도는 일부 기초단체에서 독립형 센터를 두고 있는데, 특별히 경기도는 모든 기초단체에서 독립형 혹은 부설형 방식으로 자살예방센터를 운영하고 있다. 그러나 수도권 이외 대부분 지역에서는 정신건강복지센터 내의 자살예방팀에서 사업을 운영 중이다. 이러한 방식은 정신건강복지센터에서 좀 더 폭넓은 서비스를 제공하거나 업무 차원에서 효율성을 제고할 수 있는 장점이 있지만, 자살예방사업이 우선순위에서 밀려 전담 인력의 확보나 전문적이고 안정적인 사업 운영을 위한 충분한 예산의 확보가 어려워질 수 있다. 실제 2020년 수행된 한국생명존중희망재단의 조사에 따르면, 기초자치단체 센터 내에 자살예방 전담 사례관리팀(자살예방 타 사업을 수행하지 않고 사례 관리만 전담해 수행하는 팀)이 있는 비율은 약 22.6%(212곳 중 48곳)에 불과한 것으로 나타났다(한국생명존중희망재단, 2021).

지역별 사업 수행 인력 현황을 살펴보면, 기관당 평균 인력 수는 겸직을 포함하여 총 5.2명이고, 이 중 전문요원이 2.5명, 비전문요원이 2.6명으로 나타났다〈**그림 10-12**〉.

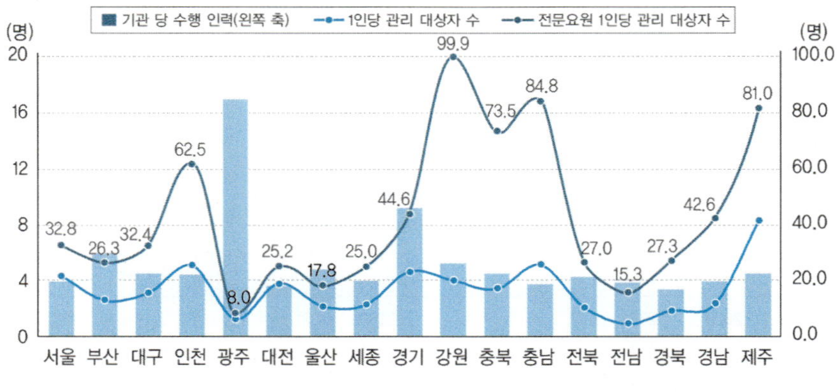

그림 10-12. 시 · 도별 자살예방 수행 인력 현황(2022)

출처: 하솔잎 외(2022). 자살예방 전달체계 개편 연구.

전문요원 1인당 관리 대상자 수는 전체 평균 37.5명인데 지역별로 편차가 크고, 제주도의 경우에는 비전문요원까지 고려하였을 때에도 1인당 관리 대상자 수가 40명 이상에 이른다. 사업 수행 인력의 충분성은 예산 투입 및 전달체계의 내부적 특성뿐 아니라 지역의 인구학적 특성이나 환경적 여건 등 외부적 요인에 의해 영향을 받는다고 할 수 있다. 특별히 농어촌 지역은 예산이 적거나 지리적 접근성의 문제와 함께 생산가능인구 자체가 적은 특성상 전문요원의 채용이 어려운 실정이다. 담당 인력의 잦은 교체는 지역 주민과 라포를 형성하며 지속적인 사례 관리를 수행해야 하는 근본적 미션을 달성하기 어렵게 한다(국회자살예방포럼 4차 정책 세미나, 2019. 8. 14.).

다음으로 지역 내 서비스 수요 측면에서 기초 자살예방센터(정신건강복지센터)의 관리 대상자(자살시도자, 자살의도자, 자살유족 등) 수 추이를 살펴보면, **그림 10-13**과 같이 최근으로 올수록 기관당 관리 대상자의 수가 점차 증가하는 추세를 보이는 것으로 나타났다(38.4명(2019) →74.6명(2020) → 95.1명(2021)).

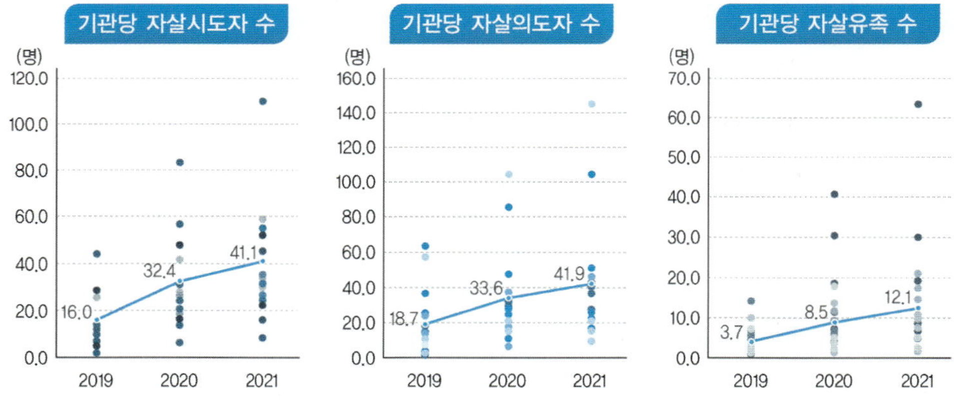

그림 10-13. 기초 자살예방센터(정신건강복지센터) 관리 대상자 현황(2019~2021)

출처: 하솔잎 외(2022). 자살예방 전달체계 개편 연구.

대상자 수의 증가와 더불어 관리 기간도 장기화되는 추세를 보이는데, 각 기초단체 센터의 관리 대상자 중 사례 관리 기간이 1년 이상 되는 대상자의 비중이 2019년 36.7%에서 2020년에는 48.2%로, 2021년에는 54.5%까지 증가하였다〈**그림 10-14**〉.

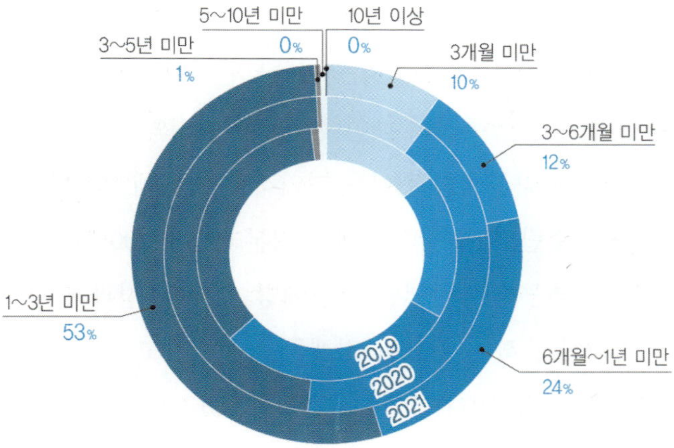

그림 10-14. 사례 관리 기간별 대상자 수 비중(2019~2021)

출처: 하솔잎 외(2022). 자살예방 전달체계 개편 연구.

자살예방사업은 국고 보조 사업으로 운영되는 특성상 각 지자체의 재정 여력 및 단체장의 의지에 따라 인프라 투입 수준이 달라질 수 있다. 예산, 인력, 시설 등 사업 인프라는 서비스의 충분성 및 전문성과 직접적인 연관이 있다. 통합성, 포괄성, 지속성과 같은 전달체계의 원칙 실현을 위한 기반이 된다고 할 수 있다.

ㄹ) 제5차 자살예방 기본계획

한국의 2021년 자살사망률은 인구 10만 명당 26.0명으로 경제협력개발기구(OECD) 국가 중 가장 높다. 한국은 그동안 자살사망률 감소라는 실질적인 목표에 따라 자살사망자 및 자살위험을 가진 집단을 파악하였으며, 자살에 영향을 미치는 다양한 요인을 규명하고 이에 대응하기 위해 여러 중앙부처가 함께 참여하는 방식의 자살예방 정책을 꾸준히 펴 왔다. 정책의 연속선상에서 2023년 4월 한국은 「자살예방 및 생명존중 문화 조성을 위한 법률」에 근거하여 관계부처 합동으로 제5차 자살예방 기본계획을 발표하였다.

제5차 자살예방 기본계획은 다른 여타 국가 단위 계획들이 그러하듯 초점을 두는 문제와 문제를 경험하는 대상 특성에 대한 분석, 즉 과거와 달라진 혹은 유사한 특성을 보이는 자살사망자 및 자살위험 집단을 파악하고 자살에 영향을 미치는 요인들에 대한 분석에 기반하여 수립되었다. 자살예방 기본계획은 2004년에 수립된 제1차 자살예방 기본계획부터 최근까지 진행된 자살예방 정책의 성과와 한계를 되짚은 뒤 기존 정책에서 유지되어야 하는 주요한 정책들을 선별하고 새롭게 정책에 반영되어야 하는 과제들을 제시하고 있다(전진아, 채수미, 2023).

이러한 과정에 따라 발표된 제5차 자살예방 기본계획은 '자살로부터 안전한 사회를 구현'하고자 하는 비전하에 '지역 맞춤형' 자살예방 정책과 '자살 고위험군에 대한 지원'을 강화하여 실질적인 '자살사망률을 감소'시키는 것을 목표로 내세우고 있다.

제5차 자살예방 기본계획은 기존 자살예방 정책의 성과와 한계에 대한 인식을 기반으로 다양한 이해관계자와의 논의 과정을 거쳐 2023년 4월 관계부처 합동으로 발표되었다. 제5차 자살예방 기본계획은 자살로부터 안전한 사회 구현을 비전으로 자살사망률을 2027년까지 18.2명으로 30% 감소시키는 것을 주요 목표로 제시하고 있는데, 구체적인 내용은 **그림 10-15**와 같다.

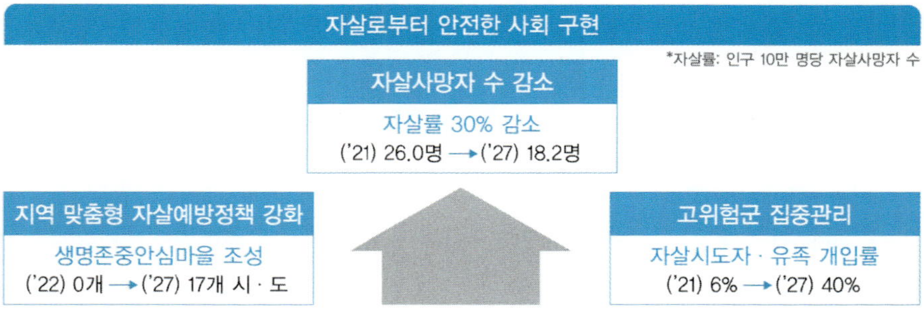

그림 10-15. 제5차 자살예방 기본계획의 비전 · 목표 및 추진 전략

출처: 관계부처 합동(2023). 제5차 자살예방 기본계획(2023~2027).

그림 10-15에 보는 것과 같이 실질적 자살사망자 감소 목표뿐 아니라 지역 맞춤형 자살예방 정책을 강화하고 자살 고위험군을 대상으로 한 지원을 강화하는 것을 주요한 목표로 제시하고 있다. 제5차 자살예방 기본계획의 구체적인 5대 추진 전략 및 15개 핵심 과제는 그림 10-16과 같다.

추진전략	① 생명안전망 구축	② 자살위험요인 감소	③ 사후관리 강화	④ 대상자 맞춤형 자살예방
단계별	환경개선	발굴, 개입, 치료, 관리	회복지원 · 자살 확산 예방	전 주기
대상별	전 국민	정신건강위험군	자살시도자 · 자살유족	전 국민
핵심과제	1. 지역맞춤형 자살예방 2. 생명존중문화 확산 3. 정신건강 검진체계 확대 개편	1. 치료 및 관리강화 2. 위험요인 관리강화 3. 재난 후 대응체계 강화	1. 자살시도자 사후관리 2. 유족 사후관리 3. 사후 대응체계 구축	1. 경제위기군 맞춤형 지원 2. 정신건강위험군 맞춤형 지원 3. 생애주기별 · 생활터별 맞춤형 지원
추진전략	⑤ 효율적 자살예방 추진기반 강화			
핵심과제	1. 자살예방 정책 근거기반 마련 2. 정책추진 거버넌스 재정비 3. 자살예방 인프라 강화			

그림 10-16. 제5차 자살예방 기본계획의 5대 추진 전략 및 15개 핵심 과제

출처: 관계부처 합동(2023). 제5차 자살예방 기본계획(2023~2027).

제5차 자살예방 기본계획은 총 5대 추진 전략, 15개 핵심 과제를 제시하고 있으며, 계획 내에는 총 92개 세부 과제가 제시되어 있다. 여러 과제 중 기본계획에서는 생명안전망 구축 전략과 관련하여 지역 특성에 맞춘 자율적인 자살예방사업인 생명존중안심마을을 17개 광역 시 · 도에 조성하는 것(핵심 과제 1-1. 지역 맞춤형 자살예방)과 함께 자살위험이 있는 사람을 빨리 발견하여 자살예방센터와 같은 지원 기관으로 연결해 줄 수 있도록 유관 자원 실무자를 생명지킴이로 양성하는 것(핵심 과제 1-2. 생명존중문화 확산)을 주요 과제로 제시하고 있다. 또한 20~70대 성인을 대상으로 10년마다 실시하고 있는 정신건강검진을 신체건강검진과 같이 2년 주기로 단축하는 것과 검사 질환을 우울증 1개 항목에서 조현병과 조울증 등 자살과 연관성이 높은 질환으로 확대하는 것과 더불어 검진을 통해 자살위험성이 파악되는 경우 정신건강의학과 또는 정신건강복지센터와 연계하여 치료 혹은 서비스를 받을 수 있도록 하는 계획(핵심 과제 1-3. 정신건강 검진체계 확대 개편)도 주요 과제로 제시하였다.

그리고 제5차 자살예방 기본계획에서는 위험요인 감소 전략과 관련하여 자살위험이 큰 자살시도자 및 중증정신질환자 지원(예: 치료비 지원 등)을 강화(핵심 과제 2-1. 치료 및 관리 강화)하고, 자살유발정보모니터링센터를 신설하여 자살 유발 정보를 24시간 실시간으로 모니터링하며 자살 유발 정보 확산 차단을 도모하는 것(핵심 과제 2-2. 위험요인 관리 강화)도 주요 과제로 제시하였다.

또한 사후관리 강화 전략과 관련하여 자살시도자 정보 연계를 기반으로 한 보건·복지 통합서비스 제공과 응급실 기반 자살시도자 사후관리 사업 확대(핵심 과제 3-1. 자살시도자 사후관리), 자살 유족 원스톱 서비스 확대를 통한 유족 회복 지원(핵심 과제 3-2. 유족 사후관리)을 주요 과제로 제시하고 있다. 그리고 자살 사고가 급증하는 지역 대상 알림 체계를 구축하는 등 지역사회 사후 대응 체계 구축도 주요 과제로 제시하였다.

대상자 맞춤형 자살예방 전략에서는 여러 정부부처에서 진행하는 대상별, 정신건강 위험 요인별 자살예방 전략이 세부적으로 담겨 있다. 구체적으로 복지 전달체계와 금융 전달체계의 연계를 기반으로 한 자살위험군 발굴(핵심 과제 4-1. 경제위기군 맞춤형 지원), 직업 트라우마 가능성이 높은 특수직군(예: 고객응대 근로자, 경찰, 소방 등) 지원, 범죄·학교폭력 피해자, 장애인 등 정신건강 위기군 대상 지원을 주요 과제로 제시하고 있다. 아동청소년, 학생, 청년, 군인, 근로자, 여성, 중년 남성, 노인 등 생애주기별 및 생활터별 자살예방 전략도 다수 포함되어 있다.

마지막으로 효율적 자살예방 추진 기반 강화 전략과 관련하여 심리부검과 자살사망자 분석 보고서 발간 등을 통해 근거 기반 자살예방 정책 기반을 마련하는 것(핵심 과제 5-1. 자살예방 정책 근거 기반 마련)과 자살예방 시행계획 수립 체계 개편, 광역 및 기초 자살예방서비스 전달체계 재정립(핵심 과제 5-2. 정책 추진 거버넌스 재정비)이 주요 과제로 제시되었다. 또한 자살예방상담전화(1393)의 상담 인력 확충을 통한 상담 응대율을 높이는 등 자살예방 상담서비스 강화와 자살예방센터 인프라 확충, 자살예방 인력 역량 강화 및 보호도 주요 과제로 포함되어 있다.

Chapter 11

중독과 정신건강

배울 내용

1. 중독의 이해
2. 중독의 유형
3. 중독의 현황
4. 중독자 지원정책

학습목표

1. 중독의 정의, 특성 및 원인을 설명할 수 있다.
2. 중독의 유형을 파악한다.
3. 중독의 현황을 파악한다.
4. 중독자의 지원정책을 이해하고 개입방안을 모색해 본다.

1. 중독의 이해

1) 중독의 정의

중독이라는 용어는 크게 두 가지의 의미가 있는데, 하나는 '독으로 지칭되는 유해물질에 의한 신체 증상인 중독(intoxication, 약물중독)'이고, 다른 하나는 '알코올, 마약과 같은 약물남용에 의한 정신적인 중독이 주로 문제되는 중독(addiction, 의존증)'이다. 또한 정신적 의존증으로서의 중독은 알코올, 니코틴, 마약과 같은 물질중독(substance addiction)과 인터넷, 도박, 쇼핑과 같은 행위중독(behavioral addiction)으로 구분될 수 있으며, 특히 최근 보건복지부에서는 우리나라에서 심각한 사회적 문제가 되고 있는 중독인 알코올, 도박, 인터넷, 마약 중독을 4대 중독으로 분류하고 있다(중독포럼, 2013).

또한 표준국어대사전에서는 '중독'을 '생체가 음식물이나 약물의 독성에 의하여 기능 장애를 일으키는 것', '술이나 마약 따위를 지나치게 복용한 결과, 그것 없이는 견디지 못하는 병적 상태' 또는 '어떤 사상이나 사물에 젖어 정상적으로 사물을 판단할 수 없는 상태'로 정의하고 있으며(국립국어원, 2003), 미국중독의학협회(American Society of Addiction Medicine)에서는 중독을 보상, 동기, 기억과 관련된 뇌 회로의 일차적이며 만성적인 질환으로 정의하고 있다(ASAM, 2011).

한편 미국정신의학회의(APA)의 정신질환의 진단 및 통계편람(DSM-5)에서는 알코올, 카페인, 대마, 환각제, 흡입제, 아편계, 진정, 수면제 또는 항불안제, 자극제, 담배 그리고 기타 물질을 남용 및 오용할 때, 그것을 '물질관련 및 중독 장애(Substance-Related and Addictive Disorders)'로 진단한다. 이러한 물질관련 장애는 '물질사용 장애'와 '물질로 유발된 장애'의 두 그룹으로 구분된다. 즉, 물질사용 장애는 물질과 관련된 심각한 문제들이 있음에도 지속적으로 물질을 사용함으로써 나타나는 인지적, 행동적 그리고 생리적 증후군으로 정의된다. 구체적으로 조절 능력 손상, 사회적 손상, 위험한 사용, 물질과 연관된 병적인 행동 패턴이 진단 기준에 반영되며, 물질로 유발된 장애는 중독, 금단, 물질 · 약물치료로 유발된 장애를 포함한다. 약물중독은 부정적이고 위험한 결과를 알면서도 약물사용을 멈추지 못하고 반복 사용하는 것이다. 또한 물질관련 장애의 하위항목으로는 알코올, 카페인, 대마, 환각제, 아편계, 진정제 · 수면제 · 안정제, 흥분제, 담배가 포함되며, 비물질관련 장애의 하위항목에는 도박이 포함된다.

리치필드와 리치필드(Litchfield & Litchfield, 2002)는 중독의 영어 단어인 Addiction은 '~에 사로잡히다', '~의 노예가 되다'라는 뜻의 라틴어 'addicere'에서 유래되었으며, 처음에는 물질 사용과 관련 없이 사용되었다는 것으로 보아 행위 중독의 개념이 물질 중독보다 선행함을 알 수 있다고 하였다. 그러나 일상적으로 중독이라는 용어는 주로 술과 담배, 마약 등의 물질과 관련해서 사용되어 왔으며, 최근에는 인터넷, 도박, 쇼핑, 성형, 일 등의 행위에 확장되어 그 범위가 넓어지고 있다. 실제로 두 가지 유형의 중독이 공존하는 경우가 흔하며, 둘 다 유사한 발생기전으로 한 가지 중독은 다른 중독의 시발점이 된다(행위중독치유해법포럼, 2017).

2) 중독의 특성

오포드(Orford, 2001)는 중독은 인간에게 일상적인 즐거움과 만족감을 주지만, 과도해졌을 때는 삶의 질을 손상시키고 특정시점에서는 자기조절이 어려워지게 됨으로써 상당한 비용을 지불하게 만드는 대상이나 활동에 대한 탐닉이 중독의 핵심이라고 주장하였다. 중독이란 특정 대상의 탐닉만을 의미하는 것이 아니라, 대상에 지나치게 몰두함으로써 그 대상으로부터 만족감과 편안함을 찾게 되는 의존성(dependency), 시간이 지남에 따라 점점 의존의 강도가 높아지는 내성(tolerance), 그리고 그 대상과 접촉하지 않으면 부정적인 신체적, 심리적 현상을 경험하게 되는 금단증상(withdrawal symptom)을 수반하는 경우를 의미한다(박성은, 2016). 또한 에거와 라우터버그(Egger & Rauterberg, 1996)는 중독의 보편적 특성으로 표 11-1과 같이 4가지를 제시하고 있다.

표 11-1. 중독의 보편적 특성

- 대상에 상관없이 특정 물질이나 활동에 몰입한다.
- 물질이나 활동에 대한 통제력을 상실한다.
- 중독으로 인해 주위에 피해를 입힌다.
- 부정적인 결과에도 불구하고 지속적으로 이용한다.

쉐퍼(Shaffer, 1999)는 중독이라는 개념이 복잡함에도 불구하고 표 11-2와 같은 세 가지 특성으로 중독의 존재 여부를 규명할 수 있음을 지적하고 있으며, 그리피스(Griffiths, 1999)는 중독 행동의 핵심요소로 특정 행동에 대한 집착, 내성, 금단, 기분의 변화, 파생된 갈등현상, 재발(recurrence) 등을 제시하고 있다.

표 11-2. 중독의 존재 여부를 규명할 수 있는 특성

- 강박적인 것에 대한 갈망으로부터 동기가 부여되는 행위
- 부정적인 사회적 · 심리적 · 생물학적 결과에도 불구하고 약물 또는 행위에 대한 지속적 몰입
- 통제의 상실로 자신의 행위를 더 이상 통제할 수 없다고 생각하게 되는 주관적 느낌

이와 같이 많은 학자들은 중독의 공통된 특성으로 몰입, 내성, 금단현상 등을 보고하고 있다. 또한 중독 질환자들의 특징은 중독적 사고(addictive thinking)를 한다는 것이다. 구체적으로 중독은 부정적인 심리적 특징을 갖는데, 자신의 문제를 인정하지 않는 부정, 자신의 문제를 은폐하거나 축소하는 최소화, 중독의 원인을 남의 탓으로 돌리는 투사, 중독에 들어갈 수밖에 없다고 정당화시키는 합리화, 다양한 수준의 우울증을 경험하는 정서장애를 동반하며, 신체적 건강 악화와 성격의 변화도 일어난다

는 것이다. 이러한 중독적 사고는 중독의 회복을 어렵게 한다. 이경숙(2017)은 중독은 당사자가 물질을 조절할 수 없다는 사실과 물질 앞에서 완전히 무력하다는 사실을 인정함으로써 회복의 단계를 시작하게 되는데, 부정과 최소화는 회복의 진입부터 어렵게 한다고 주장하고 있다.

3) 중독의 원인

중독은 유전적, 생물학적, 심리적, 사회 · 문화적 등 다양한 원인에 의해 발생하게 된다. 중독의 유전적 원인은 가족력을 통해 알 수 있으며, 중독자의 자녀도 중독 가능성이 높은 것으로 조사되었다(이경숙, 2017). 특히 알코올은 유전적 요인이 높은 관련이 있다고 알려졌는데, 가족력이 있는 알코올중독은 보다 조기에 시작되며, 알코올중독의 증상이 더 심하고, 반사회적 행동이 더 빈번하며, 학습과 사회능력이 더 불량하고, 신체적 합병증이 심각하고, 경제 상태는 낮고, 정신병리가 더 심각하다고 하였다. 이러한 요소들 때문에 치료의 예후도 좋지 않다고 주장한다. 중독의 원인을 생물학적 원인과 사회 · 문화적 요인으로 구분하여 살펴보면 다음과 같다.

(1) 생물학적 원인

중독에 대한 생물학적 원인으로는 대표적인 것이 신경전달물질의 이상에 의한 것이라는 주장이다. 즉, 중독에 도파민 등의 신경전달물질이 관여하는데, 이 기전은 보상회로에 영향을 주어 비정상적인 쾌락을 유발하고 지속적인 갈망을 유도한다는 것이다. 다시 말해 중독물질은 도파민 회로를 활성화시켜 손쉽게 강한 행복과 흥분을 야기시키며, 이것이 반복되어 익숙해지면 신경적응(neuron adaptation)이 일어나 도파민 수용체가 감소하게 된다. 그 결과 도파민 양이 감소하여 시냅스에서의 신호전달이 약해지면서 이전 수준의 자극에 활성화되기 어렵다는 것이다. 이러한 보상회로는 알코올, 약물, 도박 등의 행위에 공통적으로 적용되는 신경적응 기전이다(이경숙, 2017).

네슬러(Nestler, 2005)는 다양한 성분들로 구성된 남용성 중독물질이나 약물은 뇌나 말초신경계에서 세부적으로 저마다 다른 방식으로 작동하지만, 반복 노출되었을 때 **표 11-3**과 같은 유사한 공통효과를 나타낸다고 보았다(김교헌, 2007).

표 11-3. 남용성 중독물질이나 약물의 공통효과

- 단기적으로 보상적인 효과를 맛보게 되어 반복 사용하게 되면 취약한 사람들이 물질사용의 통제력을 상실하는 중독에 이르게 된다.
- 물질사용을 중단했을 때 부정적인 정서적 증상들이 나타난다.
- 물질에 대한 민감화 현상을 나타낸다.
- 물질과 관련되는 환경적 단서들에 대한 연합학습 현상을 나타낸다.
- 물질사용을 중단했을 때 물질에 대한 강렬한 갈망을 나타낸다.
- 오랜 중단 뒤에도 빈번하게 재발된다. 이런 도파민 관련 회로의 변화는 자연 보상물(성이나 음식)에 대한 중독의 경우에도 유사하게 적용된다.

물질중독과 행위중독은 공통된 뇌 회로가 관여하며, 유사한 일련의 단계(행동 전에 신체적, 정서적 각성이 유발되고, 행동 중에 쾌락과 안심을 느끼며, 행동 후에 각성이 급격히 감소하고 후회와 죄책감이 뒤따르는 과정)를 거치며, 내성과 금단증상이 나타날 수 있으며, 충동성(impulsivity)이 발달의 초기단계에 중요하게 작용하며 강박성(compulsivity)이 행동의 유지에 핵심적으로 관여하는 점 등이 유사하다는 보고가 있다. 실제로 최근의 여러 연구들은 생리적 문제점을 중요시하는 경향이 있으며, 이 점은 중독이 단순한 습관의 문제가 아니라 뇌의 질병임을 밝혀 준다(김충렬, 2010).

(2) 사회 · 문화적 원인

사회 · 문화적 원인은 스트레스와 긴장 해소를 위해 물질 의존성을 가지게 되고,

그 결과 계속적으로 물질이나 행위 자극을 추구하도록 만든다는 것이다(이경숙, 2017). 우리나라는 중독에 대한 높은 접근성을 갖고 있을 뿐만 아니라 사회적으로도 허용적인 문화가 존재한다. 대표적으로 주류광고는 청소년 및 성인의 음주의도와 행동에 영향을 미침에도 불구하고, 음주를 미화하는 각종 광고와 드라마가 난무하고 있으며, 게임 마케팅 등으로 인하여 사행성 게임 등의 체험 연령이 낮아지고 있다. 또한 알코올이나 약물 사용을 조장하기 쉬운 환경적 요인은 높은 인구 밀도, 범죄율, 신체적 퇴화, 불법 약물의 접근 이용성 등 '이웃의 해체'에 있다고 주장한다(Hawkins et al., 1992).

2. 중독의 유형

최근 중독 관련 전문가들은 중독을 일반적으로 물질중독(substance addiction)과 행위중독(behavioral addiction)으로 구분한다. 다시 말해 중독 대상이 물질이면 물질중독, 행위이면 행위중독이라고 구분하는데, 알코올, 담배, 약물은 물질중독으로 분류되고, 도박, 인터넷, 인터넷 · 스마트폰 게임은 행위중독으로 분류할 수 있다. 이들 중독에 대해 구체적으로 살펴보면 다음과 같다.

1) 알코올중독

알코올중독에 대해 1950년 세계보건기구(WHO)는 "전통적, 관습적 음주 또는 지역사회의 사회적 음주 습관의 범위를 넘어 음주하는 경우로, 이러한 행동이 병인학적 요인과 관계가 없고 병인학적 요인이 유전, 체질 또는 신체 병리적, 대사적 영향을 받고 있는가에 관계없이 알코올중독이라고 한다"고 정의하고 있다. 이러한 알코올중독을 질병으로 바라보게 된 것은 상대적으로 최근의 일이다. 즉, 산업화 시대에 있어서는 알코올중독을 법적, 도덕적 위반으로 간주하였고, 술을 마시는 행위를 부정적으로 바라보았으며, 이를 법으로 금지하고 이를 어길 시 형벌을 주는 방법으로 알코올중독을 통제하여 왔다. 하지만 이러한 방법은 알코올중독을 뿌리 뽑는 데 소용 없었으며, 술을 마시는 데 죄책감과 수치심만을 더해 줄 뿐이었고, 사회 적응에 실패한 알코올중독 주체들은 더욱 음지로 숨어들어 갔다. 따라서 보다 더 효율적인 관점이 필요하였는데, 이러한 노력은 스웨덴의 한 의사에서부터 시작되었다.

알코올중독에 대해 국내의 문헌은 '사회적 또는 직업상의 기능 장애를 초래하는 알코올의 병적인 사용, 즉 알코올을 지속적으로 빈번히 마시며 알코올로 인한 심각한 문제에도 불구하고 지속적으로 음주 행위를 유지하는 인지 · 행동 · 생리적 증상' 으로 기술하고 있다(보건복지부, 2011).

알코올은 뇌를 비롯하여 인체 각종 장기에 영향을 주는 유해 물질로, 섭취하는 양과 패턴, 그리고 섭취하는 기간 등에 따라 사람에게 다양한 형태의 위험을 증가시키며, 개인뿐만 아니라 간접적 · 이차적인 영향을 사회전반에 미친다(이해국, 이보혜, 2013). 우리나라의 알코올 사용 장애 유병률은 세계적으로 높은 수준이며, 알코올 문제는 만성적으로 지방간, 간경변을 일으키고(Savolainen et al., 1993), 간암, 구강암, 식도암 등 각종 암의 발생률을 증가시킬 뿐 아니라(Bagnardi et al., 2001), 우발적인 상해나 상호 간의 폭행 등을 발생시켜 수많은 건강문제와 사회문제를 유발한다. 이처럼 알코올중독은 개인의 건강뿐 아니라 수많은 사회문제를 일으켜 사회의 안전을 위협하는 사회적으로 심각한 문제이다(이해국, 이보혜, 2013).

그리고 알코올이 뇌에 미치는 영향을 구체적으로 살펴보면, 판단력이 흐려져 사소한 일에도 참지 못하고(전두엽), 혀가 꼬부라져 발음이 잘 되지 않고(브로카 영역), 말할 때 단어가 생각나지 않고(베르니케 영역), 감정의 기복이 심하고(변연계), 비틀거리면서 걷고(소뇌), 기억이 사라지는(해마) 등의 경험을 하게 된다. 소위 '필름이 끊긴다'고 말하는, 즉 술을 마시고 기억이 사라지는 현상을 블랙아웃(black out)이라고 한다. 이는 알코올이 대뇌의 측두엽 해마 부분에 직접 영향을 미쳐 뇌의 정보 입력, 저장, 출력과정 중 입력과정에 이상을 일으킬 때 발생한다.

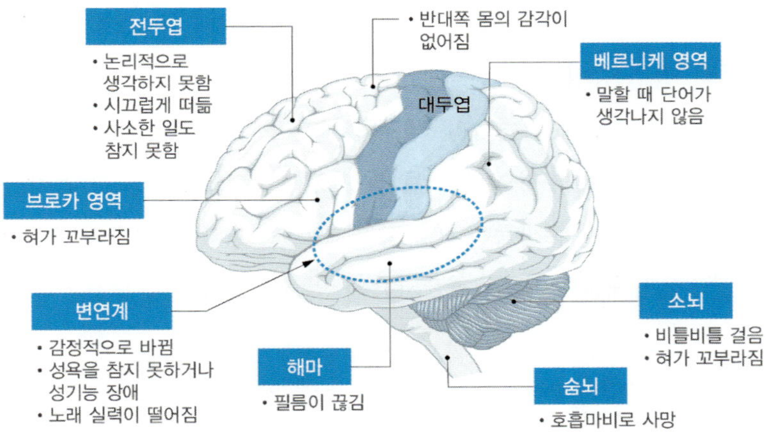

그림 11-1. 알코올이 뇌에 미치는 영향

술을 급히 마시면 간이 알코올을 충분히 분해할 수 없고, 알코올은 혈액 공급량이 많은 뇌에 손상을 주게 된다. 여기에 과음이 반복되면 취중에 무슨 이야기를 하고 무슨 행동을 했는지 기억할 수 없게 되는 블랙아웃을 경험하게 되고, 이는 알코올이 뇌에 손상을 주고 있으니 술을 자제해 달라는 위험신호이다. 이러한 신호를 무시하면 음주는 광범위한 뇌 구조의 위축을 일으키며, '알코올성 치매'로 진행될 수 있다.

알코올 중독의 증상은 다양하여 일정하게 말하기가 어렵다. 초기에는 증상을 잘 인지하지 못하고, 본인도 부인한다. 그러나 직장 동료와 가족들은 과음을 잘 인지한다. 환자는 점진적으로 직업능률의 저하, 일상생활 습관의 변화, 생산성 감퇴, 지각이나 무단결석, 기분 변동이 심하고, 성격 변화 등을 나타내기 시작한다. 점차적으로 얼굴에 붉은 반점, 딸기코, 에스트로겐(estrogen)의 증가로 인해 손바닥이 붉어지는 등 신체적 변화가 나타난다. 심해지면 지방간이 되어 간이 커지고, 빈번히 감염 증세가 나타나고, 기억상실이 나타나며, 자주 사고를 당하거나 몸에 상처를 입고, 교통사고를 일으키거나, 법정 문제까지 발생하게 된다. 여기서 더 진행되면 간기능 장애가 악화되어 황달과 복수가 나타나는데, 이쯤 되면 대개 실직을 하거나 가정이 파탄하게 된다.

알코올중독의 필수 증상은 알코올 섭취 동안 또는 그 직후에 임상적으로 심각한 부적응적 행동 변화나 심리적 변화가 발생해야 한다는 것이다. 이런 변화에 따라 불투명한 말투, 운동조정장애, 불안정한 보행, 안구진탕, 집중력 및 기억력 손상, 혼미 또는 혼수를 보이며, 이런 증상들이 의학적 상태로 인한 것이 아니라 술로 인한 것이어야 한다. 알코올장애는 크게 알코올남용과 알코올의존으로 구분된다.

(1) 알코올남용

알코올남용이란 급성 중독이나 음주 후의 영향 때문에 학교나 직장 또는 가정에서 학업과 직무 수행에 장애를 경험하게 되고, 자녀 양육이나 가사를 태만히 하게 된다. 음주 때문에 흔히 결석을 하거나 결근을 한다. 지속적인 알코올 섭취가 그들에게 심각한 사회적 문제나 대인관계 문제를 발생시키고 있음을 알면서도 계속 술을 마시게 된다. 이들은 술이 깬 다음 후회를 하지만 이러한 행동을 반복하는 것이 특징이다.

(2) 알코올의존

알코올의존은 술 섭취와 연관해서 내성, 금단, 강박적인 행동이 동반되는 경우를 말한다. 알코올 금단 증상은 계속 먹어 오던 술을 끊은 뒤 몇 시간 혹은 며칠 이내에

손떨림이 증가하거나, 불면증, 오심과 구토, 일시적인 환각, 불안 등으로 사회적, 직업적인 기능을 제대로 유지할 수 없는 경우를 말한다. 알코올 금단 증상이 불쾌하고 강렬하기 때문에 알코올의존 상태에 있는 사람은 알코올이 신체와 정신에 대하여 나쁜 영향을 미침에도 불구하고 흔히 이런 금단 증상을 피하거나 해소하기 위해 계속 술을 마시게 된다.

2) 흡연중독

담배 안에 들어 있는 니코틴이라는 성분에 의해 급성이나 만성의 신체 증상이 발생하는 것을 니코틴중독(nicotine dependency)이라고 한다. 니코틴은 흡연에 대한 중독을 야기하는 약물학적 원동력 역할을 하며, 이러한 흡연은 심혈관계뿐만 아니라 호흡기 질환을 일으키는 것으로 알려져 있다. 특히 청소년은 세포, 조직, 장기가 아직 완전하게 성숙하지 않은 상태에 있기 때문에 담배와 같은 독성 물질에 접촉하는 경우 그 손상 정도가 성숙한 세포나 조직에 비하여 더욱 커지게 되고, 결국 더 많은 피해를 유발하게 된다(조광희, 2007).

담배 연기 속에는 4천여 종의 화학물질이 포함되어 있으며, 이 중에서 발암물질이 약 40여 종, 발암을 촉진하는 물질이 약 2백여 종이나 되는 것으로 밝혀져 있다(장은영, 2008). 또한 흡연은 호흡기와 폐 등에 부정적인 영향을 미친다는 보고 외에 백내장, 급성 골수백혈병, 자궁암, 신장암, 췌장암 및 위암을 비롯해 신체 내 거의 모든 장기에 부정적인 영향을 미치는 것으로 보고되고 있다. 다시 말해 담배 연기 속에 포함되어 있는 각종 유독성 물질과 발암물질로 인해 흡연자는 비흡연자에 비해 전반적으로 건강하지 못하고, 일찍 질병에 걸려 사망하는 것으로 보고되고 있다. 더하여 최근에는 간접흡연의 부작용에 대한 연구들이 진행되고 되어, 간접흡연도 흡연자 못지 않게 부정적인 영향을 받는 것으로 알려져 있다.

지금까지 흡연의 부작용은 주로 신체적인 질병과의 관련성에 대한 연구들이 대부분이었다. 그러나 최근 장기간의 흡연이 지능(IQ)에도 영향을 미친다는 연구가 보고되어 그 흥미를 더해 주고 있다.

3) 도박중독

도박이란 돈이나 가치 있는 소유물을 걸고 결과가 불확실한 사건에 내기를 거는 행위를 말하며, 도박장애(Gambling Disorder)는 도박으로 인하여 본인, 가족 및 대인관계의 갈등과 재정적, 사회적, 법적 문제가 발생함에도 불구하고 자신의 의지로 도박행위를 조절하지 못하고 지속적으로 도박을 하게 되는 것을 의미한다(한국도박문제관리센터, 2016).

정신질환의 진단 및 통계 편람(DSM-5)에서는 개인, 가족, 직업적인 장애를 유발하면서도 지속적이고 반복적인 부적응적 도박행동이 도박장애의 필수적인 특징이며, 도박으로 인한 문제점으로는 자살, 노숙의 증가뿐만 아니라 불법 사채를 사용하는 경우가 많고, 도박중독 문제를 겪는 사람들은 결혼생활 및 가족관계에서 많은 어려움을 겪고 있는 것으로 보고하고 있다. 또한 도박중독 문제를 겪는 사람들은 자존감이 낮고, 우울감이 높으며, 술과 담배의 사용이 흔한 것이 특징이다(이민규 외, 2003).

안성원과 한상철(2013)은 도박중독으로 인해 발생하는 경제적 붕괴 또는 도박 자금 마련을 위한 동기로 우발적인 2차 범죄가 발생하는 경우가 흔해 사회적 문제가 되고 있다고 주장하였다. 이것은 도박중독이 단순한 개인의 문제만이 아니라 불특정 다수에게 2차적 피해를 일으키며, 우리 사회의 안정성을 위협하는 공공의 문제임을 시사한다(중독포럼, 2017). 도박중독의 수준은 사교성 도박자, 위험 도박자, 문제성 도박자 및 병적 도박자의 4단계로 구분할 수 있다〈**표 11-4, 그림 11-2**〉.

표 11-4. 도박중독의 수준

구분	내용
사교성 도박자	• 대부분의 도박 경험자가 해당됨 • 도박을 하는 시간과 돈을 통제할 수 있음 • 도박의 목적은 오락 또는 친목 도모임
위험 도박자	• 사교성 도박에서 문제성 도박으로 가고 있는 도박자 • 문제성 도박이나 병적 도박으로 발전할 수 있음
문제성 도박자	• 도박이 삶에 문제를 일으키고 있는 도박자 • 도박을 하는 시간과 돈을 제한하는 데 어려움이 있음 • 병적 도박자를 포함하는 개념으로 사용되기도 함
병적 도박자	• 내성, 금단증상, 통제력 감소 • 도박 때문에 중요한 활동을 포기 • 다른 곳에 분류되지 않는 충동조절장애

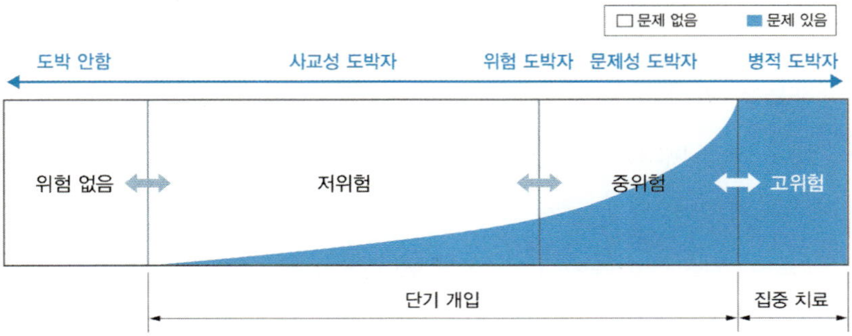

그림 11-2. 도박문제의 연속성

출처: 한국도박문제관리센터(www.kcgp.or.kr).

사교성 도박자는 저위험 수준으로 도박에 대하여 자기조절이 가능하고, 오락이나 친목을 목적으로 도박을 하는 것이다. 위험 도박자는 저위험에서 중위험으로 넘어가는 수준으로 사교성 도박에서 문제성 도박으로 가고 있는 도박자이다. 문제성 도박자는 중위험 수준이며 도박으로 인해 개인적, 사회적으로 문제가 발생되고 도박행위에 대한 자발적 조절이 어려운 도박자이다. 그리고 병적 도박자는 고위험 수준으로 도박으로 인해 일상생활 및 주요 사회생활을 포기한 도박자로써 집중치료가 필요한 대상이다.

4) 인터넷과 인터넷 게임 중독

인터넷중독을 나타내는 용어로는 사이버 중독(virtual addiction), 병리적 인터넷 사용(pathological internet use), 인터넷 증후군(internet syndrome), 웹 중독(webaholism), 사이버 의존(cyberspace dependence) 등이 있다. 이처럼 인터넷중독은 학자들에 따라 조금씩 다르게 정의되고 불리어지고 있지만 결국 인터넷중독이란 과도한 인터넷 사용으로 인해 신체적 · 심리적 · 사회적 문제를 가지며 계속해서 인터넷 사용에 몰입하는 증상으로 정의할 수 있다(주혜윤, 2009).

많은 학자들은 인터넷중독이 다른 물질중독과 마찬가지로 실제적인 질병이라고 주장하고 있다. 골드버그(Goldberg, 1996)는 인터넷 장애 또는 인터넷중독이라는 용어를 처음 제안하였으며, 영(Young, 1996)에 의해 사람들에게 알려지게 되었다. 영(1996)은 인터넷중독이 알코올중독이나 충동적 도박과 같은 실제적인 것이라고 주장하며, 다른 중독들과 마찬가지로 통제성 상실, 갈망과 내성증상, 사회적 철수, 학업 실패 등 다양한 사회적인 문제를 야기할 수 있다고 경고하였다. 또한 스타인(Stein, 1997)은 인터넷에서 과도한 시간을 보내거나 진정한 실제 관계를 피상적인 가상적 관계로 대치시키는 인터넷중독은 심각한 고통이나 기능적 손상을 가져온다고 하였다.

술러(Suler, 1996)는 인터넷에 의한 중독현상이 단지 인터넷을 사용하는 문제에 국한되지 않고 컴퓨터 게임을 사용하는 문제로까지 발전된다고 하였는데, 실제로 컴퓨터 게임에 빠진 청소년들은 일상적인 생활이 어려울 정도로 매일 4, 5시간 이상 컴퓨터 게임에 몰입하거나 심한 경우 밤새워 게임을 하기도 한다. 특히 최근의 무선 인터넷의 접근성 증가로 인해 온라인 게임을 포함한 인터넷 게임 중독의 노출 위험이 높아지고 있으며, 이로 인한 인터넷 게임 중독은 신체적 질환과 우울, 불안 등 공존질환 뿐만 아니라 문제행동과 폭력발생 위험으로 개인 및 사회 · 경제적으로 심각한 피해를 유발한다는 보고하고 있다(중독포럼, 2016).

5) 스마트폰 중독

스마트폰 중독은 스마트폰의 과도한 사용으로 내성과 금단증상이 생겨 아무리 오랜 시간 동안 사용해도 만족감을 얻지 못하고, 스마트폰이 손에 없으면 불안을 느끼는 등의 노모포비아(No mobile-phone phobia) 증상을 가지며 이로 인해 일상생활에 지장이 있음에도 불구하고 계속해서 스마트폰을 사용하게 되는 것을 말한다. 스마트폰 중독이라는 용어가 학술연구에서 일반화하여 사용되기 시작한 것은 2011년부터이다(황하성 외, 2011). 최근에는 중독이라는 용어에서 과의존으로 변경하여 사용하는 추세이지만 스마트폰 과의존을 구성하는 개념은 기존에 사용했던 중독 척도와 같은 것이다(한국정보화진흥원, 2015).

스마트폰 중독(과의존)은 과도한 스마트폰 이용으로 스마트폰에 대한 현저성이 증가하고, 이용 조절력이 감소하여 문제를 경험하는 상태로 조절 실패, 현저성, 문제적 결과 3요인으로 구성된다(한국정보화진흥원, 2016). 구체적으로 조절 실패(self-control failure)란 이용자의 주관적 목표 대비 스마트폰 이용에 대한 자율적 조절능력이 감소하는 것이며, 현저성(salience)은 개인의 삶에서 스마트폰을 이용하는 생활패턴이 다른 형태보다 두드러지고 가장 중요한 활동이 되는 것을 의미한다. 마지막으로 문제적 결과(serious consequences)는 스마트폰 이용으로 인해 신체적 · 심리적 · 사회적으로 부정적인 결과를 경험하고 있음에도 불구하고 스마트폰을 지속적으로 이용하는 것을 의미한다(여정윤, 2017). 스마트폰 증후군이 유발하는 다양한 문제들을 살펴보면 **표 11-5**와 같다.

표 11-5. 스마트폰 증후군의 문제

구분	내용
충동장애	스마트폰을 지속적으로 사용하게 되면 과도한 영상 자극에 노출되어 이성적 판단으로 충동을 조절하고 억제하는 기능이 발달하지 못해 주의력결핍 과잉행동장애(ADHD)를 유발할 수 있다.
우뇌증후군	스마트폰을 지속적으로 사용하게 되면, 스마트폰의 자극이 우뇌의 발달을 저하시키는 우뇌증후군을 유발할 수 있다. 우뇌는 면역 기능을 억제하는 브레이크 역할을 하고 좌뇌는 면역 기능을 촉진하는 엑셀과 같은 역할을 하는데, 만약 좌우뇌의 기능이 균형을 갖추지 못하면 면역 기능에 이상이 생기면서 ADHD나 틱장애와 같은 질환이 생길 수 있으며, 균형감각이나 공간지각 능력에 문제가 생길 수 있다.
팝콘브레인	미국 연구발표에 따르면, 지나치게 스마트 기기에 노출된 아이는 현실에 무감각해지는 팝콘브레인으로 뇌 구조가 변한다는 결과를 발표하였다. 스마트폰에서 나타나는 영상들은 빠르고 강한 정보이기 때문에 이것에 익숙해진 아이들은 현실의 약한 자극에는 반응을 하지 않는 것이 바로 팝콘브레인의 증상이다.
VDT증후군	VDT증후군(Visual Display Terminal Syndrome: 컴퓨터단말기 증후군)은 스마트폰, 태블릿 PC나 컴퓨터 모니터와 같은 영상기기를 오랫동안 사용해 생기는 현대병을 의미한다. 가장 큰 원인으로 지목받는 것이 스마트폰이다. 특히 스마트폰 사용에 따라 생길 수 있는 나쁜 자세는 아무리 유연한 아이들이라 할지라도 경추 압박을 받게 된다. 미국 뉴욕의 척추전문의사인 케네투 한스라이 교수 연구진이 국제외과기술저널(Surgical Technology International)에 보고한 논문에 따르면, 스마트폰을 사용하면서 고개를 숙이는 각도에 따라 성인의 경우 최대 27kg의 부담이 가해지는 것으로 나타났다.
사회성·정서발달	표현을 잘하지 못하여 말을 할 때도 눈을 잘 마주치려 하지 않고 자기만의 세계에 빠져 또래와의 대화나 놀이에 흥미를 느끼지 못하게 되어 사회성 및 정서발달에도 부정적인 영향을 미치게 된다.
성장장애	스마트폰을 볼 때 눕거나 엎드려서 사용하면 체형이 삐뚤어지고 척추 측만증 등이 생겨 학습능력이 떨어지고 성장장애를 나타낼 수도 있다. 또한 눈 깜박임이 줄어 안구건조증이나 근시도 가져올 수 있고 휴대전화의 전자파가 뇌에 침투할 수 있다.

6) 약물중독

약물(drugs)은 인간의 체내에 들어가서 신체적, 정신적, 기능에 변화를 초래하는 물질(substances)을 말한다. 약물에는 질병의 진단이나 치료 또는 예방 목적으로 사용하는 의약품과 본드, 신나, 부탄가스 등과 같이 의약품으로 사용되지 않으면서 인간의 신체적, 정신적 기능에 변화를 초래하는 물질이 포함되어 있다. 따라서 넓은 의미의 약물에는 마약도 포함되어 사용되고 있음을 알 수 있다(최원석, 2008). 우리나라는 마약류 중독자의 현황 및 유병률 자료가 없는 현실로, 현재 적발된 마약류 사범의 공식적인 숫자를 통한 추정치만이 연구 및 제반 정책 수립에 이용되고 있을 뿐 전 국민을 대상으로 한 마약류 약물 사용의 실태 조사는 전혀 이루어지지 않고 있다(이해국, 이보혜, 2013).

최근 우리나라는 세계화 추세에 따른 활발한 국제 교류로 인하여 외국에서 개발된 다양한 신종마약이 국내로 반입되고 있으며, 2022년 마약류 사범 중 65.4%가 향정신성의약품 사범으로 특히 프로포폴이나 각종 수면제(졸피뎀 등) 등과 같은 향정신성 의약품들이 사회적 이슈가 되고 있다. 다이어트 식품 및 약물들의 경우 인터넷을 통해서 에페드린 등 마약 성분이 함유된 알약형태의 약품들이 광범위하게 유통되고 있으며, 이들 약물을 만성적으로 복용했을 경우 발생하는 심각한 부작용들이 지속적으로 보고되고 있는 추세이다.

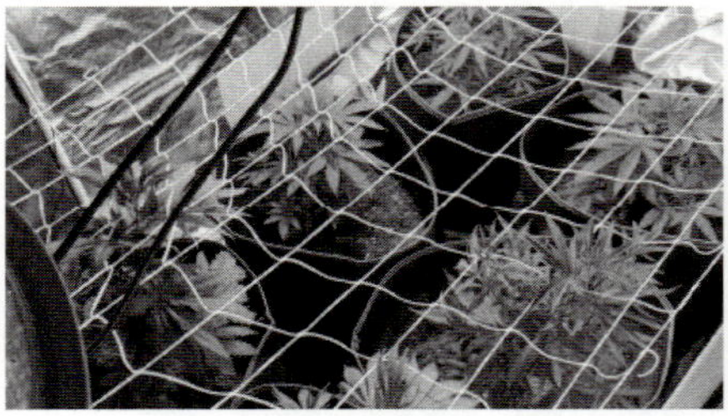

대마 재배 시설

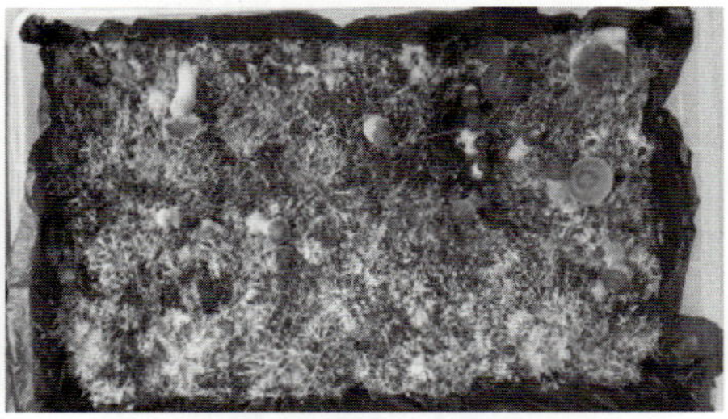

재배 중인 환각버섯

그림 11-3. 주거지에서의 대마 · 환각버섯 재배 사진

출처: 대검찰청(2021). 마약류 범죄백서.

3. 중독의 현황

중독의 현황을 알코올중독, 흡연중독, 도박중독, 인터넷중독, 스마트폰 이용 현황 및 마약류 범죄 현황으로 구분하여 살펴보면 다음과 같다.

1) 알코올중독의 현황

질병관리청(2023)의 조사에 의하면, 2022년 전국 시 · 군 · 구 월간 음주율의 중앙값에 대한 이용현황은 **표 11-6**과 **그림 11-4**와 같다.

표 11-6. 전국 월간 음주율 추이 (단위: %)

구분	2013	2014	2015	2016	2017	2018	2019	2020	2021	2022
중앙값	59.6	60.9	61.3	61	61.5	60.9	59.9	54.7	53.7	57.7

출처: 질병관리청(2023). 2022 지역건강통계 한눈에 보기.

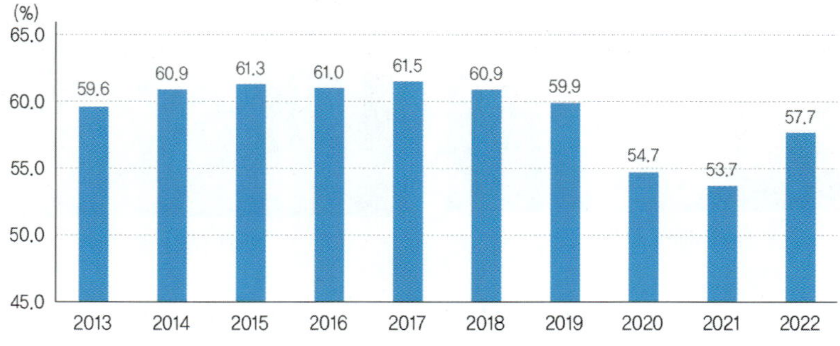

그림 11-4. 전국 월간 음주율 추이

표 11-6과 **그림 11-4**에서 보는 것과 같이 2022년 전국 시 · 군 · 구 월간 음주율의 중앙값은 57.7%로 2017년 이후 지속적으로 감소하다가 2022년 증가한 것으로 나타났다. 2022년 전국 시 · 군 · 구의 고위험음주율에 대한 조사 결과는 **표 11-7**과 **그림 11-5**와 같다.

표 11-7. 전국 고위험음주율 추이 (단위: %)

구분	2013	2014	2015	2016	2017	2018	2019	2020	2021	2022
중앙값	14.4	14.6	15.0	14.8	15.3	15.0	14.1	10.9	11.0	12.6

출처: 질병관리청(2023). 2022 지역건강통계 한눈에 보기.

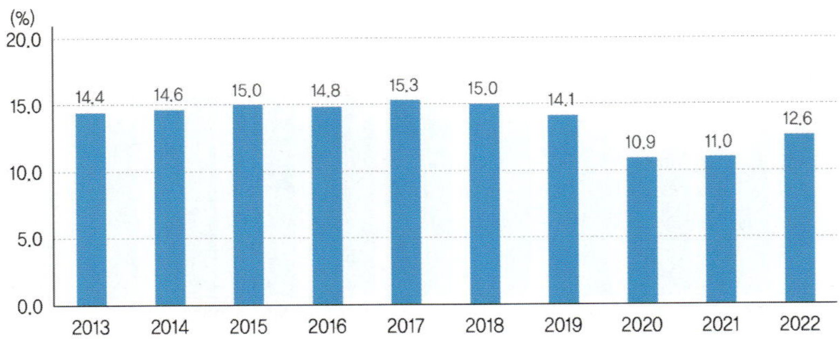

그림 11-5. 전국 고위험음주율 추이

표 11-7과 **그림 11-5**에서 보는 것과 같이 2022년 전국 시 · 군 · 구의 고위험음주율의 중앙값은 12.6%로 2017년 이후 지속적으로 감소하다가 2022년 증가한 것으로 나타났다.

ㄹ) 흡연중독의 현황

질병관리청(2023)의 조사에 의하면, 2022년 전국 시 · 군 · 구의 현재흡연율의 중앙값에 대한 이용현황은 **표 11-8**과 **그림 11-6**과 같다.

표 11-8. 전국 현재흡연율 추이 (단위: %)

구분	2013	2014	2015	2016	2017	2018	2019	2020	2021	2022
중앙값	24.2	24.0	22.3	22.5	21.7	21.7	20.3	19.8	19.1	19.3

출처: 질병관리청(2023). 2023 지역건강통계 한눈에 보기.

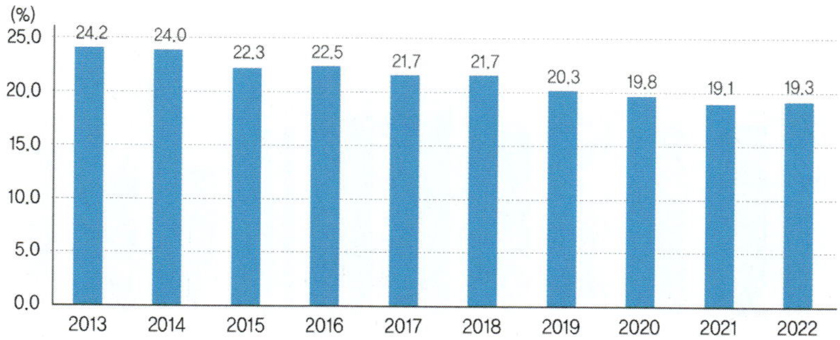

그림 11-6. 전국 현재흡연율 추이

표 11-8과 **그림 11-6**에서 보는 것과 같이, 2022년 전국 시 · 군 · 구의 현재흡연율의 중앙값에 대한 이용현황은 2013년 24.2%로 가장 높았으며, 이후 감소하다가 2022년 증가하고 있는 것으로 나타났다. 2022년 전국 시 · 군 · 구의 남자현재흡연율의 중앙값에 대한 이용현황은 **표 11-9**와 **그림 11-7**과 같다.

표 11-9. 전국 남자현재흡연율 추이 (단위: %)

구분	2013	2014	2015	2016	2017	2018	2019	2020	2021	2022
중앙값	45.8	45.4	41.6	41.9	40.7	40.6	37.4	36.6	35.6	35.3

출처: 질병관리청(2023). 2023 지역건강통계 한눈에 보기.

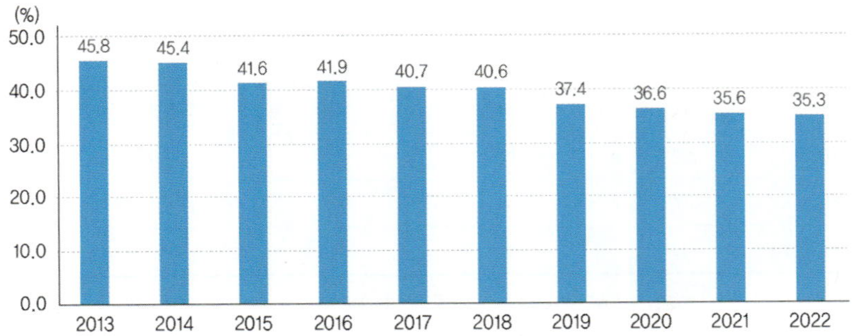

그림 11-7. 전국 남자현재흡연율 추이

표 11-9와 **그림 11-7**에서 보는 것과 같이, 2022년 전국 시·군·구의 남자현재흡연율의 중앙값에 대한 이용현황은 2013년 45.8%로 가장 높았으며, 이후 감소하고 있는 것으로 나타났다.

3) 도박중독의 현황

건강보험심사평가원(2022)의 2017~2021년 도박중독 현황에 대한 조사결과는 **표 11-10**과 **그림 11-8**과 같다.

표 11-10. 2017~2021년 도박중독 현황 (단위: 명)

연령대	2017	2018	2019	2020	2021
계	1,119	1,205	1,491	1,661	2,056
10~19세	39	65	93	98	127
20~29세	349	414	535	603	754
30~39세	427	422	508	607	763
40~49세	166	185	219	235	273
50~59세	97	84	109	109	100
60~69세	42	42	41	39	66
70~79세	17	14	21	15	12
80세 이상	1	1	1	1	3

출처: 건강보험심사평가원(2022). 2017~2021년 도박중독 현황.

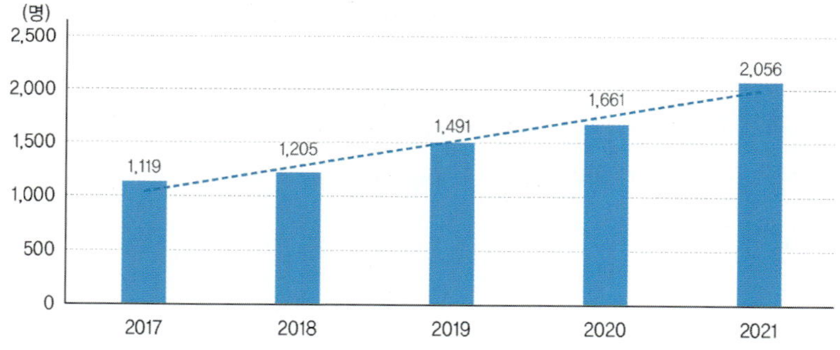

그림 11-8. 2017~2021년 도박중독 현황

표 11-10과 **그림 11-8**에서 보는 것과 같이 도박중독은 2021년 2,056명으로 2017년 이후 꾸준히 증가하고 있는 것으로 나타났으며, 연령대는 30~39세가 763명으로 가장 많았으며, 20~29세 754명으로 나타났다. 특히 도박중독으로 치료받은 환자 수가 가장 많이 증가한 연령대는 10대로 2017년 39명에서 2021년 127명으로 225.6% 증가한 것으로 나타났다. 같은 기간 20대 도박중독 환자도 349명에서 754명으로 116% 증가

하며 10대 다음으로 많이 증가한 것으로 나타났다.

청소년의 도박문제에 대해 조사한 한국도박문제예방치유원(2022)의 연구결과를 살펴보면 **그림 11-9**와 같다.

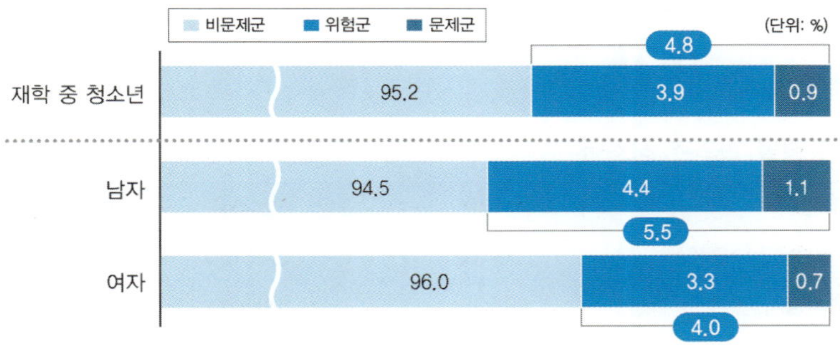

구분	사례수 (명)	비문제군 (Green)	위험군 (Yellow)	문제군 (Red)	위험집단 (위험군 + 문제군)	계
전체(비율)	(18,444)	95.2	3.9	0.9	4.8	100.0
모수추정값(명)	–	3,795,841	155,597	34,965	190,562	3,986,403

그림 11-9. 재학 중 청소년 도박문제 수준

출처: 한국도박문제예방치유원(2022). 2022년 청소년 도박문제 실태조사.

그림 11-9에서 보는 것과 같이, 2022년 기준 재학 중 청소년 도박문제 위험집단은 4.8%로 100명 중 5명은 도박문제에 노출된 것으로 나타났다. 구체적으로 재학 중 청소년의 도박문제 수준에 대한 조사 결과, 전체 응답자의 0.9%가 문제군(Red)으로 나타났으며, 한편 위험군(Yellow)은 3.9%, 비문제군(Green)은 95.2%로 나타났다. 그리고 위험군(Yellow)과 문제군(Red)의 비율을 합한 위험집단의 비율은 4.8%로 나타났으며, 문제군(Red)의 비율을 성별로 살펴보면, 남자(1.1%)가 여자(0.7%)보다 높았으며, 위험집단(위험군(Yellow) + 문제군(Red))의 비율도 여자(4.0%)에 비해 남자(5.5%)가 높게 나타났다.

4) 인터넷중독 현황

여성가족부(2022)의 전국 학령 전환기(초등 4학년, 중등 1학년, 고등 1학년) 청소년 대상으로 실시한 '2021년 인터넷 · 스마트폰 이용습관 진단조사' 결과를 살펴보면 **표 11-11**과 같다.

표 11-11. 유형별 과의존 청소년 (단위: 명)

구 분	2019년	2020년	2021년
과의존 위험군(A+B–C)	206,102	228,120	228,891
위험사용자군(A)	29,246	28,671	30,452
주의사용자군(B)	248,768	283,363	282,319
중복위험군(C)	71,912	83,914	83,880

출처: 여성가족부(2022). 2021년 인터넷스마트폰 이용습관 진단조사.

조사 결과 인터넷과 스마트폰 중 하나 이상에서 위험군(과의존 위험군)으로 진단된 청소년은 22만 8,891명으로 나타났으며, 두 가지 문제를 모두 갖고 있는 청소년(중복위험군)은 8만 3,880명으로 나타났다. 청소년의 인터넷 과의존 청소년 현황은 **표 11-12**와 같다.

표 11-12. 인터넷 과의존 청소년 (단위: 명)

구 분		2019년	2020년	2021년
인터넷 과의존 위험군	합 계	154,407	175,496	183,228
	위험사용자군	14,790	14,770	16,723
	주의사용자군	139,617	160,726	166,505

출처: 여성가족부(2022). 2021년 인터넷스마트폰 이용습관 진단조사.

특히 인터넷 과의존 위험군은 18만 3,228명으로, 이 중 위험사용자군은 1만 6,723명, 주의사용군은 16만 6,505명으로 나타났다.

5) 스마트폰 이용 현황

최근 연간 100만 명 이상의 청소년들이 인터넷 환경과 스마트폰의 사용이 가져다 준 미디어 중독으로 인해 학습장애와 정서문제 등의 심각한 정신적 위기를 맞고 있는 것으로 보고되고 있다. 특히 미디어 사용의 연령이 점점 낮아져 영유아에게도 부정적인 영향을 미치는 것으로 나타나고 있다. 과학기술정보통신부와 한국지능정보사회진흥원(2023)의 연령대별 스마트폰 과의존 위험군 비율에 대한 조사 결과는 **그림 11-10**과 같다.

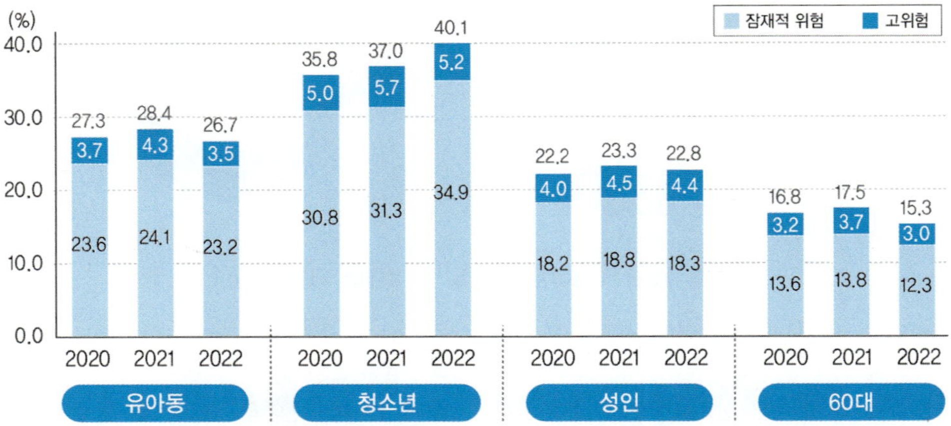

그림 11-10. 연령대별 스마트폰 과의존 위험군 비율(2017~2021)

주: 유아동은 만 3~9세, 청소년은 만 10~19세, 성인은 만 20~59세, 60대는 만 60~69세에 해당함.
출처: 과학기술정보통신부, 한국지능정보사회진흥원(2023). 2022 스마트폰 과의존 실태조사.

그림 11-10에서 보는 것과 같이 2022년 유아동은 잠재적위험이 23.2%, 고위험 3.5%, 청소년의 경우 잠재적 위험이 34.9%, 고위험 5.2%, 성인의 경우 잠재적위험이 18.3%, 고위험 4.4%, 60대의 경우 잠재적위험이 12.3%, 고위험 3.0%로 청소년의 경우 해마다 증가하고 있으며, 유아동, 성인 및 60대의 경우 2021년에 비해 다소 감소한 것으로 나타났다.

6) 마약류 범죄 현황

대검찰청(2023)의 30대 이하 및 마약류별 사범 현황은 그림 11-11과 같다.

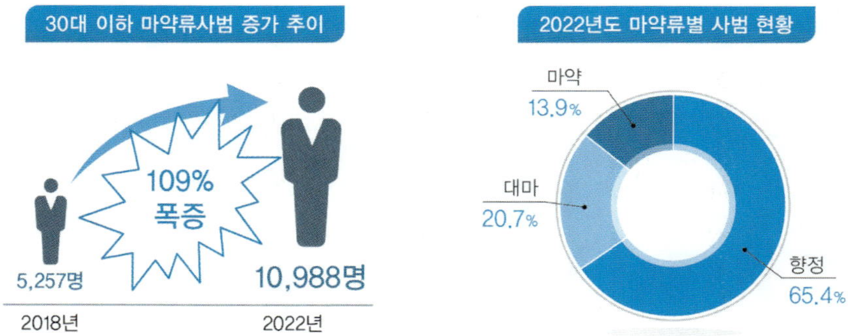

그림 11-11. 30대 이하 및 마약류별 사범 현황

출처: 대검찰청(2023). 마약류 범죄백서.

총 마약류사범은 2018년 12,613명에서 2022년 18,395명으로 45.8%로 급증하였으며, 외국인 사범은 2018년 948명에서 2022년 2,573명으로 171.4%로 폭증하였다. 특히 30대 이하 마약류사범은 2018년 5,257명에서 2022년 10,988명으로 109% 급증한 것으로 나타났다.

마약류 분석에서 마약류는 첫째, 양귀비, 코카인 등 마약, 둘째, 필로폰 등 향정신성의약품(이하 향정), 셋째, 대마, 넷째, 신종마약(임시마약류)으로 분류될 수 있는데, 2023년 3월 기준 국내에서 마약류로 지정·분류된 물질은 마약 142종, 향정 300종, 대마, 신종마약 90종 등 합계 총 533종이다. 마약류별 사범현황은 마약사범이 2,551명으로 13.9%, 향정(신종마약 포함)사범이 12,035명으로 65.4%, 대마사범이 3,809명으로 20.7%로 나타났다. 마약류의 압수량과 밀수사범의 증가 추이의 현황은 **그림 11-12**와 같다.

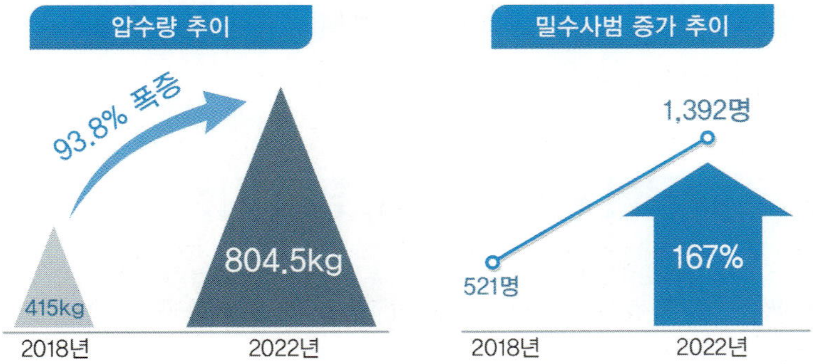

그림 11-12. 마약류의 압수량과 밀수사범의 증가 추이

출처: 대검찰청(2023). 마약류 범죄백서.

총 마약류 압수량은 2018년 415kg에서 2022년 804.5kg으로 93.8%로 증가하였으며, 주요 마약류 압수 현황은 필로폰 등 향정이 616.2kg으로 전체 마약류 압수량의 76.6%를 차지하는 것으로 나타났다.

4. 중독자 지원정책

정부는 국정현안점검조정회의(2021)에서 "온국민 마음건강 종합대책(제2차 정신건강복지기본계획)"을 논의하고, 코로나 19 극복과 전(全) 국민 정신건강 증진을 위해 향후 5년간 정신건강 분야에서 국가책임과 공공성을 강화하기로 하였다. 즉, "마음이 건강한 사회, 함께 사는 나라"를 구현하기 위해 6대 전략과 핵심과제를 마련하였으며, 특히 일반국민, 정신건강 고위험군, 당사자 및 가족, 중독 및 자살 고위험군 대상자별로 필요한 정신건강서비스를 지원할 수 있는 계획을 마련하였다. 구체적인 온국민 마음건강 종합대책에 대한 내용은 **그림 11-13**과 같다.

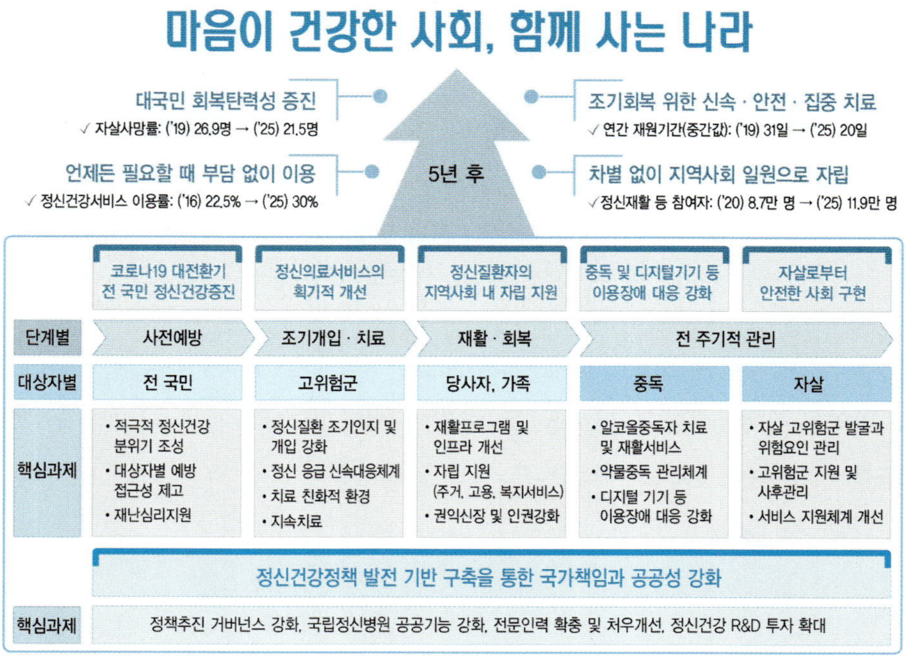

그림 11-13. 온국민 마음건강 종합대책

"마음이 건강한 사회, 함께 사는 나라"을 위해 6대 추진전략별 주요 정책과제, 즉 코로나 19 대전환기 전 국민 정신건강 증진, 정신의료서비스의 획기적 개선, 정신질환자의 지역사회 내 자립 지원, 중독 및 디지털기기 등 이용장애 대응 강화, 자살로부터 안전한 사회 구현 및 정신건강에 대한 국가책임과 공공성 강화를 제시하고 있으며, 이 중 중독 및 디지털기기 등 이용장애 대응 강화에 대한 주요 정책과제는 **표 11-13**과 같다.

표 11-13. 중독 및 디지털기기 등 이용장애 대응 강화의 주요 정책과제

주요 현황 및 문제의식

알코올중독자 정신건강서비스 이용률 저조	마약류 등 약물중독자에 대한 관리체계 미흡	인터넷, 스마트폰 등 디지털기기 이용장애 증가
알코올사용장애는 타 정신질환에 비해 유병률이 높은 반면, 정신건강서비스 이용률은 저조한 실정 알코올중독자 정신건강 서비스 이용률 12.1% vs 타 정신질환 이용률 22.2%	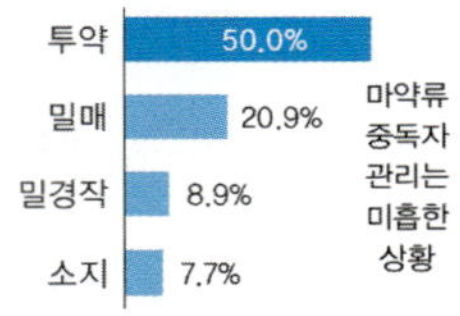 식욕억제제 등 일상에서 접하기 쉬운 의약품 오남용으로 인한 약물중독은 사각지대에 방치	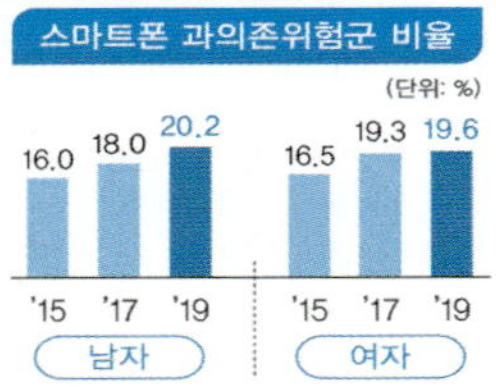 ➔ 이용장애는 조기 발견이나 접근 제한이 용이하지 않은 어려움 존재

▼

중독 및 이용장애 대응 강화를 위한 개선방향

알코올중독 초기부터 치료 이후 재활까지 알코올중독관리체계 개선	그간 관리가 미흡했던 약물 및 이용장애에 대한 관리체계 적극 구축

▼

주요 핵심과제

4-1	알코올중독자 치료 및 재활서비스 강화	4-2	마약류 등 약물중독 관리체계 구축	4-3	디지털기기 등 이용장애 대응 강화

지표로 본 기대효과

지표	현재		목표
알코올사용 장애 정신건강서비스 이용률	(2016) 12.1%	➔	(2025) 18.1%
중독 전문병원 제도 도입	(2020) -	➔	(2023) 도입
스마트폰 과의존 위험군 비율	(2019) 20.0%	➔	(2024) 16.0%

중독 및 디지털기기 등 이용장애 대응 강화의 주요 정책과제를 살펴보면, 첫째, 집중적인 치료 지원이 필요한 알코올과 마약류 등 약물중독자에 대한 치료·재활 서비스를 강화한다. 이를 위해 알코올중독 특성을 고려한 서비스모델과 치료·재활 프로그램을 개발·보급하고, 치료동기를 강화하여 재발을 방지할 수 있도록 회복자 자조모임 운영을 지원한다. 또한 중독문제로 어려움을 겪는 국민이 가까운 곳에서 도움을 받을 수 있도록 지자체 정신건강복지센터 중독지원사업과 중독재활시설을 확대한다는 것이다.

둘째, 코로나 19 장기화로 스마트폰 등 디지털기기 사용이 증가함에 따라 디지털기기 등 이용장애 예방사업과 치료 협력을 강화한다. 디지털기기 과몰입 우려가 큰 유아·청소년을 대상으로 스마트폰 바른 사용을 유도하고, 치유 프로그램·온라인 상담 등을 통해 게임·도박·인터넷 등 디지털기기 이용장애에 대한 지원을 강화한다. 또한 이용장애 관리·모니터링 협력을 위한 관계부처 협의체를 강화하고, 미래 이용장애에 대한 선제적 대응을 위해 국립정신건강센터를 중심으로 국내·외 연구 교류 및 모니터링도 추진한다는 것이다. 중독 및 디지털기기 등 이용장애 대응 강화의 주요 정책과제에 대한 세부 추진 내용을 구체적으로 살펴보면 **표 11-14**와 같다(국정현안점검조정회의, 2021).

표 11-14. 중독 및 디지털기기 등 이용장애 대응 강화의 주요 정책과제

구분	세부 추진 내용
알코올중독자 치료 및 재활서비스 강화[1)]	• 초기 알코올중독에 대한 조기 개입 강화 • 알코올중독 특성을 고려한 치료·재활 프로그램 개발 • 지역사회 알코올중독 서비스 전달체계 개선 • 중독자 회복을 위한 중독자 치료·재활시설 확충
마약류 등 약물중독 관리체계 구축[2)]	• 약물중독 예방을 위한 정보제공 강화 • 약물중독 고위험군에 대한 개입 강화 • 마약류 중독자 치료보호 지원 확대 • 약물중독자 치료·재활 인프라 확충

구분	세부 추진 내용
디지털기기 등 이용장애 대응 강화3)	• 게임이용장애 민관 협의체의 합리적 의사결정에 필요한 근거 마련 • 인터넷, 스마트폰 등의 건강한 사용을 유도하는 지원환경 기반 마련 • 디지털기기 등 이용장애 대응을 위한 협력체계 강화 • 중독 및 미래 이용장애에 대한 선제적 대응체계 마련

1) 알코올사용 장애는 타 정신질환에 비해 유병률이 높지만 정신건강서비스 이용 비율은 12.1%에 불과(타 정신질환 이용률은 22.2%)하며, 또한 알코올중독자는 특화된 개입 · 치료 프로그램이 부족하여 중증 정신질환자에 비해 잦은 재발로 입 · 퇴원을 반복하는 경향이 있다.

2) 마약류 범죄 중 투약 사범이 절반을 차지하고 최근 연예인 마약 범죄로 사회적 관심이 증대되고 있지만 마약류 중독자 관리는 미흡한 상황이며, 기소유예 처분(치료 · 교육 조건부) 등을 확대하여 사회복귀 지원정책을 추진하고 있지만 이를 뒷받침할 치료 및 재활 인프라는 부족한 실정이다. 또한 마약 외에 식욕억제제, 해열제 등 일상에서 접하기 쉬운 의약품 오남용으로 인한 약물중독은 관리의 사각지대에 방치된 상황으로, 약물중독 환자가 연간 1만 5천여 명에 달하며, 특히 청소년과 청년층, 고령 노인층을 중심으로 급증하고 있는 추세라고 할 수 있다.

3) 신체활동 감소, 스마트 폰 보급 증가 등으로 게임, 인터넷 · 스마트폰, 온라인 도박 등 디지털기기 등 이용장애가 증가하는 추세이며, 이용장애로 발생할 수 있는 행위중독의 경우 자각 · 인식 부족으로 조기개입이 용이하지 않은 어려움이 존재한다. 또한 최근 세계보건기구(WHO)는 게임 이용장애를 국제질병분류 내 포함시키고 각국의 대책 마련을 촉구하여 국내에서도 도입 여부에 대하여 지속적으로 논의 중이다.

Chapter 12

문화적 다양성과 정신건강

배울 내용

1. 다문화와 정신건강
2. 성적 소수자와 정신건강
3. 장애인과 정신건강

학습목표

1. 결혼이주여성, 외국인근로자 및 북한이탈주민의 특성과 정신건강과의 관련성을 파악한다.
2. 성적 소수자와 정신건강과의 관련성을 파악한다.
3. 장애인과 정신건강과의 관련성을 설명할 수 있다.

1. 다문화와 정신건강

세계적으로 국가 간 인구이동과 국제교류가 증가하고 민족, 인종, 종교와 계층에서 다양한 문화집단이 생기면서 건강영역에서 문화의 중요성이 나날이 높아지고 있다. 우리나라의 경우도 외국인근로자, 국제결혼이주자, 유학생, 북한이탈주민 등의 증가로 민족과 인종의 다양성에 직면하고 있다. 따라서 결혼이주자여성, 외국인근로자 및 북한이탈주민과 정신건강과의 관련성을 살펴보면 다음과 같다.

1) 결혼이주여성

(1) 결혼이주여성의 정의 및 현황

결혼이주여성은 한국 남자와 결혼을 해서 본래 살던 국가를 떠나 한국에 정착한 여성을 의미한다. 우리나라에서 국제결혼은 1990년 중반부터 증가하기 시작하여

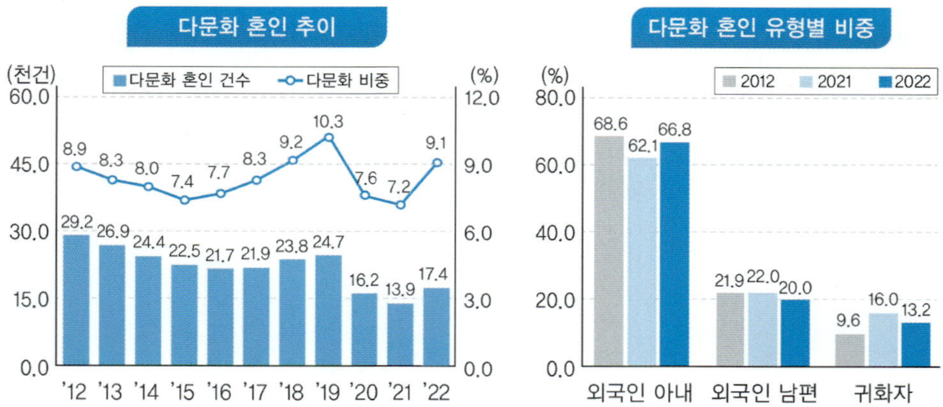

그림 12-1. 다문화 혼인 및 혼인 유형별 비중

2005년을 기점으로 감소되고 있지만, 연간 3만 건 내외로 총 결혼 건수 대비 10% 내로 꾸준히 유지되고 있으며, 그중에 외국인 여성과 한국 남성의 혼인이 2022년 66.8%를 차지하고 있는 것으로 보고되고 있다(통계청, 2023).

여성결혼이민자는 한국사회에서 문화적응 스트레스, 언어 문제, 가족원 간의 갈등, 자녀양육 등과 같이 신체적 · 정신적 · 사회적 문제를 경험하게 되며, 특히 이민 적응 과정에서의 경험은 여성결혼이민자의 건강수준에 영향을 미치고, 자신의 가족 및 이전에 갖고 있던 사회적 네트워크로부터 단절됨으로써 발생하는 심리적 고립감은 정신적 · 신체적 건강에 부정적인 영향을 미칠 수 있다(박혜숙 외, 2021).

구체적으로 현재 우리나라 국제결혼의 대부분을 차지하는 저소득국 출신 여성과의 결혼은 결혼 중개업체를 통해 짧은 시간에 이주 및 성혼이 이루어지는데, 이 과정에서 그들은 자신이 살게 될 환경과 배우자에 대한 정보를 충분히 알지 못한 채 이주함과 동시에 비교적 단시간 내에 결혼, 임신과 출산, 자녀양육과 같은 일련의 과정을 경험하게 된다. 실제 한국생활에 적응하기도 전에 이미 임신과 출산의 경험을 한다고 볼 수 있다. 또한 사회적 환경의 어려움, 가치관의 차이, 문화적 갈등, 의사소통의 어려움 등의 원인으로 인해 다문화여성들은 새로운 사회에 적응하는 과정에서 건강을 잃을 수 있는 상황이다. 즉, 여성결혼이민자는 기존에 자신이 가지고 있던 건강상의 문제가 아닌, 이민 적응과정에서 발생되는 여러 원인으로 인해 신체적 · 정신적 건강에 위협을 받고 있다.

(2) 결혼이주여성과 정신건강

① 주관적 건강상태

결혼이민자 · 귀화자와 18세 이상 국민의 주관적 건강상태에 대한 비교는 **그림 12-2**와 같다.

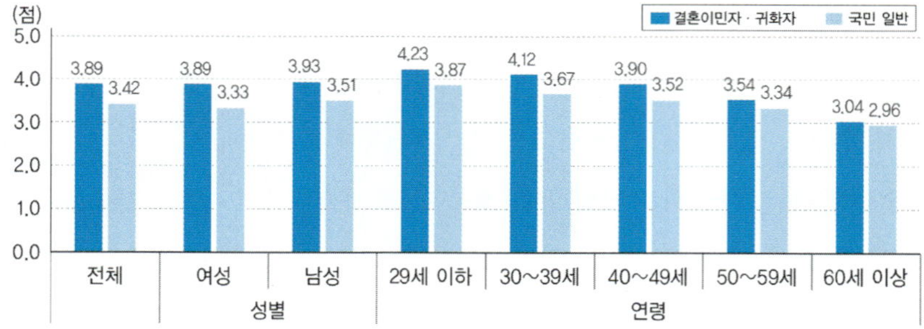

주: 평균 – 매우 나쁘다 = 1점 ~ 매우 좋다 = 5점

그림 12-2. 결혼이민자 · 귀화자와 18세 이상 국민의 주관적 건강상태 비교

출처: 여성가족부(2022). 2021년 전국다문화가족실태조사.

결혼이민자 · 귀화자의 주관적 건강상태는 5점 기준에 평균 3.89점으로 18세 이상 국민 3.42점보다 다소 높은 것으로 나타났다. 성별은 여성이민자와 남성이민자 모두 점수가 높았으며, 연령별로는 연령대가 높아질수록 결혼이민자 · 귀화자와 해당 연령대 국민 일반의 건강수준 차이가 감소하는 것으로 나타났다. 결혼이민자 · 귀화자의 주관적 건강상태에 대한 현황은 **그림 12-3**과 같다.

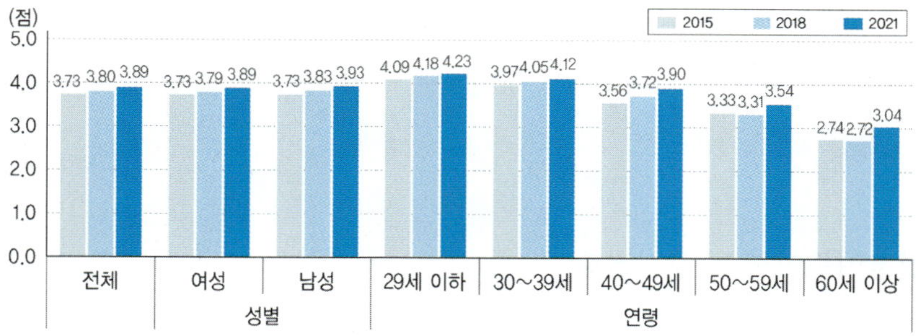

주: 매우 나쁘다 = 1점, 나쁜 편이다 = 2점, 보통이다 = 3점, 좋은 편이다 = 4점, 매우 좋다 = 5점

그림 12-3. 결혼이민자 · 귀화자의 주관적 건강상태

출처: 여성가족부(2022). 2021년 전국다문화가족실태조사.

결혼이민자 · 귀화자의 건강상태는 여성과 남성 모두 해마다 개선되고 있으며, 특히 50대 이상 연령층은 2018년 감소하였다가 2021년 상승폭이 큰 것으로 나타났다.

② 우울감 경험

결혼이민자 · 귀화자의 우울감 경험에 대한 조사 결과는 **그림 12-4**와 같다.

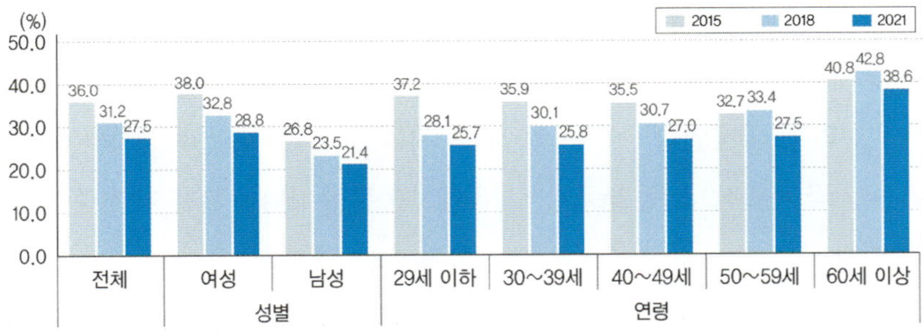

주: 매우 나쁘다 = 1점, 나쁜 편이다 = 2점, 보통이다 = 3점, 좋은 편이다 = 4점, 매우 좋다 = 5점

그림 12-4. 결혼이민자 · 귀화자의 우울감 경험

출처: 여성가족부(2022). 2021년 전국다문화가족실태조사.

지난 1년간 지속적으로 2주 이상 일상생활이 어려울 정도로 슬프거나 절망감을 느낀적이 있는지에 대한 조사 결과, 결혼이민자 · 귀화자 중 27.5%가 우울감을 경험한 것으로 나타났다. 이러한 우울감의 경험은 해마다 감소되고 있으며, 특히 2018년 우울감 경험이 다소 증가하였던 50대 이상 연령층의 경우에도 상당 수준으로 개선된 것으로 나타났다.

2) 외국인근로자

(1) 외국인근로자의 정의 및 현황

우리나라는 2003년 「외국인근로자의 고용 등에 관한 법률」을 제정함으로써 '외국인근로자'라는 표현을 공식적으로 사용하게 되었다. '외국인근로자'의 정의는 「외국인근로자의 고용 등에 관한 법률」 제2조에 명시되어 있는데, 이 법에서 '외국인근로자'라 함은 "대한민국의 국적을 가지지 아니한 자로서 국내에 소재하고 있는 사업 또는 사업장에서 임금을 목적으로 근로를 제공하고 있거나 제공하고자 하는 자"를 말한다. 이 정의는 국제연합(UN)의 '이주노동자(Migrant Worker)'의 정의와 유사하여 외국인근로자를 국적요건, 노동활동지역, 유급노동활동이라는 3가지 기준에 근거하여 정의하고 있다.

우리나라는 1980년대 후반부터 이주노동자의 유입이 시작되었는데, 특히 1988년 서울올림픽 이후 세계적으로 국가가 알려지면서 국제 인력 브로커들의 주목을 받게 되었다. 또한 이 시기 한국은 급격한 경제성장과 더불어 임금인상이 급격히 진행되었으며 1차 산업 중심의 구조에서 2차, 3차 산업 중심의 산업구조로 전환됨에 따라 제조업 관련 노동자들에 대한 처우가 많이 개선되었다.

이와 같이 국내 노동자들의 처우가 개선됨에 따라 내국인들은 임금이 적고 작업환경이 열악한 영세 제조업을 기피하기 시작했다. 따라서 심각한 노동력 부족문제를 겪고 있던 중소기업들은 미등록 이주노동자에 의존할 수밖에 없었으며, 이러한 상황에서 정부는 노동력부족현상을 해결하기 위한 방안으로 1993년 '외국인 산업연수생' 제도 도입을 시작으로 2003년 '고용허가제' 등 이주노동자 인력정책의 주요 변화가 있었다.

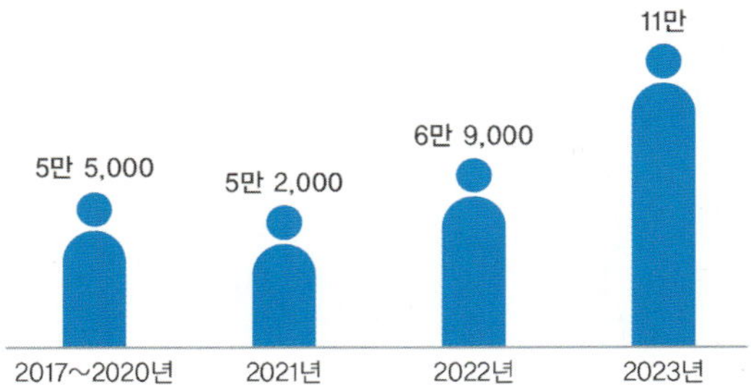

그림 12-5. 고용허가제(E-9) 외국인근로자 도입 규모

출처: 고용노동부(단위: 명)

(2) 외국인근로자와 정신건강

외국인근로자가 지속적으로 증가하고 있는 현시점에서 이들의 건강은 개인의 차원을 넘어서 사회 · 국가적 차원에서의 관리가 필요하게 되었다. 이주노동자들은 장시간 근무로 인한 과로, 낯설고 열악한 주거 및 작업환경으로 인해 발생하는 직업병, 언어적 장벽, 지리적 소외, 작업장, 음식, 사회 · 문화적인 차이 등으로부터 오는 신체적 · 정신적 · 심리적 스트레스 등의 여러 가지 건강문제를 겪는다. 무엇보다 의사소통의 어려움, 한국의 의료서비스에 대한 무지, 얕은 지식, 정보 부족, 값비싼 의료비용, 건강보험의 혜택을 받지 못하는 등의 이유로 치료시기를 놓쳐 방치하여 병을 더 키우거나, 건강을 더 악화시켜 귀국할 때 하나쯤은 질병을 안고 돌아가는 경우가 많다. 그 밖에도 작업환경, 근로조건의 부당한 대우, 안전지식이 없음으로 인해 작업 중 사고를 당하고, 장애를 얻거나 결국은 사망에 이르게 되는 경우가 많다.

또한 이주노동자들은 외국인근로자라는 사실 자체만으로도 '건강에 악영향을 미치는 노동환경과 주거조건'에 쉽게 노출된다. 한국에 체류 중인 이주노동자의 상황은 이들의 체류지위, 체류기간, 직업 혹은 직종, 국적 등에 따라 매우 다양하다. 특히 이 중 불법 체류 신분일 경우 기본적인 권익을 누리지 못한다. 2020년 2,135,689명 체류 외국인 중에서 18.7%가 불법체류자이다. 이들에게 현실적인 가장 큰 문제는 의료혜택의 문제로 건강보험, 산재보험을 적용받지 못하고 자칫 잡히면 바로 추방될 수 있어서 자유롭게 의료기관 혹은 무료진료소 등의 이용을 꺼려 하거나 이용하는데 어려움이 있다.

3) 북한이탈주민

(1) 북한이탈주민의 정의 및 현황

북한이탈주민이란 북한에 주소, 직계가족, 배우자, 직장 등을 두고 있는 사람으로서 북한을 벗어난 후 외국 국적을 취득하지 아니한 사람(「북한이탈주민의 보호 및 정착지원에 관한 법률 '북한이탈주민법'」 제2조)으로 규정하고 있다. 2019년 말 기준 총 33,227명 중 남자 9,297명, 여자 23,950명으로 약 72%가 여성으로 분포하고 있다(통일부, 2019). 특히 이러한 입국은 1990년대 중반 이후 큰 폭으로 증가하여 2010년 이후 연간 약 3,000명 정도 입국하였다가 최근에는 1,000여 명 수준으로 감소하였다. 한편 탈북민을 대상으로한 통일부의 조사에 의하면 탈북민 73.6%가 남한생활에 만족함이라고 답변하였고, 이는 이전보다 6.6%가 높아진 추세인 것으로 나타났다. 또한 탈북민들의 남한생활에서의 활동현황을 분석한 결과, 경제활동 참가율이 61.2%, 고용률이 56.9%, 생계급여 수급률이 24.4% 수준으로 나타났으며 근로자의 월평균 임금이 약 179만 원 수준인 것으로 나타났다(통일부, 2019).

(2) 북한이탈주민과 정신건강

국내입국 당시 건강검진을 받게 되고, 건강검진 결과를 바탕으로 응급 및 중환자 관리, 감염병 관리와 같이 개인별 건강상담 및 2차 검진을 비롯한 유소견자에 대해 건강관리를 제공하고 있는데, 이들 대부분은 국내 입국 후 대부분 건강상태가 좋지 못해 병원치료를 받는 대상이 많다(전정희, 2010). 북한이탈주민의 질병특성은 북한과 제3국 생활에서의 경제난을 통한 전형적인 후진국형 질병구조를 가지고 있다. 북한이탈주민의 응답자 83.1%는 남한에서 최소한 1개 이상의 질환을 가지고 있으며, 평균 질병이환 횟수가 2, 3종류로 북한이탈주민의 건강 문제가 심각하며 건강관리가 꾸준하게 진행되어야 한다. 그러나 건강과 관련한 잘못된 지식과 민간요법에 대한 믿음, 고착화된 습관에 따른 부적절한 건강행위를 지속함으로써 건강상태를 더 악화시키는 것으로 나타났다(최명애 외, 2012).

북한이탈주민과 남한주민 간 질병 및 의료이용현황 비교 연구(이수정, 2020)에서 연차별 질병 보유현황은 입국 1~5년 차는 1인당 7.8~7.9개의 질병을 보유하는 것으로 나타났으며, 6년 차부터 서서히 감소하기 시작하여 11년 차 6.53개, 12년 차 5.03개로 나타났다. 이는 정부에서 제공하는 건강증진사업, 의료혜택 등을 통하여 북한이탈주민의 건강상태가 개선되고 있다고 볼 수 있다.

표 12-1. 북한이탈주민의 거주시기에 따른 질병 구분

구분	1~4년 차	5~8년 차	9~12년 차
만성(상위)	호흡기계통(▲), 소화기계통(▼), 비뇨생식기계통(▼), 근육골격계통(▲), 손상 등에 의한 결과(▼), 달리 분류되지 않는 증상(▼), 감염병 및 기생충성(▼)		
초중기(증가)	임신, 출산 및 산후기		
중장기(증가)		눈 및 눈 부속기관의 질환, 정신 및 행동장애, 내분비계통, 순환기계통	

출처: 이수정(2020). 북한이탈주민과 남한주민 간 질병 및 의료이용현황 비교.

북한이탈주민의 거주시기에 따라 만성, 초중기, 중장기 그룹으로 질병을 구분하여 살펴보면 다음과 같다.

① 만성 그룹

호흡기계통, 근육골격계통은 지속적으로 증가하는 분포를 보였으며, 비뇨생식기계통과 달리 분류되지 않는 증상, 감염병 및 기생충성 질환은 남한 거주 기간이 길어질수록 감소하는 추세를 보였으나, 여전히 남한 주민에 비해 높은 질병 분포를 보이는 것으로 나타났다. 질환별 다빈도 질환을 남한 주민과 비교해 보면 다음과 같다.

- 근육골격계통은 등통증, 척추 장애, 무릎관절증 등 남한 주민도 같이 높은 비율을 차지하는 것으로 나타났다. 이는 북한 및 제3국에서 중노동과 착취 등의 경험 그리고 남한에서 주로 취업하는 단순 노무나 제조업, 식당 등 분야에서 증상이 반복되어 높은 비율을 차지하는 것으로 추정할 수 있다.
- 소화기계통은 열악한 영양상태와 약물 오·남용 등의 문제가 남한에 정착한 후 약간 호전되었으나 스트레스 등으로 인한 위장 장애가 발생하여 높은 것으로 추정할 수 있다.
- 비뇨생식기계통은 북한이탈주민 여성에서 생식기계통의 염증과 관련된 질환의 분포가 남한 주민에 비해 높게 나타났다. 이는 성적 학대나 제대로 된 치료를 받지 못하여 악화된 경우로 추정할 수 있다.

② 초중기 그룹

입국 2~5년 차에 임신, 출산 및 산후기로 질환 분포가 증가하였다가 6년 차부터 다시 감소하는 추세로 나타났다. 해당 대분류의 다빈도 질환으로 유산의 분류인 '기타 비정상적 수태부산물'로 나타났다. 이는 북한이탈주민 여성이 안고 있는 다양한 생식기계통 질환, 정신적 스트레스 등과 연관이 있을 것으로 추정할 수 있다.

③ 중장기 그룹

눈 질환, 정신 및 행동장애, 내분비계통, 순환기계통의 질환이 점차 증가하였다.

북한이탈주민은 인구의 고령화와 더불어 남한에 거주 시기가 길어질수록 당뇨병, 심혈관 질환 등 주요 성인병에 걸릴 위험성이 높은 것으로 예측된다. 한편 북한이탈주민의 건강과 관련하여 정신적 측면에 건강 문제가 심각한 것으로 알려져 있다. 북한이탈주민은 전체 질환 중 정신 및 행동장애로 인한 입내원일수가 가장 길었고 특히 북한이탈주민의 여성의 경우 우울 에피소드(반응성 우울증의 단일 에피소드)의 질병 분포가 높게 나타났다. 이는 북한이탈주민이 겪은 특수한 상황으로부터 비롯된 것으로 추정된다.

2. 성적 소수자와 정신건강

1) 성소수자

성소수자에는 다양한 분류가 있으며 성소수자에 포함된 여러 개인의 특성들을 이해하면 성소수자에 대한 임상적 접근이 용이할 것이다. 성소수자는 성적 지향과 관련된 개념, 성별 정체성과 관련된 개념으로 구분할 수 있는데, 성적 지향(Sexual orientation)은 남성 파트너, 여성 파트너 또는 그 둘에게 지속되는 개인의 성적 끌림을 의미하고, 대개 이성애, 동성애, 양성애 이 세 가지 범주로 논의되나 세 가지 이외의 지향성을 사용하거나 어떤 성적 지향성도 사용하지 않을 수 있다(APA, 2008). 즉, 성적 지향은 어느 성별에 성적으로 끌리는지에 관한 개념이다. 그리고 성별 정체성(Gender Identity)이란 개인이 남성인지, 여성인지, 혹은 그 외의 성별을 내부에서 느끼는 것이다(APA, 2023). 즉, 태어날 때 지정된 성별과 성별 정체성이 일치한다면 시스젠더(Cis gender, Schilt & Westbrook, 2009), 생물학적 성별과 성별 정체성이 일치하지 않으면 트랜

스젠더 스펙트럼(Transgender spectrum)에 속한다(APA, 2012; Gainor, 2000). 이러한 성별 정체성은 생물학적 특성보다는 사회적 구조, 문화적 기대 내에서 개인의 상호작용이 중요한 요소로 작용한다(APA, 2015). 성별 정체성은 자신을 어떤 성별로 인식하는가와 관련되어 있다. 따라서 성적 지향은 성별 정체성과 구분되는 요소로 성적 지향은 성별 정체성과 구분된 접근이 필요하다.

OECD(2019)에서 발표한 자료에 따르면 OECD 국가 14개국의 성인 중 레즈비언, 게이, 양성애자 비율이 2.7%이며 그 비율이 지속적으로 증가하고 있다고 보고하고 있으며, 미국에서 조사한 바에 따르면, 미국인의 5.6%가 자신을 성소수자로 인식한다고 하여 2017년에 비해서 1.1% 증가하였으며, 특히 18~23세의 젊은 층의 경우 자신을 성소수자로 인식한다는 비율이 다른 계층보다 높은 것으로 나타났다(강훈상, 2021.02.25.).

그리고 학원복음화협의회(2022)의 전국 대학생을 대상으로 조사한 바에 따르면, 자신이 동성애자라고 응답한 비율이 9%, 양성애자로 응답한 비율은 2%로 설문조사 참여자 중 총 11%가 성소수자라고 응답하였다(목회데이터연구소, 2023.02.14.). 그러나 증가하는 성소수자의 비율과 달리 한국에서의 차별적 시선은 여전히 존재한다. 한국의 성소수자에 대한 차별적 인식과 관련된 조사는 여러 차례 이루어졌는데, 2021년 한국리서치에서 발표한 성소수자 인식지표에 따르면, 성소수자를 바라보는 시선에 대해서는 적대적이라는 응답이 30%~39%였으며, 전체 응답자의 11~12%만이 성소수자에게 호의적이라고 답하였다. 또한 국가인권위원회(2014)가 성소수자를 대상으로 한 조사에 따르면, 응답한 청소년 성소수자의 경우 전체 응답자의 20%가 교사로부터 괴롭힘을 당한 경험이 있으며 다른 학생으로부터 괴롭힘 경험은 54%가 있다고 언급하였다. 한편 직장에서의 성소수자에 대한 인식에 대해 비우호적이라는 응답은 47.5%였다. 더하여 직장에서 성소수자 정체성을 의심받거나 성소수자라는 사실이 알려져 해고나 권고사직을 당했다는 응답이 적지 않았다(국가인권위원회, 2014).

이러한 통계 결과를 통해 한국에서 성소수자를 우호적으로 보는 시각보다는 적대적이라고 보는 경우가 더 많다는 것을 알 수 있고 비교적 젊은 세대에서 다양한 성적 정체성을 가진 비율이 높은 점을 고려한다면, 이러한 부정적 시선은 젊은 성소수자의 사회적 부적응을 초래할 수 있음을 시사한다고 할 수 있다.

2) 성적 소수자와 정신건강

성소수자의 정신건강에 관한 연구는 수년간 진행되었다. 여러 연구에서 성소수자가 우울 등과 같은 부정적 정서를 이성애자에 비해 더 심각하게 경험한다는 것이 보고되었다. 국외에서 이루어진 동성애자, 양성애자의 정신건강에 관한 메타연구에 따르면, 이들은 비성소수자들보다 우울을 두 배 이상 경험하는 경향이 있다(King et al., 2008). 또 다른 연구에서는 성소수자 집단이 이성애자 집단에 비해 높은 불안과 우울을 보고하였으며(Borgogna, 2019), 그들의 성적 지향이 이성애자에 비해 높은 우울 진단의 가능성에 유의한 영향을 미친다는 연구 결과도 보고되었다(Pellicane & Ciesla, 2022). 성소수자 중 여러 성별에 끌리는 사람을 대상으로 진행한 연구에서 또한 그들의 우울이 보고되었다(Feinstein et al., 2021). 마찬가지로 성소수자 대학생을 대상으로 한 연구에서도 성소수자는 이성애자에 비해 낮은 안전감, 소속감, 행복감과 동시에 높은 우울을 보고하였다(Wilson & Liss, 2022).

국내에서 이루어진 연구 중, 국가인권위원회(2014)의 보고에 따르면 청소년 성소수자가 성소수자라는 이유로 차별이나 괴롭힘을 경험한 80.6%가 스트레스를 경험하였으며 58.1%가 우울증을 경험하였다고 한다. 더하여, 차별이나 괴롭힘을 경험한 청소년 성소수자 중 19.4%는 자살 시도 경험을 보고하였고 16.1%는 자해 경험을 보고하였다. 2022년 2월 성소수자 인권 단체 다움에서 청년 성소수자 대상으로 진행한 조사에 따르면 성소수자의 49.8%가 일주일간 우울을 겪었다고 보고하였으며 전체 응답자

중 37.6%는 1년간 정신과를 방문하였고 30.8%는 정신과 약물을 처방받아 복용한 적이 있다고 응답하였다(김해솔, 2022.02.06.).

이와 같은 조사 결과를 근거로 많은 수의 성소수자들이 부정적 정서를 겪으며 우울을 포함하여 정신건강이 좋지 않을 것으로 예상할 수 있다.

3. 장애인과 정신건강

1) 장애의 정의

장애의 정의는 나라의 사회 · 문화적 및 경제적 여건에 따라 다르게 나타나고, 한 나라에서 규명된 정의 역시 시대적 상황에 따라 변화해 왔다. WHO에서는 ICF에 따라 장애를 손상(impairment), 활동(activities), 참여(participation)로 구분하여 환경과의 상호적인 관계 속에서 포괄적으로 장애를 분류할 것을 권고하고 있다(WHO, 2001). 국내에서는 「장애인복지법」을 통해 장애의 정의를 규정하고 있는데, 이는 WHO에서 권장하고 있는 ICF 모델에 비해 신체 기능 및 구조의 손상 측면에 치우친 정의로 포괄적인 고려가 미흡한 상태이다.

(1) 장애인복지법에 따른 분류

「장애인복지법」 제2조에 따른 장애인의 정의는 "신체적 · 정신적 장애로 오랫동안 일상생활이나 사회생활에서 상당한 제약을 받는 자"로써, '신체적 장애'는 주요 외부 신체기능의 장애 및 내부기관의 장애를 일컬으며 '정신적 장애'는 발달장애 또는 정신 장애를 의미한다. 한국의 장애등급제는 1981년 「장애인복지법」에 근거하여 장애

등급은 기존에는 중증인 1급부터 경증인 6급까지 구분하였다가 2019년 7월 장애등급제 폐지 이후 등급 대신 장애정도로 표현하여 '심한 장애', '심하지 않은 장애'로 나누고 있다. 그리고 장애유형은 총 15가지 유형으로 신체적 장애와 정신적 장애로 나누어진다. 즉, 신체의 외부장애는 지체, 뇌병변, 시각, 청각, 언어, 안면장애로 6가지이며, 신체의 내부장애는 신장, 심장, 간, 호흡기, 장루 · 요루, 뇌전증장애 6가지가 있으며, 정신장애는 3가지로 지적장애, 자폐성장애(기존 발달장애), 정신장애를 포함한다. 「장애인복지법」 제2조에 따른 장애분류와 장애범주는 다음 **표 12-2**와 같다(보건복지부, 2020).

표 12-2. 「장애인복지법」 제2조에 따른 장애유형의 분류

대분류	중분류	소분류	세분류
신체적 장애	외부 신체기능의 장애	지체장애	절단장애, 관절장애, 지체기능장애, 변형 등의 장애
		뇌병변장애	뇌의 손상으로 인한 복합적인 장애
		시각장애	시력장애, 시야결손장애, 겹보임(복시)
		청각장애	청력장애, 평형기능장애
		언어장애	언어장애, 음성장애, 구어장애
		안면장애	안면부의 추상, 함몰, 비후 등 변형으로 인한 장애
	내부기관의 장애	신장장애	투석치료 중이거나 신장을 이식받은 경우
		심장장애	일상생활이 현저히 제한되는 심장기능 이상
		간장애	일상생활이 현저히 제한되는 만성 · 중증의 간기능 이상
		호흡기장애	일상생활이 현저히 제한되는 만성 · 중증의 호흡기기능 이상
		장루 · 요루장애	일상생활이 현저히 제한되는 장루 · 요루
		뇌전증장애	일상생활이 현저히 제한되는 만성 · 중증의 뇌전증
정신적 장애	발달장애	지적장애	지능지수가 70 이하인 경우
		자폐성장애	소아청소년 자폐 등 자폐성 장애
	정신장애	정신장애	조현병, 조현정동장애, 양극성정동장애, 재발성우울장애, 뇌의 신경학적 손상으로 인한 기질성 정신장애, 강박장애, 투렛장애(Tourette's disorder), 기면증

출처: 보건복지부(2022). 장애인복지 사업안내.

국내에서는 「장애인복지법」에 의한 장애인 등록제도를 기반으로, 장애등록을 해야 장애인복지서비스를 받을 수 있다. 장애등록으로 인해 발생 가능한 사회적 편견으로 등록을 기피하여 서비스의 사각지대가 발생하거나 서비스를 필요로 하는 잠재적 서비스 이용자가 장애인복지정책에서 배제되는 문제, 앞과 같이 '15개 장애유형'으로 한정된 장애 기준 때문에 정해진 유형의 장애가 아니면 장애인복지정책에서 배제되는 문제가 발생하고 있다. 가령 15개 장애유형에 포함되어 장애등록을 하였다고 하더라도, 유형별 특성이 다양하고 생애주기뿐만 아니라 보건, 교육, 취업, 복지 등 다양한 영역에 걸쳐 각각 차별적인 욕구를 가지고 있어 대상자 맞춤형의 통합적인 서비스가 필요하다. 특히 2019년 7월 장애등급제 폐지를 기점으로, 의학적 판정기준에서 벗어나 장애인의 개인별 욕구에 대응한 지원 체계 마련 등의 장애인복지 환경 변화에 따라 장애인의 다양한 욕구에 대해 선제적으로 파악할 필요가 높아졌다.

국내 장애 인구 특성을 살펴보면, 2022년 12월 말 기준 265만 명으로 전체 인구의 5.2%를 차지하고 있고, 그중 절반 이상이 65세 이상으로 고령 장애인의 비율이 늘어나고 있다(보건복지부, 2022). 돌봄이 더욱 필요한 독거 장애인의 경우 27.2%였고, 그중 독거 장애노인 비중은 61.9%로 개인 및 가족 단위에서 돌봄 문제를 해결할 수 없는 장애인이 증가하고 있다. 독거 장애인뿐만 아니라 가족 돌봄 제공자가 있는 경우에도 돌봄 문제는 지속되고 있는데, 활동지원사, 요양보호사 등 공적 돌봄서비스 제공 비율은 3년 전에 비해 늘어났지만, 가족 돌봄자의 비율은 80%에 육박해 여전히 돌봄 부담이 높았고 코로나 19로 인해 돌봄서비스에 대한 미충족율은 증가한 것으로 나타났다.

이와 같이 고령화에 따라 나타나는 인구구조의 변화와 복잡한 병적 상태로 인해 개별적인 치료보다 통합적이고 전인적인 접근방법에 의한 돌봄 과정이 효과적으로 인식되고 있어 통합 돌봄에 대한 사회적 요구가 더욱 높아지고 있다.

(2) 장애인 등에 대한 특수교육법에 따른 분류

「장애인 등에 대한 특수교육법 시행령」 제10조와 관련하여 특수교육 대상자는 시각장애, 청각장애, 지적장애, 지체장애, 정서 · 행동장애, 자폐성장애, 의사소통장애, 학습장애, 건강장애 및 발달지체의 10개 유형으로 구분하고 있는데, 구체적인 내용은 **표 12-3**과 같다.

표 12-3. 특수교육 대상자 유형

구분	선정기준
시각장애	시각계의 손상이 심하여 시각기능을 전혀 이용하지 못하거나 보조공학기기의 지원을 받아야 시각적 과제를 수행할 수 있는 사람으로서 시각에 의한 학습이 곤란하여 특정의 광학기구 · 학습매체 등을 통하여 학습하거나 촉각 또는 청각을 학습의 주요 수단으로 사용하는 사람
청각장애	청력 손실이 심하여 보청기를 착용해도 청각을 통한 의사소통이 불가능 또는 곤란한 상태이거나, 청력이 남아 있어도 보청기를 착용해야 청각을 통한 의사소통이 가능하여 청각에 의한 교육적 성취가 어려운 사람
지적장애	지적 기능과 적응행동상의 어려움이 함께 존재하여 교육적 성취에 어려움이 있는 사람
지체장애	기능 · 형태상 장애를 가지고 있거나 몸통을 지탱하거나 팔다리의 움직임 등에 어려움을 겪는 신체적 조건이나 상태로 인해 교육적 성취에 어려움이 있는 사람
정서 · 행동장애	장기간에 걸쳐 다음 각 목의 어느 하나에 해당하여, 특별한 교육적 조치가 필요한 사람 가. 지적 · 감각적 · 건강상의 이유로 설명할 수 없는 학습상의 어려움을 지닌 사람 나. 또래나 교사와의 대인관계에 어려움이 있어 학습에 어려움을 겪는 사람 다. 일반적인 상황에서 부적절한 행동이나 감정을 나타내어 학습에 어려움이 있는 사람 라. 전반적인 불행감이나 우울증을 나타내어 학습에 어려움이 있는 사람 마. 학교나 개인 문제에 관련된 신체적인 통증이나 공포를 나타내어 학습에 어려움이 있는 사람
자폐성장애	사회적 상호작용과 의사소통에 결함이 있고, 제한적이고 반복적인 관심과 활동을 보임으로써 교육적 성취 및 일상생활 적응에 도움이 필요한 사람
의사소통장애	다음 각 목의 어느 하나에 해당하여, 특별한 교육적 조치가 필요한 사람 가. 언어의 수용 및 표현 능력이 인지능력에 비하여 현저하게 부족한 사람 나. 조음능력이 현저히 부족하여 의사소통이 어려운 사람 다. 말 유창성이 현저히 부족하여 의사소통이 어려운 사람 라. 기능적 음성장애가 있어 의사소통이 어려운 사람

구분	선정기준
학습장애	개인의 내적 요인으로 인하여 듣기, 말하기, 주의집중, 지각(知覺), 기억, 문제해결 등의 학습기능이나 읽기, 쓰기, 수학 등 학업 성취 영역에서 현저하게 어려움이 있는 사람
건강장애	만성질환으로 인하여 3개월 이상의 장기입원 또는 통원치료 등 계속적인 의료적 지원이 필요하여 학교생활 및 학업 수행에 어려움이 있는 사람
발달지체	신체, 인지, 의사소통, 사회 · 정서, 적응행동 중 하나 이상의 발달이 또래에 비하여 현저하게 지체되어 특별한 교육적 조치가 필요한 영아 및 9세 미만의 아동

「장애인복지법」과 「장애인 등에 대한 특수교육법」에서 규정하고 있는 장애유형을 비교해 보면, 시각장애, 청각장애, 지적장애, 지체장애, 자폐성장애 등은 동일하지만 이외에 「장애인 등에 대한 특수교육법」에서는 정서 · 행동장애, 학습장애, 의사소통장애 및 발달지체를 규정하고 있으며, 「장애인복지법」에서는 「장애인 등에 대한 특수교육법」에 해당되는 건강장애를 두고 있어 내부장애가 포함될 수 있으나 장루 · 요루 · 간장애 등은 아동 · 청소년에게 적용하기 적절하지 않은 것으로 보고 있다.

「장애인 등에 대한 특수교육법」은 「교육기본법」 제18조에 따라 국가 및 지방자치단체가 장애인 및 특별한 교육적 요구가 있는 사람에게 통합된 교육환경을 제공하고 생애주기에 따라 장애유형 · 장애정도의 특성을 고려한 교육을 실시하여 이들이 자아실현과 사회통합을 하는 데 기여함을 목적으로 2008년도 제정되었다. 이 법에 근거하여 특수아동에 대해 특수교육 관련 서비스를 제공하게 된다. 즉, 특수교육 대상자의 교육을 효율적으로 실시하기 위하여 필요한 인적 · 물적 자원을 제공하는 서비스로 상담지원, 가족지원, 치료지원, 보조인력지원, 보조공학기기지원, 학습보조기기지원, 통학지원 및 정보접근지원을 제공한다. 특수교육의 주요 현황은 **표 12-4, 그림 12-6**과 같다.

표 12-4. 2023년 특수교육 주요 현황

배치별			특수학교	일반학교		특수교육 지원센터	계
				특수학급	일반학급 (전일제 통합학급)		
특수교육 대상자 수			28,942	61,993	18,474	294	109,703
학생 수	장애영역별	시각장애	1,079	207	458	1	1,745
		청각장애	560	689	1,646	12	2,907
		지적장애	14,540	35,855	5,457	15	55,867
		지체장애	3,905	3,232	2,326	59	9,522
		정서 · 행동장애	68	1,186	577	–	1,831
		자폐성장애	7,781	10,183	1,307	4	19,275
		의사소통장애	206	1,396	1,042	1	2,645
		학습장애	10	628	399	–	1,037
		건강장애	13	109	1,834	–	1,956
		발달지체	780	8,508	3,428	202	12,918
		계	28,942	61,993	18,474	294	109,703
	학교과정별	장애영아	113	–	–	294	407
		유치원	956	5,676	2,149	–	8,781
		초등학교	9,876	33,121	8,588	–	51,585
		중학교	6,461	12,425	4,119	–	23,005
		고등학교	6,522	10,585	3,618	–	20,725
		전공과	5,014	186	–	–	5,200
		계	28,942	61,993	18,474	294	109,703
학교 및 센터 수			194	12,190		197	12,581
				9,288	8,366		
학급 수			5,443	13,287	17,497	61	36,288
특수학교(급) 교원 수			10,146	13,888	–	1,565	25,599
특수교육 지원인력 수			5,192	10,313	280	–	15,785

출처: 교육부(2023). 2023 특수교육통계.

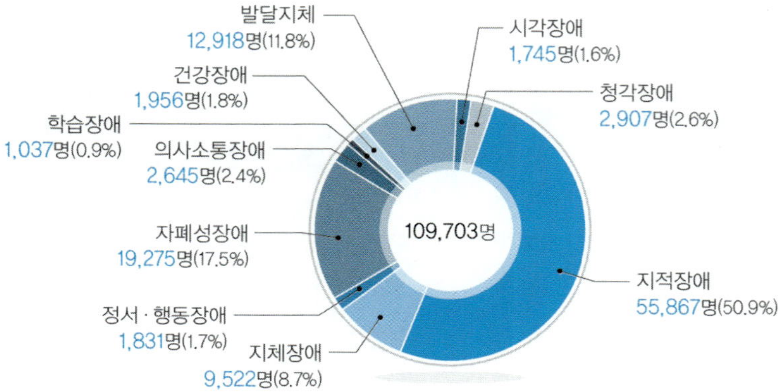

그림 12-6. 장애영역별 특수교육 대상자 현황

출처: 교육부(2023). 2023 특수교육통계.

특수교육 대상자 수는 총 109,703명이며, 장애영역별로는 지적장애 55,867명(50.9%)로 가장 많으며, 자폐성장애 19,275명(17.6%), 발달지체 12,918명(11.8%), 지체장애 9,522명(8.7%) 순으로 나타났다.

2) 장애인과 정신건강

(1) 장애인의 건강상태

장애인의 만성질환 유병률은 **그림 12-7**과 같다.

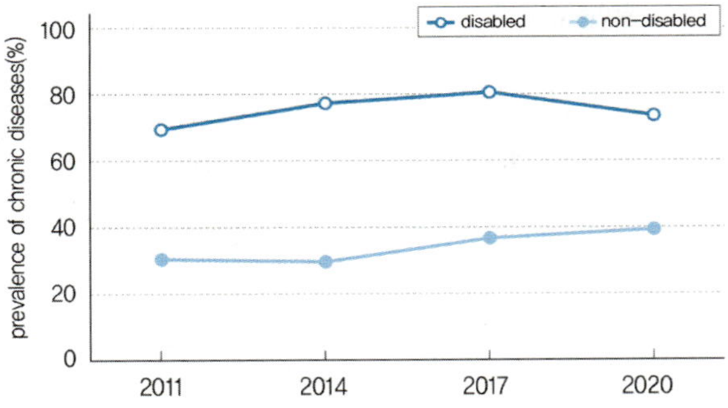

그림 12-7. 만성질환 유병률

출처: 안소현(2023). 장애인 실태조사와 국민건강영양조사를 이용한 장애인과 비장애인의 만성질환 유병률 및 건강행태 경향 비교. 건국대학교 대학원 박사학위논문.

장애인의 만성질환 유병률은 2011년 69.9 %, 2014년 77.7%, 2017년 80.8%, 2020년 74.1%, 비장애인은 2011년 31.0%, 2014년 29.8%, 2017년 37.4%, 2020년 39.3%로 나타났다. 장애인과 비장애인의 흡연율 비교는 **그림 12-8**과 같다.

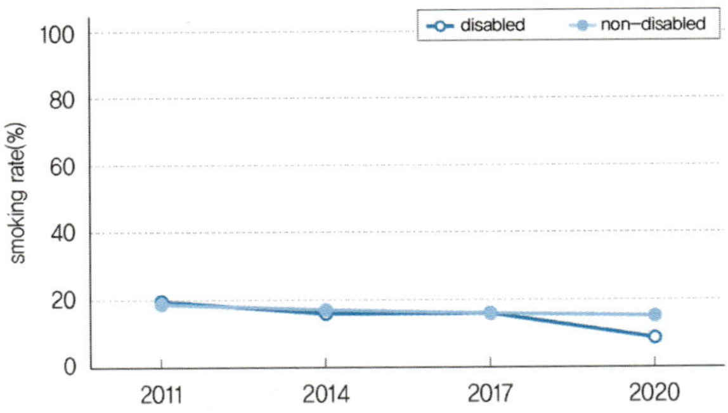

그림 12-8. 장애인과 비장애인의 흡연율 비교

출처: 안소현(2023). 장애인 실태조사와 국민건강영양조사를 이용한 장애인과 비장애인의 만성질환 유병률 및 건강행태 경향 비교. 건국대학교 대학원 박사학위논문.

장애인의 경우 2011년 19.8%, 2014년 17.1%, 2017년 17.1%, 2020년 11.2%였으며, 비장애인의 경우 2011년 19.3%, 2014년 17.9%, 2017년 17.1%, 2020년 16.3%로 나타났다. 장애인과 비장애인의 고위험음주율 비교는 **그림 12-9**와 같다.

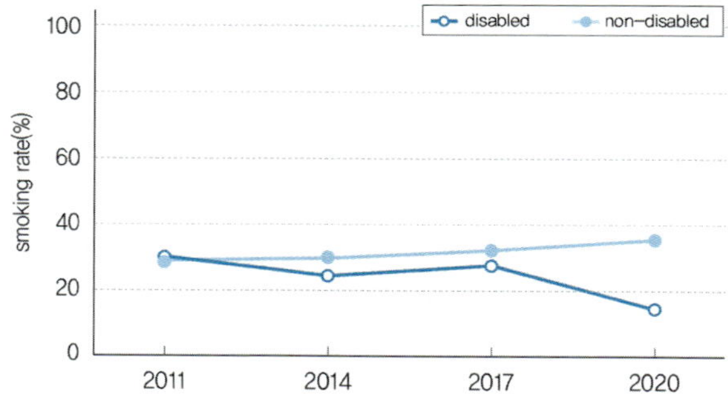

그림 12-9. 장애인과 비장애인의 고위험음주율 비교

출처: 안소현(2023). 장애인 실태조사와 국민건강영양조사를 이용한 장애인과 비장애인의 만성질환 유병률 및 건강행태 경향 비교. 건국대학교 대학원 박사학위논문.

장애인의 경우 2011년 30.1%, 2014년 24.2%, 2017년 27.6%, 2020년 14.5%, 비장애인의 경우 2011년 29.5%, 2014년 29.6%, 2017년 32.3%, 2020년 35.6%로 나타났다.

(2) 장애인 자녀를 둔 부모

일반적으로 장애인 자녀를 둔 부모는 일상생활에서 많은 어려움에 직면하여 지속적인 스트레스를 경험한다. 장애인 자녀가 태어나면서 그 가족들은 수많은 위기를 경험하고 힘든 양육과정을 거치며 생활한다. 특히 주 양육자인 어머니는 장애인 자녀에게 직접적으로 도움을 제공하는 경우가 많아 실패감, 좌절감을 더 많이 경험하고 또한 거기에 따르는 화를 스스로 통제해야 하는 경우가 많아 다른 어떤 가족 구성원보다도 스트레스에 노출될 가능성이 높으며 육체적, 정신적 피로를 더 많이 느낀다

(손재익, 2010).

특히 장애자녀는 사회생활에 적응이 곤란하여 자녀의 보호를 위해 소모하는 시간이 비장애 자녀 부모보다 많이 필요하게 된다. 그러한 상황이 장기적으로 지속됨에 따라 신체적인 피로가 거듭되면서 식욕부진, 불면증, 두통 등이 신체 증상으로 나타나 어려움을 겪게 된다. 이러한 신체적 피로의 상태가 오래 지속되면서 누적되어 신체적 질환을 가져오기도 한다. 또 비장애인 부모에 비해 부모로서의 역할에 대한 스트레스와 우울증을 더 많이 경험할 수밖에 없고, 예측할 수 없는 상태에 대한 불안과 불확실성 등이 극단적으로 나타난다.

장애인 자녀의 양육은 장기간의 치료, 재활 및 교육활동을 요구하기 때문에 상당한 경제적 부담과 심리적 압박감을 유발하게 된다. 이런 과정에서 부모는 자아기능의 저하, 우울 등 심리적 증상이 나타나며, 때로는 장애인 자녀를 양육하기 위해 부모 자신의 생활양식을 바꾸고, 사회활동을 스스로 제약한다. 더욱이 장애인 자녀에 대한 사회적 차별과 소외로 인하여 부모들의 대인관계는 단절되고 사회적으로 고립되어 행복감은 점점 낮아지게 된다(김현주, 2014).

부모가 스트레스를 많이 지각할수록 자녀에 대해 강압적이고 거부적인 양육행동을 하거나 방임적 허용이나 통제적 양육행동을 하는 등 부적절한 양육을 하는 경향이 있다(박명숙, 2002). 그리고 장애의 특성과 관련해서 자녀의 장애정도가 심각할수록, 즉 장애의 특성이 심할수록 자녀양육스트레스가 높은 것으로 조사되었다. 그리고 부모의 건강상태, 돌봄 비용, 경제적인 부모의 무능력 상태 등에 따라 스트레스 정도가 다른 것으로 조사되었다(Kropf, 1997).

Chapter 13

재난과 정신건강

배울 내용

1. 재난 및 재난관리의 이해
2. 재해구호의 개념과 특성
3. 재해구호복지 지원활동의 원칙
4. 재해구호의 지원주체
5. 재해구호의 지원내용과 서비스

학습목표

1. 재난 및 재난관리의 개념을 설명할 수 있다.
2. 재해구호의 개념과 특성을 설명할 수 있다.
3. 재해구호복지 지원활동의 원칙을 숙지한다.
4. 재해구호의 지원주체의 구체적인 역할을 파악한다.
5. 재해구호의 지원내용과 서비스를 파악하고 개선방안을 모색해 본다.

1. 재난 및 재난관리의 이해

1) 재난의 개념 및 특성

재난은 시대적으로 상이하게 규정되고 있는데, 그 이유는 재난의 문제를 인식하는 시대적 관점에 따라 달라졌기 때문이다. 재난관리에 대한 개념을 이해하기 위해서는 우선 재난의 대한 개념을 이해할 필요가 있다. 프리츠(Fritz, 1961)는 재난을 "특정 시·공간에 집중되는 사건, 사회 전체나 일부의 주기능이 손상되어 물리적 손상과 사회적 붕괴가 사회나 일부에서 발생하는 것"으로 정의하고 있다. 그리고 이재은(2000)은 위기 및 재난이라는 용어는 구분하지 않으며, 상호 교환적으로 사용해야 한다고 주장하면서 위기가 지니는 의미는 비상사태, 재난, 재해, 위협, 위기, 재앙, 우발상황, 사건, 사고와 유사한 개념을 지니고 있다고 주장하였다.

이처럼 재난에 대한 정의는 다양하지만 공통적으로 주목하는 재난에 대한 특성은 복잡성, 불확실성, 누적성, 통제가능성 및 예방가능성 등이 있지만 재난의 특성이 여기에 한정된 것은 아니다. 환경변화와 더불어 재난의 특성 역시 변화하기 때문에 특성을 한정 지을 수는 없지만 컴포트(Comfort, 1988)는 재난의 특성을 불확실성(uncertainty), 복잡성(complexity), 상호작용성(interaction)으로 구분하고 있다(김아연, 2020).

표 13-1. 재난의 특성

구분	내용
불확실성	재난의 위험이란 의미를 내포하며, 위험의 개념은 손실이 발생할 가능성을 의미하지만 손실에 대한 크기 및 발생 정도는 불확실한 것으로서 불확실성이란 위험의 의미에서 핵심요소이다. 불확실성은 상황에 따라 줄어들 수 있지만 항상 보편적으로 존재하기 때문에 완전히 제거될 수 없는 특징을 가지고 있다. 재해가 발생할 때 어떤 유형의 피해가 초래할지 짐작할 수는 있지만 실제로 재난이 일어날 확률과 시간, 장소를 알 수 없다는 것이다.

구분	내용
복잡성	복잡성이란 불확실성과 상호작용성의 산물로서 두 요인이 복합적으로 작용하기 때문에 재난 발생 전, 후 행정체제가 처리해야 할 업무를 전부 파악하는 것이 불가능하면서도 재난 상황에서는 재난관리 행정체제는 불확실성 및 상호작용의 정도를 추정하는 기능을 담당해야 한다. 복잡성은 재난 자체의 복잡성 및 재난 발생 후에 관련된 기관들 간의 대응 및 복구과정에서 초래하는 복잡성으로 구분된다. 재난 자체의 복잡성은 재난의 강도, 규모 그리고 최초 사건이 일어난 후 또 다른 사건으로 진행되는 것이다. 다음으로 재난 발생 후 관련 복수 기관들이 참여하게 되고 재난의 관할 범위에 대한 경계가 모호해지며 이에 따라 관련 기관들과 권한이나 역할의 분담, 조정 등의 문제가 야기되는 것을 말한다.
상호작용성	상호작용성은 재난이 발생하는 원인들이 서로 상호작용하여 파급효과가 커질 뿐만 아니라 복잡하여 새로운 재난으로 발생하는 특성이 있다. 재난이 발생할 경우 재난피해 주민과 해당 지역의 기반시설 등에 악영향을 미치면서 여러 가지 형태의 사건 피해자 재난으로 확산된다. 재난의 발생은 하나의 원인에 기인하지 않고 재난 발생 요인들 간의 계속된 상호작용을 동반하면서 피해 규모에 따라 결국 총체적 피해의 강도와 범위는 크게 달라질 수 있다. 결국 재난은 크기나 범위가 부서나 단일 기관의 노력만으로는 해결하기 힘든 경우가 많다. 따라서 재난을 해결하기 위해 많은 기관들이 관련하여 상호 연결과 협조를 통해 신속하게 해결해 나갈 수 있다.

2) 재난관리의 개념 및 단계

재난관리는 인간에게 피해를 끼칠 수 있는 갑작스러운 사건의 위험을 인지하고 통제하는 것으로 이해할 수 있으며, 예방 및 효과적으로 관리하는 것으로 재난으로 인한 손실을 최소화하기 위한 모든 활동을 의미한다. 행정체계에서 재난관리는 재난에 대해 무엇인가를 결정하며, 재난의 피해를 예방 및 완화하거나 재난을 통제하기 위한 집행수단을 강구하는 계획적인 활동이라고 할 수 있다.

이러한 재난관리 과정은 보는 시각과 연구하는 학자에 따라 여러 단계로 구분된다. 페탁(Petak, 1985)은 재난관리 과정을 재난 발생 전과 후로 구분하고, 이것을 다시 시계열로 구분하여 예방단계(prevention and mitigation phase), 대비단계(preparedness and planning phase), 대응단계(response phase), 복구단계(recovery phase)의 4단계로 구분하였다.

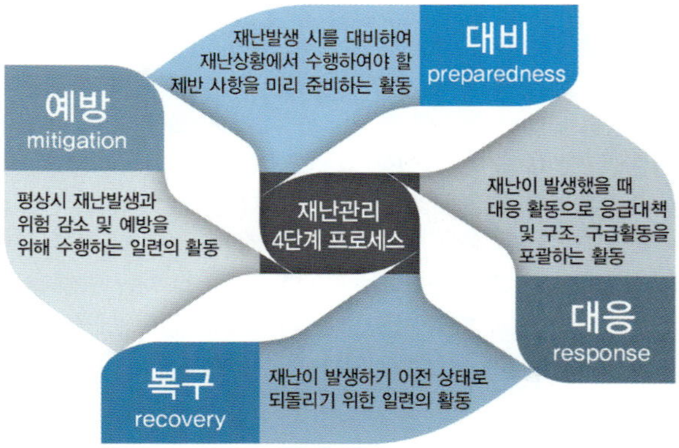

그림 13-1. 재난관리 4단계 프로세스

(1) 예방단계

예방단계는 재난 발생 이전에 위험요소를 제거하거나 억제시키고, 어쩔 수 없이 발생하게 되는 피해의 영향을 최소화시키기 위한 활동이다. 결국 재난의 위험을 낮추는 것을 의미한다. 재난위험은 일정한 기간 동안 재난으로부터 생명, 부상 또는 파괴 및 손실이 발생할 가능성이라는 의미로 표현된다(김진근, 2018).

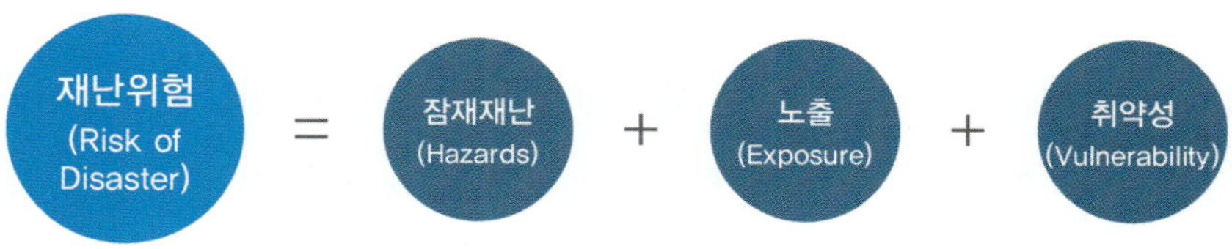
재난위험
(Risk of
Disaster)
=
잠재재난
(Hazards)
+
노출
(Exposure)
+
취약성
(Vulnerability)

그림 13-2. 재난위험(risk of disaster) 개념도

그림 13-2에서 보는 바와 같이, 재난위험은 재난과 취약성에 노출된 사람 및 장소를 만드는 특성 사이에 상호작용의 결과로써 널리 인식된다. 재난위험은 때때로 외부 충격으로 생각되어지는데, 재난위험은 잠재재난(hazards)[1], 노출(exposure)[2], 그리고

취약성(vulnerability)[3] 조건을 만드는 진행 과정상 복잡한 상호작용으로부터 생긴다. 따라서 재난위험(risk of disaster)은 잠재재난(hazards)의 질적 심각성과 양적 빈도의 결합, 재난에 노출된 사람과 자산의 수 그리고 피해의 취약성이라고 할 수 있다(United Nations International Strategy for Disaster Reduction: UNISDR, 2015).

맥로플린(Mcloughlin, 1985)과 페탁(1985)은 예방단계를 "인간의 건강과 안전 그리고 사회복지를 위협하는 위협이 존재하는 것에서 무엇을 해야 하는지를 결정하고, 위험 감소 계획을 집행하며, 자연재난과 인위재난으로부터 인간의 생명과 재산에 대한 장기적인 위험의 정도를 감소시키려는 활동"으로 정의하고 있다. 실제로 재난이 발생하기 전에 재난 발생 요인을 미리 제거하거나 재난 요인이 가급적 표출되지 않도록 억제 또는 예방하는 활동을 의미한다. 따라서 가능하다면 예방단계는 재난의 원인을 제거하거나 재난 발생가능성을 되도록 크게 감소시키려는 방향으로 이루어진다.

(2) 대비단계

재난의 발생은 예방단계 활동이 잘되어 있었다고 하더라도 위험요소를 감소시킬 뿐 재난을 완전히 배제하기는 어렵다. 그 이유는 이미 수많은 위험요소가 축적되어 재난이 나타날 가능성이 높기 때문이다.

대비단계는 재난 발생가능성이 높아질 경우 피해의 확산 여부에 영향을 줄 수 있는 단계로서, 긴급한 상황에서 신속하고 효과적으로 대응하기 위해 개인, 집단, 조직, 국가가 제반 활동을 준비하고 비상계획의 수립 및 관리, 협약 등을 정비하여 대응계획이 적절한지 연습 · 교육 · 훈련하며, 필요한 장비 및 자재 등을 비축하고 운영능력을 강화하는 단계이다. 다시 말해 재난은 예측가능한 일이 아니기 때문에 유사

1) 재난(hazards)은 재산손실, 인프라, 민생(livelihoods), 서비스, 사회 · 경제적 붕괴, 환경파괴, 생명 손실, 상해 또는 다른 건강상 충격을 일으키는 위험한 사건을 말한다.
2) 노출(exposure)은 위험지역(잠재적 손실 또는 손해를 받을 수밖에 없는 지역)에 현존하는 사람, 재산, 민생(livelihoods), 시스템 또는 다른 요소들을 말한다.
3) 취약성(vulnerability)은 지역사회에서 재난에 영향을 받기 쉬운 시스템 또는 자산의 특성 및 여건을 말한다.

시 대응할 수 있는 예산, 자원, 인력, 네트워크 등의 활용방안을 항상 주시하고 있어야 한다.

(3) 대응단계

대응단계는 예방과 대비단계의 정책 간 상호 연계로 제2의 손실이 발생할 가능성을 감소시키고, 복구단계의 정책에서 발생할 수 있는 문제들을 최소화하는 활동이다.

대응단계의 활동을 효과적으로 대응하기 위해서 조직적 측면, 재난에 대한 행태적 대응, 대응의 일반적 기능 그리고 재난 관리자의 역할 측면에서 재난대응 단계를 살펴볼 필요성이 있다. 또한 대응단계 정책의 효율적인 의사결정 구조의 문제와 조직 구성원들의 역할 등의 문제를 살펴야 한다. 그리고 재난에 대한 대응은 재난 유형에 관계없이 총체적으로 위기를 파악하여 대응하기 위한 통합 위기관리체제의 확립이 필요하다.

(4) 복구단계

복구단계는 재난 발생 직후부터 재난이 끝난 후 재난 피해지역이 재난 발생 이전의 정상상태로 원상복구하기까지의 지원을 제공하는 지속적이고 장기적인 활동을 의미한다. 다시 말해 재난복구의 단계에서 활동은 피해지역이 원상복구를 하기 위해 필요한 원조 및 공적 지원 활동으로 대표적인 배분정책의 영역에 속하는 활동으로 볼 수 있다.

또한 복구단계는 재난으로 인한 희생자의 정신적 · 물리적 피해에 대한 단기적이고 임시적인 응급복구와 장기적이고 항구적인 원상복구를 실행하는 단계로 볼 수 있다. 이러한 복구 계획은 미래에 발생하는 피해의 영향을 줄이거나 재발 자체를 방지할 수 있는 좋은 기회가 되며, 재난관리의 첫 번째 단계인 예방단계와 유기적 · 순환적으로 연결된다. 따라서 재난관리가 아무리 잘 조직되어 있다고 할지라도 재난은 언제,

어디서, 어떻게 발생할지 모르기 때문에 재난으로부터 완전히 배제될 수는 없다. 그러므로 어느 한쪽으로 치우치지 않고 효율적인 재난관리를 할 수 있는 관리가 필요하다.

2. 재해구호의 개념과 특성

재해구호의 목적은 재해를 입은 이재민과 재해가 예상되는 일시대피자를 위한 생활안정과 보호의 활동을 의미하며(행정안전부, 2019), 이재민 재난발생 시 첫 번째 혜택을 지원받을 수 있는 행정 및 복지 측면의 서비스를 의미한다(서정표 외, 2013). 즉, 재해구호활동은 이재민과 일시대피자를 대상으로 구호기관 및 구호 지원기관의 모든 활동으로 정의된다. 구체적으로 한동우(2006)는 「재난 및 안전관리 기본법」과 「재해구호법」에 근거하여 재난 복구와 구호 활동으로 구분하고, 재해구호활동을 재난복구활동의 한 부분으로 보았다. 박상현 등(2015)은 재난피해를 입은 국민과 공동체를 보호 · 지원하여 조기에 평안하고 행복한 일상으로의 복귀를 돕는 활동으로 정의하였고, 다학제적 개념으로서 긴급한 재난상황을 조직차원에서 예방, 대비, 대응, 복구하기 위한 기능을 준비하고 수행하는 절차를 다루는 분야로 정의하였다.

그리고 김영주(2019)는 재난구호를 단기적인 긴급구호와 피해자들이 일상생활로 복귀할 수 있도록 경제적 또는 신체적 치료 · 심리적 지원 서비스를 제공하는 중 · 장기적 구호를 포함하는 개념이며, 정부와 민간단체가 재난으로 직 · 간접적인 피해를 입은 사람들을 위해 제공하는 물리적, 정신적 지원 활동으로 정의하고 있다. 이러한 재해구호의 특성을 구체적으로 살펴보면 **표 13-2**와 같다(김아연, 2020).

표 13-2. 재해구호의 특성

구분	내용
재해구호의 각 기관 간의 협조가 요구된다.	재해구호는 정부와 지방자치단체 및 민간단체와 유기적인 협조가 필요한 활동으로 현장의 긴급성과 위험성에 의해 전문화 및 일원화된 통합관리체제가 되어야 한다.
재해구호는 신속성, 형평성 및 투명성이 요구된다.	재해구호물품의 신속한 지급, 구호물품 배분의 적절한 시기와 정확성, 지역공동체에서 갈등이 생기지 않도록 형평성의 구축이 필요하며, 의연금 전달체계의 투명성 확보 및 시민단체와 지역주민의 참여를 통해 확보된 공동 활동이 중요하다.
재해구호는 긴급성과 자원의 경쟁을 요구하는 활동이다.	재난이 지역별로 동시다발적으로 발생할 경우, 자원의 한정으로 자원에 대한 확보가 필요하며, 재난 발생 즉시 신속하게 대응하지 않을 경우 피해가 확산될 가능성이 높다.
재해구호는 사회보장적 성격을 갖는다.	재난피해자에 대한 지원은 손해에 대한 보상이 아니라 사회복지적 차원에서의 구호적 성격을 지닌다. 따라서 서비스 전달체계에서 꼭 필요한 조정기능 및 공공 · 민간사회복지조직의 상호 연계기능을 포함한 적시성과 접근용이성 그리고 통합성이 중요하다.

결과적으로 재난과 재해구호는 공간적 · 시간적, 동 시간에 따른 상황에 의해서 작동을 하며, 재난이 발생할 때 작동하는 조직과 관계기관 간 유기적인 협조가 중요한 작용을 한다. 이들 모두가 재난의 발생 시간, 장소, 피해 정도, 재난의 유형 등을 알 수 없기 때문에 재난 관련 조직과 재해구호의 조직은 항상 예방과 대비 태세를 갖추고 있어야 한다. 재난 발생 시 재난 관련 조직도, 재난피해자를 찾아가는 재해구호는 신속성과 정확성, 긴급성에 맞서 활동하며, 형평성이 있는 활동으로 적시성을 갖추어야 하는 복잡한 상호작용 과정이 필요하다.

3. 재해구호복지 지원활동의 원칙

재난피해자의 인간다운 생활에 영향을 주는 부정적인 요소에 주목하여 재난피해자에 대한 사회적 보호와 지원에 대한 인식이 필요하다. 재해구호는 재난피해자만을 위한 지원이 마련되어야 하며, 재난 피해를 입은 가족, 집단 및 지역사회의 욕구와 문제해결을 위해 지원되어야 한다. 재난피해자를 위한 재해구호는 신속하고 효율적이면서 재난피해자의 욕구를 효과적으로 충족시켜 주는 활동체계를 새롭게 할 필요가 있다. 다시 말해 재해구호는 인간중심의 복지적 관점을 중심으로 재난피해자의 삶의 회복에 중요한 활동이다. 즉, 재해구호는 재난으로부터 재난피해자에게 손해에 대한 보상을 지원하는 활동이 아니라 복지적 차원에서 인간다운 삶을 영위할 수 있도록 구호의 성격을 담고 지원하는 활동으로서 사회보장적 성격을 지닌다(정지범, 2014). 이러한 재해구호복지 지원활동에 따른 재해구호복지 지원원칙을 살펴보면 다음과 같다(김아연, 2020; 김영주, 2019; 신복기, 2016; 이재은, 2014).

1) 긴급성

재난 현장은 재난 발생 즉시 피해를 최소화하기 위해 재난 대응에 신속히 하여야 하는 긴급성을 가지고 있다. 이와 같이 재해구호 지원도 재난피해자의 상황을 신속히 파악하여 구호지원을 할 수 있는 긴급성이 요구된다. 따라서 재난 현장에서 긴급성과 위험성에 대처할 수 있는 교육 및 훈련이 부족하면 대처능력을 어렵게 하는 요인이 발생할 수 있다. 즉, 재난의 긴급성의 특성으로 인해 초기대응이 무엇보다 중요함을 밝히고 있다. 최준호와 최충익(2018)은 재난의 유형 중 특히, 소방 관련 재난 현장에서 신속히 현장에 출동하여 구조 및 구급 활동 등을 통해 재산 및 인명피해를 최소화하여야 하는 긴급성을 가지고 있다고 하였다. 이처럼 재난 현장에서는 절차에 따라 움직이기보다는 상황에 따라 긴급성을 요하는 상황들이 발생하기 때문에 긴급성이 매우 중요한 지원 원칙이 되기도 한다.

2) 형평성

형평성은 현대 복지국가가 추구해야 하는 공공가치(public values) 중의 하나로, 재난 피해 수준이 동일한 사람들에게 동일한 정부 지원이 제공되고, 재난피해가 작은 사람보다 큰 사람에게 재해구호지원이나 지원금 배분을 많이 하는 것이라고 하였다. 특별재난 지역으로 선포된 경우, 경제활동이 중단되어 생계유지가 어려운 경우, 또는 피해정도에 따라 지원금을 차등 선정하여 서비스를 제공하는 것은 형평성을 고려한 것이라고 할 수 있다. 재난에 대한 행정서비스지원에 있어서 배분의 형평성은 수혜자를 위한 서비스 제공 기관의 신뢰를 제고할 수 있다. 그리고 복구서비스를 제공할 때, 저소득층의 욕구를 어느 정도 반영하는지, 어떤 사람이 복구서비스의 수혜자가 될 때 손해를 보는 다른 사람이 있는지 등과 같은 가치판단적 질문들이 제기될 수 있기 때문에 재난 복구서비스 제공기관은 서비스 배분의 형평성을 고려해야 한다.

3) 투명성

성기환과 한승환(2008)은 모든 공식적인 회의기록과 특정 사안에 대한 결정과정, 그리고 최종결정은 지역주민들의 알권리를 확보할 수 있으며, 지역주민들의 삶에 즉각적인 영향을 미치기 때문에 반드시 투명하게 공개되어야 함을 원칙으로 하여야 한다고 주장하였다. 즉, 재난 복구 현장에서 지역사회의 재난피해자들을 위한 재해구호복지 지원활동이 투명한 과정 속에서 진행된다면 지역주민들의 신뢰가 높아질 것이다. 따라서 투명성은 장기적으로 신뢰를 유지하는 중요한 요소의 한 부분이다. 따라서 구호품 전달체계의 투명성 확보와 어떤 과정 속에서 구호품이 전달되는지 언제든지 공개할 수 있는 투명성의 절차가 진행될 필요성이 있다.

4) 적시성

재난으로부터 경제적, 사회적, 환경적, 정신적·신체적 피해를 입은 재난피해자들은 일상생활에서 해결해야 할 많은 문제점들에 부딪히게 된다. 몸이 아프지만 이동수단이 없어 바로 병원에 갈 수 없다거나, 빨래를 하고 싶지만 먹을 물조차 없다거나, 집을 고쳐야 하지만 경제적 조건이 따르지 않아 할 수 없는 상황들이 발생한다. 적시성은 이처럼 다양한 욕구와 문제를 적시에 충족 또는 해결하기 위한 것으로 재해구호복지 지원활동의 수준과 양이 수요자의 문제해결에 충분해야 한다는 것과 이 모든 재해구호복지 지원활동이 적절한 시기에 투입이 되어야 하는 것을 의미한다. 즉, 적시성을 놓친다면 재해구호복지 지원활동의 효과가 반감될 수 있을 것이다.

5) 전문성

전문가는 객관적으로 인정될 수 있는 자격을 가진 사람으로 전문적 업무에 대한 권위, 자율적 결정권, 책임성을 지닌 사람이다. 전문성이 확보되어야 하는 영역으로는 법과 제도의 전문적 내용 확보, 인력의 전문성 확보, 계획 및 매뉴얼 등 문서의 전문성, 장비와 시설의 전문성, 시스템의 전문성 등이 있다. 이처럼 재해구호복지 지원활동이 지속적으로 이행되기 위한 원칙에는 전문적인 자질이 충분해야 한다. 다시 말해 전문성을 가지고 재난피해자에게 재해구호복지 지원활동이 지속된다면 재난피해자의 회복에도 긍정적인 영향을 미칠 것이다.

6) 지속성

재난피해자를 중심에 두고 그들의 다양한 욕구 및 문제를 지속적으로 충족·해결하기 위해서는 공공부문과 민간부문에서 제공되는 보호 및 지원서비스가 효율적으로 연계되어 체계화된 구조를 갖추고 있어야 한다. 즉, 한 개인의 욕구를 해결하는 과정에서도 여러 종류의 서비스가 필요한데, 질적으로 다른 서비스가 지속적으로 연계될 수 있도록 상호연계성이 있어야 한다. 다시 말해 재난으로부터 재난피해자의 삶은 경제적, 사회적, 환경적, 정신적 및 신체적 어려움에 놓여 있기 때문에 이 모든 문제들을 해결하기 위해서는 재해구호복지 지원활동이 끊어지지 않고 지속적으로 연계될 수 있어야 하는 지속성을 의미한다.

7) 통합성

재난피해자가 정상상태로의 복귀를 하는 과정에서 나타나는 문제들의 수는 매우 많고 종류도 다양하다. 이를 해결하기 위해서는 복합적인 자원과 기술들이 통합적으로 관리되어 제공될 수 있어야 하는데, 각각의 다양한 서비스 제공기관들 또한 통합될 수 있어야 한다. 즉, 재난피해자의 욕구를 충족 또는 해결하기 위해 각종 보호 및 지원서비스가 원스톱 서비스처럼 통합성이 확보되어야 한다. 그리고 재난 상황에서도 재난관리 활동 및 기능의 통합성이 반영되어야 하는데 이는 정부부문만 활동하는 것이 아니라 민간, 시민, 개별 시민의 통합적인 노력이 수반되어야 함으로 주체의 통합도 필요하다.

4. 재해구호의 지원주체

서비스 제공 주체는 중앙정부 및 지방자치단체 등의 구호기관과 그 밖에 구호 관련 대한적십자사, 전국재해구호협회 등의 구호지원기관(민간단체 포함)으로 구분된다. 하지만 재해구호계획 수립지침(행정안전부, 2019)에 따르면, 구호기관에는 지방자치단체장, 경찰관서, 소방서, 군부대 등의 공공기관, 대한적십자사, 전국재해구호협회를 중심으로 한 비영리 민간단체, 다양한 자원봉사조직들이 포함된다(김영주, 2019). 재해가 발생하면 소방인력, 경찰인력, 군부대인력이 제일 먼저 현장에서 인명구조 작업을 실시하고 행정기관에서는 긴급히 임시 수용시설과 대응대책을 세워 긴급 구호물품과 서비스를 제공하게 된다. 이러한 활동은 법률 또는 제도의 의해 규정된 조직적 활동이라고 할 수 있다. 재해구호의 지원주체를 구체적으로 살펴보면 다음과 같다(행정안전부, 2019).

1) 중앙정부

중앙정부는 보건복지부, 국방부, 경찰청 등 재해 관련 중앙행정기관이 활동하며 이재민의 구호상황을 관리하고 지방정부에 재해구호지원을 한다. 아울러 유관기관과의 업무 협조를 통해 소관 사항의 면밀한 지원을 종합해 효과적인 지원이 가능하도록 한다. 특히 구호의 총괄 기관은 중앙의 행정안전부 재난구호과이지만 결국 재난피해자에게 직접적인 지원을 실시하는 곳은 지방자치단체이다. 즉, 상급 부서는 지침, 예산지원 등을 통해 지방자치단체가 직접적인 지원이 가능하도록 지원하는 개념이다.

이러한 중앙정부의 역할로는, 첫째, 이재민 발생 상황 관리를 한다. 둘째, 이재민 구호 추진상황 관리 및 구호지원을 한다. 이와 함께 구호기관의 지역구호센터 운영 및 구호지원기관의 재해구호활동 등 상황 관리, 임시주거시설 및 재해구호물자 지원 상황 관리, 시 · 도 지역구호센터에서 요청한 부족 물자 · 장비 · 인력 지원 조정, 사망 · 실종자 유가족 대책, 응급 · 생계구호 상황 관리, 부상자 의료지원 및 기동의료반 편성 운영 상황 관리, 이재민 · 일시대피자 보호 및 급식 상황 관리, 집단급식소 위생 관리, 감염병 예방을 위한 방역소독 및 기동방역반 편성 운영 상황 관리, 응급구호를 위한 재난구호지원 사업비 소요액 파악 · 국비 지원, 시 · 도 재해, 구호기금 지원 상황 파악 · 지도, 재난심리회복 지원 등의 구호지원을 한다.

2) 지방자치단체

지방자치단체는 재난부서로서 보건정책, 질병관리, 식약처 관련 부서, 지역 군부대, 경찰서, 소방서 등의 관계 기관이 작동하며 구호물자 접수 및 배분, 시 · 군 · 구 이재민 구호지원, 재해구호기금 적립과 운용을 관리하며 피해지역의 피해상황을 상급기관으로 보고 및 관리한다. 또한 지역구호센터는 지역재난안전대책본부장을 중심으로 하며 설치운영의 주체는 시 · 도지사, 시 · 군 · 구청장이 된다. 실제 실무의 운영반은 이재민구호반, 의료지원반, 감염병관리반, 위생지도반으로 구성한다.

3) 시민단체(NGO)

시민사회의 형성 여건의 관점에서 새로운 시대에 시민사회의 정책형성과 실천 효과를 제고하기 위해 필수적으로 요구되는 것이 시민사회 간의 협조 및 조정 기능이다. 시민사회가 제공하는 서비스의 비중이 증가할수록 기존의 공공서비스 공급과 관련한 중앙정부 및 공공단체와의 역할 정립과 조정의 필요성은 앞으로 더욱 증대될 것이다. 재난 발생 시 현장에 참여하는 다양한 시민사회를 재난 현장에 투입하기 위해서는 교육 및 훈련이 필요하며, 재난 발생 시 대응 가능한 능력을 갖춘 인력과 장비, 대응력 극대화를 위한 재난에 참여하는 자원봉사자와 단체의 조정이 수시로 필요하다.

4) 개인(자원봉사)

재난 발생 시 국가, 지역, 정부, 민간부분 등의 협력을 요구하게 되며 이러한 협력은 재난 상황에 있어 중요한 역할을 한다. 이러한 상황에서 시민의 참여는 두 가지 측면에서 논의될 수 있는데, 첫째는 정책과정의 측면에서 재난관리정책의 결정, 집행, 평가의 과정에 참여하는 경우와, 둘째, 재난관리의 과정적인 측면에서 예방, 대비, 대응, 복구의 네 단계 과정에 참여하는 경우로 구분된다.

시민은 참여의 주체로서 일반 시민 개개인과 시민단체를 포함할 수 있고, 시민참여는 정부의 정책활동에 영향을 미칠 수 있는 영향력을 가지게 된다. 따라서 시민영역은 정부와 사회 전 영역에서 중요한 역할을 담당하고 있다. 또 다른 참여로는 재난 발생 시 개개인의 자원봉사활동으로서 참여하기도 한다. 개인의 자발적인 참여 의지와 개개인의 능력에 따라 활동유형이 달라질 수도 있다. 즉, 자원봉사자로서의 활동 측면은 전문성의 유무와 소속 조직의 유무 등에 따라 전문성은 없지만 조직에 속해 있거나, 전문성도 없고 소속된 조직이 없는 경우 등 다양한 상황에서의 활동이 가능하다.

5) 기업

우리나라의 민간 부문 재해구호체계에서 기업의 활동은 점차 중요성이 커지고 있다. 재난 발생 시 재해구호활동 참여는 매우 필요하면서도 중요한 실적으로 평가할 수 있다. 기업의 재해구호 활동 참여 동기는 두 가지로 볼 수 있는데, 첫째는 기업이 사회적 책임을 수행한다는 차원에서의 동기이다. 기업은 사원과 그 가족, 방문자의 안전을 확보해야 할 사회적인 책임을 수행하기 때문에 기업은 이러한 활동을 통해 기업의 자산을 보전하고 업무의 차질이 생기지 않도록 조치를 취하는 것이다. 둘째, 기업의 사회적 신뢰를 확보하기 위한 활동이다. 기업은 재난복구와 구호에 참여하면서 기업과 관련된 이해 당사자 등에 악영향을 주지 않고 지역 경제의 조기 안정화에 기여한다. 또한 재해구호 활동에 참여하는 과정에서 기업의 단기적인 이익보다 인도적인 측면을 우선함으로써 소비자와 소비자들로부터의 신뢰를 지속적으로 확보하고자 하는 동기를 가지고 활동하는 것이다.

5. 재해구호의 지원내용과 서비스

재해구호는 「재해구호법」 제4조 및 동법 시행령 제2조에 따라 제공하며, 구체적으로 임시주거시설, 급식 · 식품 · 의류 · 침구 그 밖의 생활필수품, 의료서비스, 감염병

예방 및 방역활동, 위생지도, 장사(葬事) 지원, 심리회복 지원 등을 제공한다. 더불어 대통령령인 「자연재난(사회재난) 구호 및 복구 비용 부담 기준 등에 관한 규정」에 근거해 사망자 유족 및 부상자의 생계비 지원, 농어업인 및 소상공인 등에 대한 자금 융자, 각종 세금 및 공과금 경감 또는 납부유예 등에 대한 금전적 지원이 제공된다(김영주, 2019).

「재해구호법」에 의하면 구호의 기간은 기본적으로 이재민의 피해 및 생활 정도 등을 고려하여 6개월 이내로 정하고 있다. 급식의 제공은 단기구호와 장기구호로 나누며, 단기구호 시 피해규모가 주택이 침수되었거나 반파 이상의 피해가 있을 경우, 재해를 입은 날부터 최초 7일간 지원한다. 한편 장기구호가 필요할 경우는 주택 반파, 주택 전파 및 유실되었을 때이며, 재해를 입은 날로부터 1개월 또는 2개월간 지원하고 있다. 식품과 의류, 침구 등 생활필수품 지급에 대한 지급 기준 기간은 피해의 정도 및 가족구성원의 수 등을 고려하여 구호기관이 지급한다. 임시주거시설 제공 또한 마찬가지로 이재민의 피해 및 생활정도를 고려하여 6개월 이내로 지원 기간을 제한하고 있으며, 구호기관(시 · 도 및 시 · 군 · 구)은 이재민의 주거 안정을 위해 필요하다고 인정하는 경우 구호 기간을 연장할 수 있다(행정안전부, 2019). 「재해구호법」에 명시된 구체적인 구호의 종류를 살펴보면 **표 13-3**과 같다.

표 13-3. 구호의 종류 및 내용

구호 종류	내용
임시주거시설	• 주거시설 상실 및 생활 불가능한 상황 시 임시주거시설 제공 • 행정 및 공공기관 등이 운영하는 숙박 · 훈련 · 연수시설, 의료법에 따른 병원급 의료시설, 기타 대통령령으로 정하는 시설
급식 · 식품 · 의류 · 침구 그 밖의 생활필수품	• 응급구호세트, 취사구호세트, 개별구호세트, 그 밖의 개별구호물품 제공
의료서비스 감염병 예방 및 방역, 위생지도	• 지역구호센터에서 의료지원 · 감염병관리 · 위생지도 전담 실무반 구성

구호 종류	내용
장사(葬) 지원	• 장례비 지급(재해 사망자의 연고자가 있는 경우) • 장례 시행(재해 사망자의 연고자가 없는 경우)
심리회복 지원	• 재해에 따른 심리적 안정과 사회적응 지원 • 심리회복 상담 및 심리진단, 정신보건시설과의 진료 연계
기타	• 구호기관은 필요 인정 시, 현금 지급 구호 가능

재해구호는 경제적 지원과 사회적 자원을 활용하는 사회적 지원 서비스로 구분할 수 있다. 두 자원 모두 정부부문과 민간부문에서 공급 또는 지원되고 있다. 경제적 지원은 재난지원금, 의연금, 의연금품, 재해구호기금, 임시주거시설, 의연품, 응급 및 취사 관련 구호물품이 있다. 경제적 지원의 근거를 살펴보면, 첫째, 재난지원금은 「재해구호 및 복구비용 부담기준 등에 관한 규정」 별표 3에 근거하여 지급한다. 둘째, 의연금품은 「재해구호법」과 「의연금품 관리 · 운영 규정」에 근거한다. 셋째, 의연금품은 「기부금품의 모집 및 사용에 관한 법률」 제2조 제1호에 따른 기부금품 중 「재난 및 안전관리 기본법」 제3조 제1호 가목에 근거하여 지급된다. 넷째, 재해구호기금은 「재해구호법」 및 같은 법 시행령에 근거하며, 복권기금은 「복권 및 복권기금법」과 「복권기금 관리 · 운영 규정」에 근거하여 지급된다. 다섯째, 임시주거시설은 재해로 주거시설을 상실하거나 주거가 사실상 불가능한 상황에 처한 이재민 등의 구호를 위해 제공되며 구호기관(시 · 도지사 및 시장 · 군수 · 구청장)이 지정할 수 있다. 또한 전국재해구호협회에서 확보 및 관리하는 임시주거용 조립식 주택이 제공되기도 한다. 여섯째, 의연품을 모집하여 이재민의 상황에 맞게 의연품을 지원한다. 일곱째, 급식, 식품, 의류, 침구 등 생활필수품을 제공한다. 응급구호세트에는 개별 구호물품이 포함되며, 취사구호세트 등이 제공되고 있다.

재난피해자들의 삶은 재난으로부터 많은 영향을 받게 되는데, 경제적 문제, 환경적 문제, 사회적 문제, 정신 및 신체적 문제 등이 재난피해자들의 재난회복에 많은 영향을 주고 있다. 이에 따라 정부와 민간조직이 재난피해자들을 위한 사회적 서비스를 제공하고 있는데(김주희, 2018; 박상현, 2016), 재난피해자들을 위한 사회적 서비스의 종류 및 서비스의 내용은 **그림 13-3, 표 13-4**와 같다.

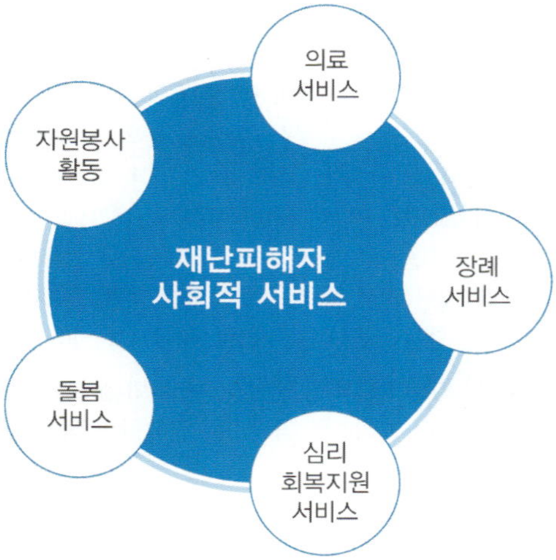

그림 13-3. 재난피해자 사회적 서비스의 종류

표 13-4. 재난피해자 사회적 서비스 종류 및 내용

구분	내용
의료서비스	의료서비스는 보건소를 중심으로 의료지원반이 구성되며, 사상자 규모 등을 감안하여 현장 응급진료소가 설치되며, 방역서비스의 경우 태풍, 집중호우 및 침수지역은 주 2회 이상 방역소독을 실시한다.
장례비 지급 또는 장례	재해로 사망한 사람의 연고자가 있는 경우, 고시하는 기준에 따라 연고자에게 장례비를 지급하며, 연고자가 없는 경우에는 시장, 군수, 구청장이 장례를 실시하고 있다.
심리회복지원서비스	심리회복지원서비스는 재난 초기 재난을 경험한 사람(이재민, 일시대피자, 재난목격자, 재해 현장 자원봉사 및 복구활동 참여자)을 대상으로 전문상담활동을 실시하여, 심리적 충격을 완화함으로써 재난 이전의 일상으로 복귀할 수 있도록 해 주는 구호 서비스를 말한다.

구분	내용
돌봄서비스	돌봄서비스는 「재해구호법」의 제4조(구호의 종류)에서 감염병 예방 및 방역활동에 대한 조치에 의해 「감염병의 예방 및 관리에 관한 법률」 제70조의 4(감염병환자 등에 대한 생활지원)을 통해 아이돌봄서비스를 제공한다고 명시되어 있다. 돌봄서비스는 장애인, 노인, 기저질환자, 영유아 및 아동 등 재난 취약계층이 재난 발생으로 인하여 가족이 돌볼 수 없는 상황이 생기거나, 가족 외 전문적인 지원이 필요할 때 제공한다. 새로운 사회적 위험의 등장, 여성의 경제활동의 참여 증가와 아동 및 노인 등에 대한 돌봄의 사회적 욕구의 증가, 저출산 · 고령화 등의 인구구조의 변화 및 가족구조의 변화에 따라서 돌봄서비스의 수요가 증가하고 있다. 또한 장애인에 대한 의료적 돌봄 또한 필요성이 제시되고 있으며, 곧 자립성 유지 기능, 일상생활 자립 기능 정도 지원, 의사소통 기능, 이동 기능으로 이동 방법 및 이동정보 활용 기능지원 욕구, 슈퍼비전 기능으로 응급상황 대응 인식 능력, 의료적 돌봄 기능으로서 재난 시 건강상태 관리 기능의 욕구에 대한 대응이 필요한 것으로 제시되고 있다.
자원봉사활동	자원봉사활동은 재난피해자가 재난 이전으로의 삶으로 돌아갈 수 있도록 다양한 활동을 지원하는 사회적 서비스를 담당하는 중요한 인적 자원이다.

Chapter 14

가족과 정신건강

배울 내용

1. 이혼 및 재혼과 정신건강
2. 조손 및 한부모가족과 정신건강
3. 정신장애인 가족과 정신건강

학습목표

1. 이혼 및 재혼가족의 특성과 정신건강을 설명할 수 있다.
2. 조손 및 한부모가족의 특성과 정신건강을 설명할 수 있다.
3. 정신장애인 가족과 정신건강을 설명할 수 있다.

1. 이혼 및 재혼과 정신건강

1) 이혼가족

(1) 이혼가족의 개념

이혼가족이란 이혼한 부모의 어느 한쪽과 그 자녀로 구성된 가족을 의미한다. 우리나라는 2001년부터 이혼율이 급속하게 증가되었다가 2005년부터 다소 낮아지는 경향을 보이고 있다. 그 이유 중의 하나가 이혼 제도의 변화를 들 수 있다. 즉, 이혼이 사회적 문제로 대두되면서 기존에는 관할법원이 부부의 협의이혼 의사를 확인한 후, 그 확인서를 내주면 부부가 이를 첨부하여 관할 호적관서에 이혼 신고를 하면 이혼의 효력이 발생되었다. 그러나 2005년부터 "이혼숙려제도"를 도입하였는데, 이혼숙려제도란 이혼을 신청한 부부들이 일정 기간 숙려기간을 거치도록 하는 것으로 경솔한 이혼을 방지하고 이혼 결정에 대해 다시 한번 재고할 기회를 제공하기 위한 것이다. 이 제도는 사회구성의 최소 단위로 볼 수 있는 가정의 해체를 막고 안정된 사회를 유지시키는 데 큰 효과가 있다. 특히 충동적으로 이혼을 생각하는 부부의 경우에는 이 숙려기간 중에 대부분이 마음을 돌려 이혼에 대해 다시 생각할 수 있게 한다는 장점을 지니고 있다.

(2) 이혼가족의 현황

1970년~2022년의 이혼가족의 현황을 살펴보면 **그림 14-1**과 같다.

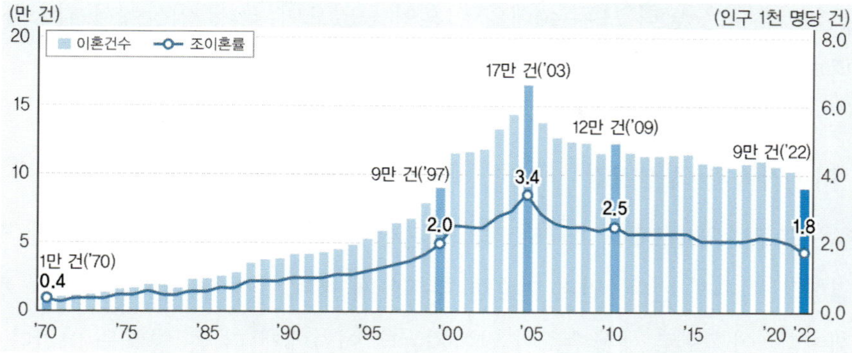

그림 14-1. 이혼건수 및 조이혼율 추이, 1970~2022.

출처: 통계청(2023). 2022년 혼인 · 이혼 통계.

우리나라의 이혼율은 1970년 1만 건에서 2003년 17만 건으로 꾸준히 증가하였으며, 이후 이혼숙려제도를 통해 해마다 감소하여 2022년 9만 건이 이혼한 것으로 나타났다. 성 · 연령별 이혼율 현황은 **그림 14-2**와 같다.

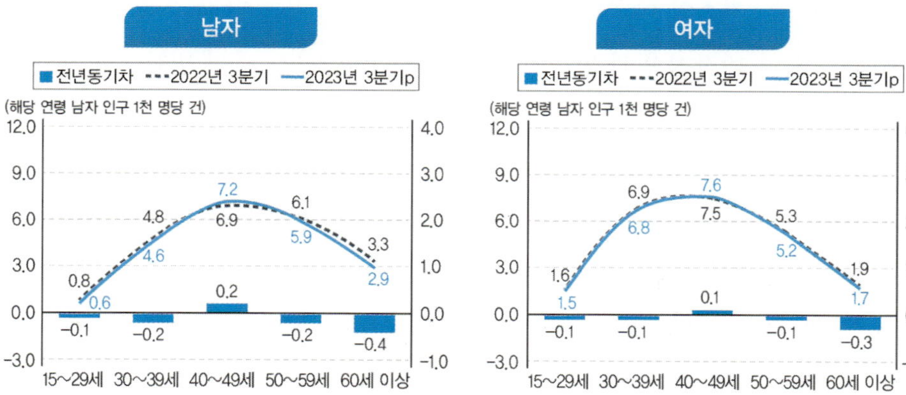

그림 14-2. 성 · 연령별 이혼율

연령별 이혼율은 남녀 모두 40대의 이혼이 높았으며, 60세 이상에서 감소하는 것으로 나타났다.

(3) 이혼가족과 정신건강

이혼은 부부만의 문제가 아니다. 즉, 이혼한 부부에게도 영향을 미치지만 자녀에게도 영향을 미치게 된다. 먼저 이혼한 부부에게 미치는 영향들을 살펴보면, 경제적인 문제이다. 이혼으로 생활수준이 낮아지는데 여자에게 더 큰 영향을 미친다. 여자들의 경우 저임금과 취업 기회의 제한 등으로 노동시장에서 불리한 위치에 있기 때문에 자녀들을 양육할 경우 경제적 어려움은 자녀의 영양과 건강에 부정적인 결과를 초래하게 된다. 둘째는 정서적인 문제를 경험한다. 이혼이 개인에게 실패자라는 느낌을 들게 하고, 더하여 분노, 우울, 상실감, 자존감 저하, 불안감을 겪게 한다. 마지막으로 친척 및 사회관계의 문제이다. 결혼으로 맺어진 친인척 간의 교류가 자연히 사라지게 된다. 또한 이혼으로 심리적 상처를 입은 사람은 인간관계를 두려워하며, 사회적 모임까지도 회피함으로써 사회관계망이 약화되기 쉽다(박선환 외, 2017).

또한 자녀를 둔 가족의 이혼은 자녀에게 큰 심리적 상처를 남길 수 있다. 이혼가족의 아이들은 개인 내적 발달과정뿐 아니라 이혼으로 달라진 가정 변화에도 적응해야 한다는 부담감을 가지고 있다. 또한 자녀들은 부모의 이혼이 자기 자신 때문이라고 생각하는 경우가 많기 때문에 공격적이고 반항적인 행동적 특성과 불안이나 우울의 정서적 장애 및 자존감 저하의 인지적 장애를 경험할 가능성이 매우 높다. 따라서 이혼가정의 자녀들에 대해서는 스트레스 대처 교육과 대안적 지지체계를 마련해 주는 것이 매우 중요하다고 할 수 있다.

2) 재혼가족

(1) 재혼가족의 개념

재혼가족은 부부 중 한 사람 혹은 두 사람 모두가 결혼의 경력이 있고, 이혼과 사별을 경험한 사람이 결혼을 통해 새롭게 형성한 가족을 의미한다. 즉, 재혼가족은 적어도 한쪽 배우자 이상이 초혼이 아닌 성인 남녀가 새로운 배우자를 만나 가족을 이룬 형태이며, 이들 중 이미 한 배우자 이상이 자녀를 두고 있는 상태에서 새로운 가족으로 구성되어 계부모와 계자녀, 부모자녀의 관계가 형성되어 있는 가족형태이다.

재혼가정에 대한 연구결과들을 살펴보면, 재혼은 가족생활에 대한 현실적인 기대를 가지게 되며, 이전 가정에 대해 느끼는 상실감을 인정하고 수용 지지할 수 있기 때문에 재혼생활의 만족도는 비교적 높은 것으로 보고되고 있다. 즉, 재혼은 비교적 정서적으로 성숙한 상태에서의 결혼이기 때문에 다소 적응력이 높고, 초혼에서 얻은 교훈을 바탕으로 결혼생활을 하기 때문에 만족감이 더 높을 수 있다.

(2) 재혼가족의 현황

우리나라의 혼인종류별 건수(2012~2022) 현황은 **표 14-1**과 같다.

표 14-1. 혼인종류별 건수(2012~2022) (단위: 천 건, %)

		2012	2013	2014	2015	2016	2017	2018	2019	2020	2021	2022	전년대비		
													구성비	증감	증감률
계*		327.1	322.8	305.5	302.8	281.6	264.5	257.6	239.2	213.5	192.5	191.7	100.0	-0.8	-0.4
남자	초혼	275.9	273.8	257.9	256.4	238.1	222.5	216.3	199.5	180.1	161.2	160.1	83.5	-1.1	-0.7
	재혼	51.1	48.9	47.5	46.4	43.3	41.7	41.1	39.4	33.3	31.1	31.2	16.3	0.1	0.5
여자	초혼	270.5	268.4	251.5	250.0	232.4	216.8	210.3	193.9	175.0	156.5	156.0	81.4	-0.5	-0.3
	재혼	56.5	54.3	53.9	52.7	48.9	47.4	46.7	44.5	38.1	35.6	35.0	18.3	-0.6	-1.7
남(초)+여(초)		257.0	255.6	239.4	238.3	221.1	206.1	200.0	184.0	167.0	149.2	148.3	77.4	-0.9	-0.6

	2012	2013	2014	2015	2016	2017	2018	2019	2020	2021	2022	전년대비		
												구성비	증감	증감률
남(재)+여(초)	13.5	12.8	12.0	11.7	11.1	10.5	10.2	9.8	7.9	7.1	7.4	3.9	0.3	4.3
남(초)+여(재)	18.9	18.2	18.4	18.0	16.7	16.2	15.9	15.0	12.8	11.7	11.3	5.9	−0.4	−3.2
남(재)+여(재)	37.6	36.1	35.5	34.7	32.1	31.1	30.7	29.4	25.2	23.8	23.5	12.3	−0.3	−1.1

* 미상 포함, 남(초):남자 초혼, 남(재):남자 재혼, 여(초):여자 초혼, 여(재):여자 재혼
출처: 통계청(2023). 2022년 혼인 · 이혼 통계.

최근 남녀 모두 초혼 구성비는 감소하고 있지만 재혼은 계속 증가하는 추세를 보이고 있으며(통계청, 2023), 평균재혼 연령도 다소 높아지고 있는 것으로 나타났다.

(3) 재혼가족과 정신건강

재혼가족의 경우 동반 자녀가 없이 재혼하는 경우에도 여러 가지 문제가 발생할 수 있는데, 재혼하는 성인에게 동반 자녀가 있을 경우에는 훨씬 복잡한 가족관계가 나타나기 때문에 재혼생활에 영향을 미치게 된다. 따라서 행복한 재혼생활을 위해서는 부부 간의 노력뿐만 아니라 자녀들의 입장에서 이해하고 그에 따른 적절한 도움이 필요하다. 재혼가정의 자녀들이 경험하게 되는 특징은 발달단계에 따라 좀 다르게 나타난다. 학령기 이전의 아이들은 현실과 상상을 구분할 수 있는 능력이 부족하기 때문에 자신의 잘못으로 인해 가족이 분리되었다고 생각하여 죄책감을 경험할 수 있다. 학령기(초등학교) 시절은 친부모의 재결합을 강하게 꿈꾸기 때문에 한쪽 부모의 재혼은 상실감을 느끼게 하여 우울해하거나 공격성향을 나타낼 수 있다. 마지막으로 청소년기 자녀들은 발달단계상 자아정체성을 발달시키고 성에 대해 관심이 높아지는 시기이기 때문에 자녀와의 약해진 친밀감과 이성가족에 대한 거리감을 재혼한 부모와 가족에 대한 거부감으로 오해하고 지나치게 친밀해지려고 노력하거나 가족관계가 매우 어색해질 수 있다. 따라서 자녀의 발달단계에 따른 특징을 이해하고 이에 대해 적절하게 대처하여 행복한 재혼가정을 이룰 수 있도록 노력해야 한다.

2. 조손 및 한부모가족과 정신건강

1) 조손가족

(1) 조손가족의 개념

조손가족은 일반적으로 조부모와 손자녀로 구성된 가족을 의미하는 것으로, 개념 정의에 있어서는 연구자에 따라 유사하지만 약간씩 다른 차이를 보이고 있다. 구체적으로 김정은(2002)은 조부모가 일차적인 손자녀 양육 책임자로서 부모역할을 대신 수행하는 가족으로, 옥경희(2005)는 조손가족을 가족해체 등의 원인으로 인해 아동의 부모가 아동과 실제로 동거하지 않는 상태에서 조부모가 아동과 함께 살면서 아동의 기본적인 의 · 식 · 주 및 생활 전반을 일차적으로 책임지고 있는 가족으로 정의하고 있다. 즉, 부모가 아동의 양육을 책임지지 못하거나 함께 살지 않고 조부모가 아동의 양육을 책임지는 경우를 포괄적으로 조손가족이라고 부른다. 다시 말해 조손가족이란 일반적으로 부모가 아동을 양육하지 못하는 상황에서 조부모가 아동과 함께 동거하면서 양육을 책임지고 있는 가족형태를 의미한다(박옥임, 2009).

하지만 일반적으로 조손가족은 문자 그대로 조(祖)와 손(孫), 즉 조부모와 손자녀로 이루어진 가족으로 조부모가 손자녀의 부모를 대신해 손자녀의 돌봄을 전담하는 가정을 말한다. 즉, 조손가족이란 사회적인 여러 가지 요인으로 가족이 해체되어 부모에 의해서 자녀가 양육되지 않고 부모 대신 할머니, 할아버지, 손자녀로 구성된 가족이라고 할 수 있으며, 18세 이하의 손자녀들과 한 건물 안에서 기본적인 의 · 식 · 주를 해결하면서 1세대와 3세대로 구성되어진 변형된 핵가족을 말한다.

(2) 조손가족의 현황

조손가족은 1995년부터 꾸준하게 증가하는 경향을 보이고 있는데, 조손가족 증가 추이에 대현 현황은 **그림 14-3**과 같다.

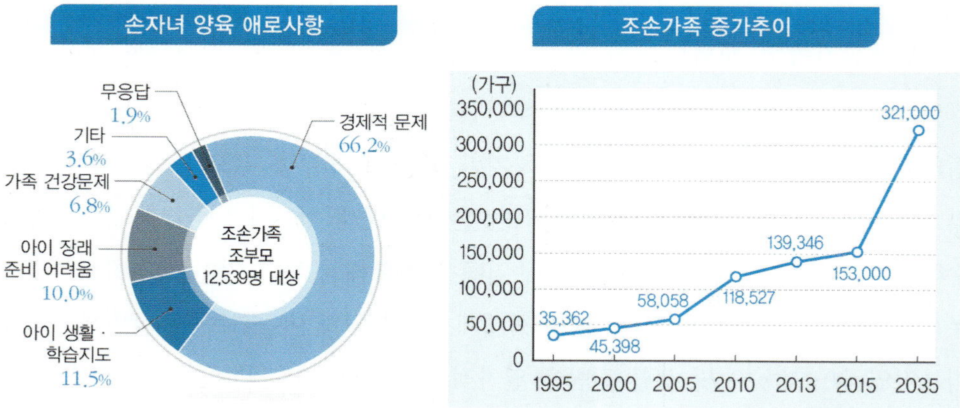

그림 14-3. 조손가족의 증가추이

조손가족의 증가추이는 1995년 3만 5,362가구에서 꾸준하게 증가하여 2015년 15만 3,000가구로 증가하였으며, 2035년 32만 1,000가구로 증가할 것으로 예상되고 있다. 그리고 조손가족의 조부모 1만 2,539명을 대상으로 손자녀 양육의 애로사항을 조사한 결과, 경제적 문제가 66.2%로 가장 높았으며, 아이의 생활과 학습지도 11.5%, 아이의 장래 준비의 어려움 10%, 가족의 건강 문제 6.8% 순으로 나타났다. 저소득 조손가족의 현황은 **표 14-2**와 같다.

표 14-2. 저소득 조손가족의 현황 (단위: 세대, 명)

연도별	계		모자가족		부자가족		조손가족	
	세대	세대원	세대	세대원	세대	세대원	세대	세대원
2017	183,023	449,469	141,207 (78.0%)	350,674 (78.0%)	38,880 (21.5%)	96,575 (21.5%)	936 (0.5%)	2,220 (0.5%)
2018	182,703	455,433	144,156 (78.5%)	357,539 (78.5%)	38,629 (20.8%)	95,744 (20.8%)	918 (0.5%)	2,150 (0.5%)
2019	182,606	453,045	143,740 (78.7%)	356,895 (78.8%)	37,969 (20.8%)	94,064 (20.8%)	897 (0.5%)	2,086 (0.5%)
2020	184,006	457,236	145,482 (79.1%)	361,998 (79.2%)	37,660 (20.5%)	93,234 (20.4%)	864 (0.5%)	2,004 (0.4%)

기준: 「한부모가족지원법」에 따른 지원대상자(국민기초생활보장 동시보장결정가구 포함).
출처: 통계청(2021). 사회보장정보시스템(행복e음) 연도말 기준.

2017년도부터 2020년도까지 한부모가족의 모자, 부자, 조손가족의 세대와 세대원 현황을 비교한 결과, 모자가족은 다소 감소추세이고, 부자가족은 증가추세이며, 조손가족은 비슷한 양상을 보이고 있는 것으로 나타났다. 구체적으로 조손가족은 2017년 936세대에서 2020년에는 864세대로, 세대원은 2017년 2,220명에서 2020년 2,004명으로 감소한 것으로 나타났다.

(3) 조손가족과 정신건강

우리나라의 경우 점점 조손가족은 증가하고 있으며, 이에 따라 조손가족은 구조적으로 여러 가지 문제들을 가지고 있다. 예를 들어, 조부모는 자신의 자녀들을 제대로 양육하지 못했다는 죄책감, 양육의 부담, 노화로 인한 생활 곤란 등이다. 그리고 손자녀들은 부모의 부재로 인해 두려움, 당혹, 버림받았다는 배신감 등이 왜곡되게 표현되어 정서적인 혼란과 낮은 자아존중감을 나타낸다. 또한 손자녀들은 열악한 학습조건 때문에 교육 소외 계층으로 분류된다. 적절한 역할모델의 대상이 없어서 부모에 의한 가정교육의 기회를 상실하여 가치판단이나 사회적응에 영향을 받는다. 뿐만 아니라 정서적 상처, 애어른의 역할을 경험하는 등의 어려움도 있다.

2) 한부모가족

(1) 한부모가족의 개념

「한부모가족지원법」에서 정의하고 있는 한부모와 아동의 개념을 살펴보면, "모" 또는 "부"란 다음 **표 14-3**의 각 목의 어느 하나에 해당하는 자로서 아동인 자녀를 양육하는 자를 말한다.

표 14-3. 「한부모가족지원법」의 정의

가. 배우자와 사별 또는 이혼하거나 배우자로부터 유기(遺棄)된 자.
나. 정신이나 신체의 장애로 장기간 노동능력을 상실한 배우자를 가진 자.
다. 교정시설 · 치료감호시설에 입소한 배우자 또는 병역복무 중인 배우자를 가진 사람.
라. 미혼자(사실혼 관계에 있는 자는 제외한다).
마. 가목부터 라목까지 규정된 자에 준하는 자로서 여성가족부령으로 정하는 자. 또한 "청소년 한부모"란 24세 이하의 모 또는 부를 말한다.

따라서 한부모가족이란 모자가족 또는 부자가족을 말하며, "모자가족"이란 모가 세대주(세대주가 아니더라도 세대원을 사실상 부양하는 자를 포함한다)인 가족을 말하고, "부자가족"이란 부가 세대주(세대주가 아니더라도 세대원을 사실상 부양하는 자를 포함한다)인 가족을 말한다.

(2) 한부모가족의 현황

한부모가족 가구는 2016년 전체가구의 7.76%에서 2020년 7.14%를 보이고 있는데,

구체적인 한부모가족의 현황은 **그림 14-4, 표 14-4**과 같다.

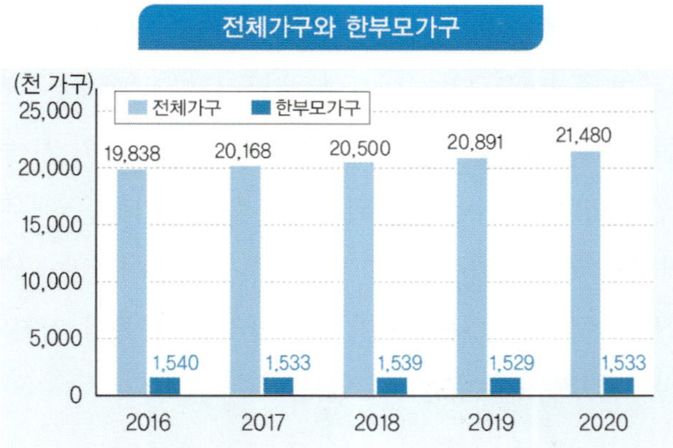

그림 14-4. 한부모가족의 현황

표 14-4. 한부모가족의 현황 (단위: 천 가구, 가구, %)

구분	2016년	2017년	2018년	2019년	2020년
전체가구	19,838	20,168	20,500	20,891	21,480
한부모가구	1,540	1,533	1,539	1,529	1,533
한부모가구의 비율	7.76	7.60	7.51	7.32	7.14

주: 한부모가구 현황은 「한부모가족지원법」에 따른 지원대상으로 저소득 한부모가족의 현황임.
출처: 통계청(2022). 인구주택총조사.

한부모가족 가구의 현황을 살펴보면, 2016년에 1,540천 가구(7.76%), 2017년 1,533천 가구(7.60%), 2018년 1,539천 가구(7.51%), 2019년 1,529천 가구(7.32%), 2020년 1,533가구(7.14%)로 나타났다. 구체적으로 2020년 모자가구는 145,482가구로 부자가구 37,660가구보다 3.86배 많은 것으로 나타났다. 그리고 한부모가족 발생의 주원인은 이혼(77.6%), 사별(15.4%), 미혼(4.0%), 기타(3.0%) 순으로 나타났다(한국여성정책연구원, 2018).

(3) 한부모가족과 정신건강

예전에는 사별에 의한 한부모가족이 많았지만 현대로 오면서 사별에 의한 한부모가족은 감소하고 있으며, 이혼과 미혼모에 의한 한부모가족이 증가되는 추세를 보이고 있다. 이러한 증가추세와는 달리 이들에 대한 사회적 인식은 매우 낮다고 할 수 있다. 한부모가족은 현대사회에 나타나고 있는 다양한 형태의 가족구성이기 때문에 한부모가족에 대한 부정적 시각을 버려야 한다. 한부모가족은 배우자와의 이혼이나 사별 등으로 심리적인 갈등상태에 놓여 있는 것이 사실이지만 이러한 갈등 상황은 한부모가족이 발생한 후 1~2년 사이에 거의 사라지고, 가족의 지지와 사회의 지원만 제공된다면 현실에 잘 적응해 나갈 수 있다.

3. 정신장애인 가족과 정신건강

1) 정신장애인의 개념

정신장애인은 정신장애를 가진 사람을 말한다. 하지만 사회적, 문화적, 역사적으로 정신장애인이라는 개념을 명확하게 규정하여 사용한 것은 얼마 되지 않았다. 정신장애인이라는 개념으로 통용되기 이전에는 정신질환자, 정신병자라는 개념으로 더 많이 사용되었다. 정신질환자라는 개념은 사람에 초점을 두기보다는, 사람이 가지고 있는 '정신질환'에 초점을 둔 개념이다 보니 용어 자체가 가져오는 사회적 낙인이라는 이차적 문제도 발생하게 되었다. 뿐만 아니라 정신질환자라는 용어에 정신질환으로 인해 발생하는 사회적, 심리적 제약으로 인한 일상생활의 어려움도 포괄적으로 포함해서 사용해야 하는 필요성이 대두되었다. 즉, 정신장애인은 단순히 병리학적인 용어로서 규정되어 정신질환만을 내포하고 있는 것이 아니라, 정신질환으로 인해 발생하는 일상생활 및 사회생활의 어려움을 가지고 있는 사람으로 포괄적으로 이해해야 한다.

일반적인 정신장애에 대한 의료적, 진단적 정의는 '유병기간이 최소한 2년 이상되고 재입원기간이 최소한 1년 이상되며 일상생활에서 역할수행을 하는 데 장애를 나타내는 전형적인 기질적 원인에 의한 정신질환, 조현병, 주요정동장애, 일부 성격장애 등의 정신적 장애'를 말한다. 이러한 정신장애의 개념을 근거로 하여 볼 때 정신질환으로 인해 신체적 · 정신적 · 사회적 기능에 손상을 입어 지속적으로 치료와 재활서비스를 받아야 하는 사람이라고 말할 수 있다. 즉, 정신장애인은 정신질환으로 입원하여 의료서비스로 급성 증상을 치료하고, 퇴원 후에도 지속적이고 정기적인 외래치료로 가지고 있는 잔존 증상과 정신질환으로 둔마되어 있는 사회적 기능, 일상생활 수행의 어려움 등을 지역사회 내 다양한 재활서비스를 이용하면서 자신의 강점을 찾고, 이를 통해 발병 전의 기능 및 건강상태와 유사한 상황으로 끌어올릴 수 있도록 끊임없이 노력하는 사람이라고 할 수 있다.

2) 정신장애인 가족의 특성

가족은 인간 개인의 인격형성과 독특한 개성에 영향을 주는 가장 일차적인 집단이다. 가족 안에서 개인은 가족 구성원들과 밀접하게 연관되어 있으며 서로 간의 상호작용을 통해 구성원 간에 영향력을 미치고 있다. 유기적으로 연결되어 있는 가족원 중 한 사람의 건강에 문제가 있으면 이는 가족 전체에 영향을 미치며 건강문제 중 급성질환보다 만성질환이 가족에게 미치는 영향이 더욱 크다. 만성질환은 가족 구성원에게 각종 도전과 두려움 등을 야기하며 이 도전과 두려움은 오랜 기간 동안 지속되고 이로 인해 가족들은 높은 수준의 스트레스를 장기간 경험하게 된다.

특히 가족 내 정신장애인의 발생은 질병 자체가 가지고 있는 증상과 장기 치료, 이로 인한 경제적 부담, 정신장애인에 대한 보호 부담뿐 아니라 사회적 낙인으로부터의 두려움 등 나머지 가족 구성원에게 심각한 부담과 불안, 스트레스를 발생시키게 된다. 이러한 반응은 정신장애인에게도 전달되어 병에 대한 절망, 가족 구성원 간의 단절 등의 문제가 발생하여 재입원 및 재발에 영향을 미치기도 한다.

3) 정신장애인 가족의 정신건강

정신장애인 가족들은 부정적 상황이 연속적으로 나타나는 것은 부담감을 해소하기 위한 방법을 모색하기보다 정신장애인 가족들이 갖고 있는 정신질환에 대한 선입견이나 수치심 때문에 친구나 친척과 같은 주변의 접촉을 회피하고 사회적 활동이 감소되고 점점 고립되어 가며 높은 부담을 경험할수록 우울감을 느끼게 된다. 즉, 정신장애인 가족의 45%가 가벼운 우울을 16.2%는 중등도 우울을 경험한다. 또한 어머니, 교육수준이 낮은 여성보호자의 경우 더 우울한 것으로 나타나는데, 이는 정신장애인과 더 많은 시간을 보내고 부모의 경우 정신장애인에 대한 죄책감이 더 크기 때문이다. 김윤희 등(2009) 연구에 따르면, 정신장애인을 자녀로 둔 부모가 다른 장애부모에 비해 우울, 불안이 더 높게 나타났으며, 정신장애인의 배우자는 비정신장애인의 배우자 비해 불안, 우울수준이 높고 삶의 질이 낮은 것으로 나타났다. 그리고 성인 정신장애인 자녀를 둔 부모는 자녀에 대한 연민, 미래에 대한 비탄 등 복합적인 감정을 경험하는 것으로 나타났다.

Chapter 15

인권과 정신건강

배울 내용

1. 인권
2. 인권의식과 정신건강

학습목표

1. 인권의 개념과 발전과정 및 유형을 설명할 수 있다.
2. 인권의식과 정신건강의 관련성을 파악하고 개입방안을 모색해 본다.

1. 인권

1) 인권의 개념

인권(Human Rights)은 천부적인 권리로서 인간이 내재적으로 갖는 존엄과 가치에서 파생된 개념 중의 하나로, 인권은 자신의 성장과 발전에 필수적이며, 모든 인간은 태어날 때부터 자유롭고 존엄성과 권리에 있어서 평등하다는 것이다(세계인권선언, 1948). 다시 말해 인간에 대한 본질적인 고민에서 출발한 인권은 인간이라면 누구나 태어나면서부터 가지는 기본적인 권리이자, 이것 없이는 인간으로 살 수 없는 권리이다.

우리나라 「헌법」에서도 "모든 국민은 인간으로서의 존엄과 가치를 가지며, 행복을 추구할 권리, 국가는 개인이 가지는 불가침의 기본적 인권을 확인하고 이를 보장할 의무를 지며 국가에 대해 인간다운 생활을 요구할 권리, 불합리한 차별을 받지 않을 권리, 국가권력이나 타인으로부터 간섭받지 않을 권리" 등을 보장하고 있다. 또한 인권은 국제법 및 국내법에 구체적인 권리로 보장되어 있고, 인권실현을 위한 다양한 노력에 의해 점차 확대, 발전되고 있는 개념 중의 하나이다.

2) 인권의 발전

전통적으로 인권은 법적 차원에서 주로 논의되어 왔다. 법적 차원에서의 인권은 「헌법」 이하의 법률을 통하여 보장하거나 대한민국이 가입·비준한 국제인권조약 및 국제 관습법에서 인정하는 인간으로서의 존엄과 가치 및 자유와 권리를 말한다.

인권의 개념은 17세기 이후 서유럽의 자유주의 정치사상에 입각한 자연법사상에서 비롯되었으며, 인권이란 용어는 인간의 권리라는 페인(Paine, 1971)의 저서 제목과 동의어인 '인간의 권리(right of man)'에서 유래되었다(허은실, 2010).

그리고 사회계약론과 천부인권사상 등은 미국독립혁명과 프랑스혁명에 영향을 주어 근대의 인권선언문을 탄생시켰고, 노동운동이나 사회주의 사상은 독일 「바이마르 헌법」 제정을 가능하도록 하였다.

또한 1945년 창설된 UN은 헌장에서 인권 보호에 관한 기본 원칙을 밝히고 있다. UN헌장은 국내 문제로 인식되던 인권문제를 국제적 관심사로 전환하였으며, UN이 이를 합법적으로 다룰 수 있게 하였다. UN총회는 1948년 12월 10일 세계인권선언을 채택했는데, 1948년 당시 UN 회원국인 58개 국가들은 서로 다른 경제발전의 단계뿐만 아니라 다양한 정치체제와 문화·종교, 이데올로기적 배경을 가지고 있었다.

이와 같은 환경 속에서 세계인권선언은 두 가지 측면에서 중요한 의미를 가지는데(이동욱, 2018), 첫째는 세계인권선언은 세계에서 가장 많이 알려진 선언이라는 것이다. 이 선언은 약 250여 개의 언어로 번역된 세계에서 가장 많이 인용된 문서이다. 이러한 세계인권선언은 많은 국제조약의 모델이 되었고, 국제 인권법의 토대인 수많은 나라의 헌법 및 법률에 수용되었다. 따라서 세계인권선언은 인권을 보호하는 동시에 권익증진을 위한 법적 구속력을 가지게 되었다. 또한 조약체계를 포괄적으로 구성하는 60개 이상의 국제인권 규범을 고무시킨 이 선언은 간결하고 명확하게 30개 조항으로 여러 인권영역을 고루 다루고 있다.

둘째, 세계인권선언은 법률에 나타난 인권영역에 대한 일반적인 기본권(행복추구권, 평등권), 자유권적 기본권(신체의 자유, 사생활에 관한 자유권, 정신적인 활동에 관한 자유권, 정치활동에 관한 자유권), 생존권적 기본권(인간다운 생활과 교육을 받을 권리, 근로 및 근로자의 3권, 보건에 관한 보호를 받을 권리, 환경권, 청구권적 기본권)의 유형을 제시하고 있다는 것이다.

19세기 후반부터 20세기에 접어들면서 1차 세계대전과 급속한 자본주의 발전으로 기존의 자유권 중심의 인권의 개념이 한계를 드러내기 시작하였다. 이에 따라서 사회 · 경제적 강자의 경제활동자유에 대해서는 적극적으로 제한을 두고, 사회 · 경제적 약자의 기본적 생존을 보장하기 위해서 사회권이라는 개념이 본격적으로 등장하게 되었다(김경미, 2013). 이 두 개의 권리(자유권과 사회권)는 대립되는 부분도 있지만 상호 보완에 따른 중요성과 인식이 높아지면서 서로의 경계가 허물어져 가고 있다. 즉, 사회권은 인간다운 생존을 위하여 필요한 적극적인 권리로서, 교육, 건강, 주거, 수입 보장, 고용과 관련된 국가의 의무 등을 다루고 있는데, 이것은 자유권을 제대로 보장하기 위해 반드시 필요한 인권의 구성요소로 인식되고 있다(김경미, 2013). 그리고 또 하나의 성격을 가지는 평등권은 자유권, 사회권, 제3세대의 인권인 연대권 중 어느 인권에 포함될 수 없는 별도의 중요한 개념으로 부각되고 있다.

인권은 사회복지분야에서 매우 중요한 개념이다. 왜냐하면 인권이 사회복지의 목표나 가치를 달성하는 데 인권과의 연관성을 무시하며 목적을 달성할 수 없기 때문이다. 인권은 말 그대로 사람의 권리이다. 근대 이후 인권의 개념이 남성만의 권리를 의미하고 있었지만 여성주의의 등장으로 인권은 남성만의 권리가 아니라 여성까지 포함하는 모든 인간의 권리를 의미하게 되었다. 그러므로 인권은 사람으로서 사람답게 살기 위해 요구되는 권리이며, 인간 모두에게 인정되는 권리이다. 따라서 인권은 인류의 보편적인 권리이다.

3) 인권의 유형

인권의 핵심 개념인 인간의 존엄성은 고대 그리스의 스토아학파 철학자인 클레안테스(Kleanthes, BC 330~231년 추정)와 로마시대의 철학자 치체로(Cicero, BC 106~43)에 의해 처음으로 등장하였다(오혜경, 2008). 인권개념의 기원은 미국의 독립선언(1776)과 프랑스 혁명(1789)이 진행되고 있던 시기에 국민의회가 국민으로서 누려야 할 권리에 대해 선포한 인권선언에서 찾을 수 있다(김홍수, 2014).

인권의 개념은 단계적으로 소극적에서 적극적으로 발전해 왔으며, 이의 출발점인 억압에 저항하는 것으로 인간의 물질적 · 비물질적인 욕구를 충족하기 위한 권리와 자원생산 및 분배에 대한 참여를 평등하게 할 권리 등으로 발전되어 왔다. 인권규범의 가장 기본이 되기 있는 세계인권선언(1948)을 통해 인권의 3단계 발전과정에 따른 보편적 인권개념을 세 가지로 구분할 수 있는데, 즉 자유권을 제1세대, 생존권을 제2세대, 연대권을 제3세대로 구분하여 설명할 수 있다(김경미, 2013).

첫째, 자유권은 시민적 · 정치적 권리로써 개인주의적 요소가 강하고 이는 정부의 역할을 제한하기 때문에 소극적 권리로도 불린다.

둘째, 생존권으로 경제 · 사회 · 문화적 권리이다. 인간의 잠재력을 최대한으로 실현시키는 데 필요한 사회적 제반 지원을 요구하는 적극적 권리를 정부는 제공해야 한다. 사회복지는 제2세대 권리 중 사회권과 밀접한 관계가 있으며, 이는 복지권의 시각에서 이해는 되지만 일반 대중에게서 인권의 문제로까지는 인식하지 못하고 있다.

셋째, 환경권은 인권의 연대성을 강조하는 권리이다. 연대는 국가 간의 집단적인 권리도 포함되며 인류 공동체적인 연대, 즉 평화, 경제발전, 환경보호 등에 대해 국가 간의 상호협력을 필요로 한다.

카렐 바삭(Karel Vasak)은 인권의 단계를 자유권과 사회권, 그리고 연대권의 3세대 인권론으로 분류하고 있다(장경희, 2018; Vasak, 1982). 자유권은 제1세대 인권으로서 신체의 자유와 사상의 자유, 시민 · 정치적 권리를 의미하며, 참정권도 이에 해당한다. 사회권은 경제 · 사회 · 문화적 권리로서 제2세대 인권에 해당하며 노동권과 교육권, 그리고 의 · 식 · 주 등의 생존과 사회보장, 평등권도 여기에 해당된다. 제3세대 인권의 집단권 또는 연대권은 발전권과 자결권, 그리고 최근 문제시되고 있는 미세먼지 등의 환경권과 평화권을 포함하고 있다. 이것은 국제정치 및 경제, 문화적 변화의 과정 속에서 계속적으로 문제가 제기되고 연대적 논쟁을 통해 인권의 이름으로 재확립되고 있다.

또한 아이프(Jim Ife) 등도 역사적인 발전단계를 기준으로 인권의 발전과정을 3세대 인권론으로 분류하고 있다(장경희, 2018; Ife, 2000). 제1세대 인권은 자유권으로 시민적 · 정치적 자유권이 이에 해당되며, 기본적 자유와 정치적 기본권 등의 개인주의적 관점에 기반을 두고 있다. 사생활 보장과 거주, 출판과 언론의 자유, 종교와 집회 · 결사의 자유, 이전의 자유, 자유로운 사회활동의 참여와 자유권에 해당하는 인간으로서 존엄하게 대우받을 권리, 국민투표권 및 선거 · 피선거권과 공무담임권 등의 정치적 기본권, 차별을 받지 않을 권리가 자유권에 해당한다. 제2세대 인권은 사회권으로 이것은 국민이 국가에게 인간다운 삶을 영위하기 위하여 필요한 사회적 보장을 요구할 수 있는 권리이다. 구체적으로 경제적 · 사회적 · 문화적 권리가 이에 해당하며, 이것은 인간으로서의 잠재성을 개발할 수 있도록 사회서비스와 사회적 급여 등을 받을 적극적 권리를 의미한다. 노동권인 적정임금을 받고 일할 권리, 의료서비스와 사회보장 등의 복지권, 교육을 받을 권리와 자유로운 문화생활의 참여에 대한 문화권, 여가에 대한 권리 등도 사회권에 해당한다. 제3세대 인권은 연대적 또는 집단적 권리로 평화권과 최근에 대두되고 있는 미세먼지 등으로부터 자유로울 수 있는 환경적 권리 등이 해당하며 공동체적인 지역사회 중심의 삶을 강조하기도 한다. 또한 깨끗하고 건강한 환경과 오염되지 않은 물 · 식량 · 공기에 대한 권리, 경제개발과 성장에 대한 권리, 경제성장의 혜택과 안정적이며 공동체적 사회에서 살 권리 등도 이에 해당한다.

4) 인권의 위배 요인

(1) 편견

편견은 부정적 의미로서의 다름에 기인한다. 모든 인간은 외모도 다르고, 얼굴 크기 및 피부도 다르다. 그렇지만, 남보다 잘난 외모나 작은 얼굴과 피부 등은 부러움의 대상이기보다는 편견의 대상이 된다. 그렇기 때문에 편견은 부정적 이미지를 가진 대상 또는 현상에 한하여 나타난다. 정신질환자, 장애인, 성적 소수자, 매춘부, 범법자, 노숙인 등이 아마도 대표적 편견의 대상일 것이다.

(2) 차별

차별은 힘에 의하여 기인한다. 힘이 센 사람들을 힘이 약한 사람들은 차별할 수 없다. 그렇기 때문에 힘이 약한 사람들이 함께 모여서 시위하는 것은 모이면 힘이 생기기 때문이다. 차별을 다음과 같이 몇 가지 유형으로 분류할 수 있다(대한신경정신의학회, 2013).

첫째, 직접적 차별(direct discrimination)은 대상을 대놓고 차별하는 것이다. 이것은 흑인이니까, 전과가 있기 때문에, 정신질환이 있기 때문에 위험하다는 등의 '누구'이니까 또는 '무엇'이니까 안 된다는 식의 차별을 말한다. 대개의 직접적 차별은 흔하게 나타나지만 대외적으로 "나는 이런 사람들 차별합니다"라고 공개하지 않고 벌어지는 경우가 대부분이다.

둘째, 구조적 차별(structural discrimination)은 사회의 구조가 일반인들과 특정 대상이 동등한 입장에서의 경쟁을 할 수 없거나 또는 경쟁에서 아예 배제되는 상황을 말한다. 구조적 차별 때문에 정신질환자는 법적 제한으로 할 수 없는 직업이 생기고, 민간보험에서는 정신장애인이라고 가입하는 것을 거부당하기도 한다. 구조적 차별은 직접적 차별보다 사회적으로 공식화된 차별이라고 볼 수 있지만, 직접적 차별과 잘 구별하기 어려운 경우도 있다.

셋째, 내재화된 차별(internalized discrimination)은 자신에게 차별하는 것을 말한다. 이는 그동안 경험했던 차별의 학습된 결과일 수 있다. 이를테면 취업 면접 자리에서

표 15-1. 차별의 유형

<table>
<tr><th>① 직접적 차별</th><th>② 간접적 차별</th></tr>
<tr><td>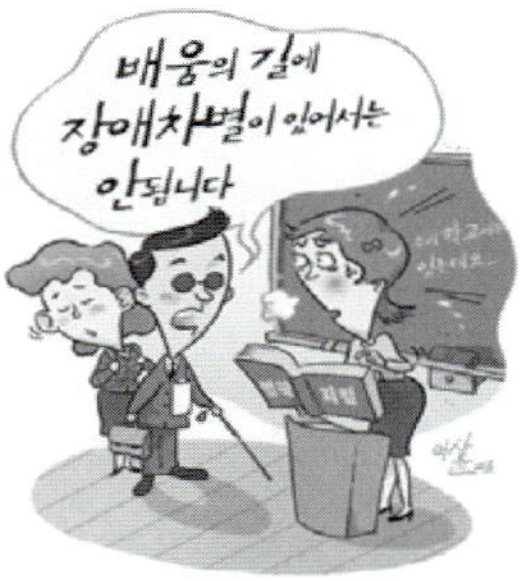
배움의 길에
장애차별이 있어서는
안됩니다
장애인 및 장애인 관련자(이하 "장애인 등"이라 한다)를 장애인 아닌 사람과 구별하여 제한 · 배제 · 분리 · 거부 등 불리하게 대하는 경우이다.</td><td>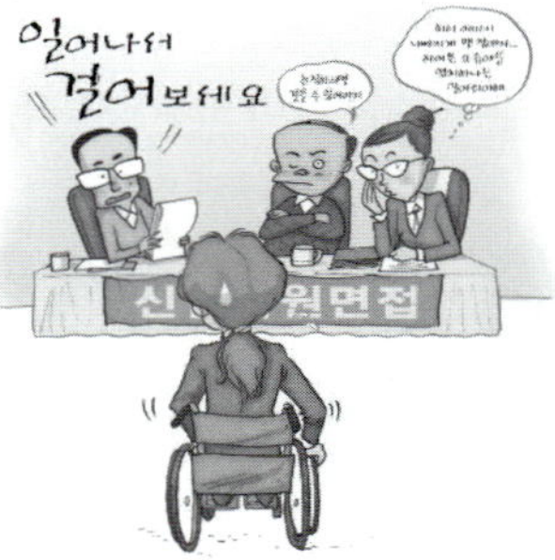
일어나서
걸어보세요
장애인 등에 대하여 형식상으로 제한 · 배제 · 분리 · 거부 등 다르게 대하지 않지만 장애가 없는 사람과 획일적인 기준을 적용함으로써 정당한 사유 없이 장애인에게 불리한 결과를 초래한 경우이다.</td></tr>
<tr><th>③ 정당한 편의제공 거부</th><th>④ 차별적 행위의 조장</th></tr>
<tr><td>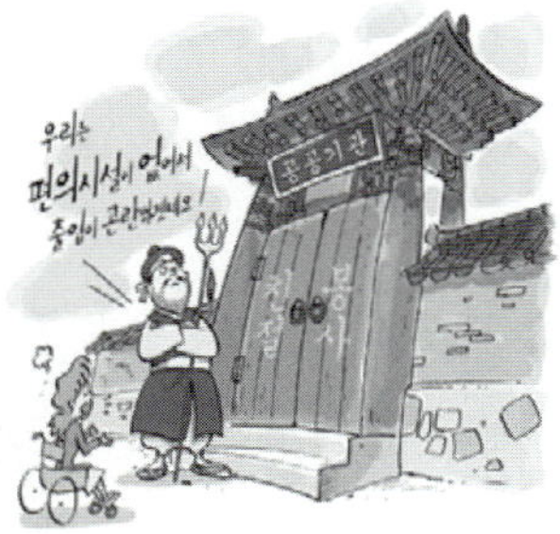
우리는
편의시설이 없어서
공공기관
과도한 부담, 현저히 곤란한 사정 등의 정당한 사유 없이 장애인 등에 대하여 정당한 편의제공을 거부하는 경우이다.</td><td>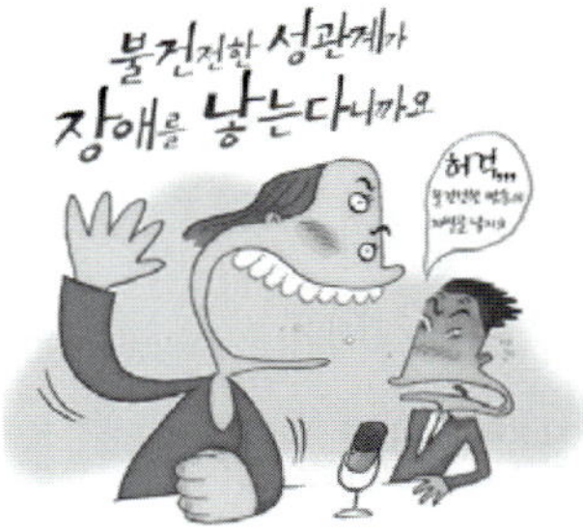
불건전한 성관계가
장애를 낳는다니까요
허걱,,,
장애인 등에 대한 차별행위를 부추기는 문서, 도화, 영상, 공연, 음반, 전기 · 전자 매체 등을 통한 표현물, 기타 물건을 배포 · 판매 · 임대하거나, 공연을 전시 · 상영하는 경우이다.</td></tr>
</table>

면접관이 묻지 않았어도 정신질환이 있다고 말하는 것은 솔직한 것이라기보다는 '정신질환인 나를 온전히 받아들여 줘야 한다'라는 절박함에 기인한다고 볼 수 있다. 즉, 스스로가 고혈압이나 당뇨병과 같은 신체적 질환과 자신의 정신질환을 다르게 취급하는 것을 말한다. 정신질환자들은 자신이 받는 차별에 실제로는 많이 분노하면서도 그 차별에 수긍을 하고 마음속으로 어쩔 수 없다는 수긍을 하며 차별에 동조하는 모습을 보인다. 따라서 이들이 당연한 듯 받아들이고 있는 차이를 차별이 아닌 다를 뿐이라는 인식을 심어 주기 위한 교육이 필요하다.

2. 인권의식과 정신건강

인권은 인간으로서 당연히 가지는 기본적 권리이다. 인간이 세상에 태어나 성장해 가면서 바라는 것, 희망하는 것, 요구하는 것들을 권리의 개념으로 승화시킨 것이 바로 인권이다. 좀 더 구체적으로는 인간으로서 살아가기 위해 당연히 누려야 할 자유와 권리를 의미하면서 한 국가의 구성원인 시민으로서 행사해야 할 자유와 권리를 함께 뜻하는 말이다.

그리고 의식은 사회적·역사적으로 형성되는 사물이나 일에 대한 개인적·집단적 감정이나 견해나 사상이다. 그러므로 '인권의식'이란 인간이 태어나면서 당연히 가지는 기본적 권리에 대해 사회적·역사적으로 형성된 개인적이며 집단적인 견해이다. 인권의식은 인권에 대한 인지적인 측면에서 출발하여, 실제로 인권 문제를 해결하기 위한 노력을 할 수 있도록 지식과 기술을 갖추고, 연대의 중요성을 체득해 가는 일련의 과정 속에서 형성되는 것이다. 인권이 사람들에게 공유되고 실현되지 않으면 어떤 문제도 해결하지 못하는 구호에 그치고 말 것이다. 인권이 이러한 구호에서 벗어나 실제적 행동으로 실현되기 위해서는 인권의식의 함양이 절대적으로 필요하다.

도덕의 심리학자인 레스트(Rest)의 도덕성 4구성요소 모형은 도덕민감성, 도덕판단력, 도덕적 동기화, 도덕적 품성 이렇게 네 가지 요소가 충족되어야 도덕적 행동이 발생한다는 것이다(Rest, 1983). 문용린 등(2002)은 이러한 레스트의 연구를 토대로 인권의식을 설명하였는데, 인권감수성, 인권판단력, 인권동기화, 인권행동실천력 이렇게 네 가지 심리적 과정 요소를 거쳐야 한 사람의 인권을 옹호하는 행동을 한다고 주장한다. 여기서 인권감수성은 상황에 대해 인권과 관련하여 지각하고 해석하는 과정이며, 인권판단력은 행동에 대해 인권과 관련하여 옳고 그른지 판단하는 과정, 인권동기화는 인권을 가장 우선시하는 과정, 인권행동실천력은 인권옹호 행동을 할 수 있는 실행과정을 의미한다. 이렇듯 인권을 존중한다는 것은 관념적으로 아는 것과 실행하는 관계가 선행되어야 한다.

인권의식에 관한 선행연구에서 김영기(2020)는 인권의식이 낮으면 배경적 이유와 개인적 이유로 인한 차별가해 행동이 증가한다고 하였고, 김충희(2004)는 정신장애인의 인권과 편견에 관한 연구에서 인권의식이 높을수록 타인에 대한 편견이 낮다고 보고하였다. 그리고 이샛별(2017)은 인권의식을 매개효과로 한 선행연구로 중학생의 인권침해 피해경험이 차별가해행동에 미치는 영향에서 인권의식이 높을수록 차별가해행동을 적게 한다고 보고하였고, 윤정아(2015)는 인권의식을 매개효과로 사회적 지지와 학교폭력 가해행동에 관한 연구에서는 인권의식이 높으면 가해행동이 줄어든다고 보고하였으며, 이덕희(2014)는 인권의식을 매개효과로 학교폭력 피해경험과 학교폭력 태도에 관한 연구에서 학교폭력 피해경험이 학교폭력의 관계에서 인권의식이 매개하는 효과가 있음을 보고하였다.

또한 박수진과 박경애(2020)는 청소년이 가정, 학교, 사회에서 자신의 인권이 존중받았다고 생각할 때 삶의 만족도가 높아지고, 자아존중감이 향상된다고 보고하였고

윤정아(2015)는 가족지지, 친구지지가 인권의식에 유의미한 정적 관계를 나타낸다고 보고하였다. 전혜숙(2020)은 아동학대는 인권의식에는 부적인 영향을, 우울에는 정적인 영향을 미치는 것으로 보고하였다. 그리고 아동학대를 경험한 청소년이더라도 인권의식이 높으면 자아존중감 또한 높아질 수 있고, 아동학대 경험으로 인해 우울 수준이 높아지면 이의 부정적 영향으로 인해 자아존중감이 낮아진다고 보았다. 따라서 학대를 경험한 청소년들을 대상으로 인권의식 증진을 위한 노력이 필요하다고 하였다.

이와 같이 인권의식이 정신건강과 학대, 폭력, 차별, 편견 등에 영향을 미치는 것을 통해 인권의식 교육이 필요함을 시사한다고 할 수 있다.

참고문헌

강석임, 이용표(2013). 정신장애인 회복과정 영향 요인: 스트레스, 사회적 자원 및 지역사회통합과의 관계. **정신보건과 사회사업, 41**(4), 118-143.

강순희, 김연진, 김이영, 김재현, 김중기, 김현실, 배경란, 시옥진, 이용환, 장지현(2022). **영유아 발달.** 경기: 수양재.

강유미(2011). 학교폭력에 대한 실태분석 연구. 고려대학교 교육대학원 석사학위논문.

강훈상(2021. 02. 25.). 갤럽 "미국인 5.6% 성소수자"…3년만에 1.1%p↑. 연합뉴스. https://www.yna.co.kr/view/AKR20210225036300009.

건강보험심사평가원(2022). 2017~2021년 도박중독 현황.

고민석, 서인균(2011). 노인의 건강상태가 스트레스와 우울에 미치는 영향과 사회적 지지와 조절효과. **대한보건연구, 37**(1), 1-14.

고일한(2009). 가족생활주기이론으로 본 목회자의 탈진 예방. 장로회신학대학교 대학원 석사학위논문.

고재홍, 윤경란(2007). 청소년의 스트레스와 자살생각: 자아탄력성의 완충효과. **한국청소년연구, 18**(1), 185-212.

과학기술정보통신부, 한국지능정보사회진흥원(2023). 2022 스마트폰 과의존 실태조사.

관계부처합동(2023). 정신건강정책 혁신방안.

관계부처합동(2023). 제5차 자살예방 기본계획(2023~2027).

교육부(2020). 제4차 학교폭력 예방 및 대책 기본계획.

교육부(2023). 2023 특수교육통계.

교육부, 이화여자대학교 학교폭력예방연구소(2022). 학교폭력 사안처리 가이드북.

구본미, 채철균(2019). 주거환경만족도가 노년기 우울에 미치는 영향: 신체활동의 매개효과를 중심으로. **한국노년학, 39**(4), 781-800.

국립국어원(2003). **표준국어대사전.** 서울: 두산동아.

국정현안점검조정회의(2021). 온국민 마음건강 종합대책: 제2차 정신건강복지기본계획.

권석만(2008). **임상심리학.** 서울: 학지사.

권석만(2010). **현대 이상심리학.** 서울: 학지사.

권석만(2012). **현대 심리치료와 상담 이론.** 서울: 학지사.

권혁제(2001). 고등학교 교사의 갈등요인 및 관리 연구. 동아대학교 교육대학원 석사학위논문.

김경미(2013). 정신보건시설 사회복지사의 인권태도에 관한 연구. 카톨릭대학교 사회복지대학원 석사학위논문.

김교헌(2007). 중독, 그 미궁을 헤쳐 나가기. **한국심리학회지: 건강, 12**(4), 677-393.

김기태, 황성동, 최송식, 박봉길, 최말옥(2013). **정신보건복지론.** 경기: 양서원.

김기현, 서용석, 황명진, 하수정, 김선녀, 최요석(2013). **복지서비스 전달체계 개선방안 연구: 수요자 중심 전달체계 모델개발을 중심으로.** 서울: 국회예산정책처.

김기환, 전명희(2000). 청소년 자살의 특성과 유형에 관한 연구. **한국아동복지학회지, 9**(1), 127-152.

김미영(2011). 정신장애인의 회복모형 연구. 이화여자대학교 대학원 박사학위논문.

김승희(2013). 중학생의 자아탄력성과 자아통제 유형에 따른 성격특성 및 안녕감의 차이. 고려대학교 대학원 석사학위논문.

김아연(2020). 재난피해자의 레질리언스 강화를 위한 재해구호복지 지원활동 실증분석: COVID-19 감염병을 중심으로. 충북대학교 대학원 박사학위논문.

김영기(2020). 구조방정식 모형을 활용한 폭력피해 경험이 인권의식을 매개로 차별가해 행동에 미치는 영향 분석. **한국지식정보기술학회 논문지, 15**(3), 393-404.

김영주(2019). 재난구호 서비스 만족도와 재난지원금 형평성이 재난구호 성과 인식에 미치는 영향. **한국행정연구, 28**(2), 161-186.

김오남(2013). 농촌노인의 건강수준, 사회적 지지와 우울에 관한 연구. **한국가족복지학회지, 8**(2), 5-22.

김윤희, 정광하, 오현수, 신윤수, 양영주, 정은희, 신성희(2009). 정신장애인 부모의 정신건강상태와 가족기능에 관한 연구. **정신간호학회지, 18**(3), 332-340.

김은영, 이우언, 김영아, 김영희, 김이영, 노미라, 이종화, 장현철(2021). **인성과 리더십.** 경기: 양성원.

김이영, 김용성, 문은주, 이기용, 이안근, 이은희(2022). **학교폭력 예방 및 학생의 이해.** 경기: 수양재.

김이영, 이우언, 박성원, 서민호, 오현숙, 이장희, 전대성(2023). **정신건강론.** 경기: 양성원.

김정은(2002). 손자녀를 양육하는 빈곤지역 조부모의 심리 · 정서적 안녕과 영향 미치는 요인. 충남대학교 대학원 석사학위논문.

김정희(1987). 지각된 스트레스, 인지세트 및 대처방식의 우울에 대한 작용: 대학 신입생의 스트레스 경험을 중심으로. 서울대학교 대학원 박사학위논문.

김종배, 김지현, 류혜원, 서민호, 신영미, 오승하, 오은정, 이영희, 전대성, 정복임(2023). **가족복지론.** 경기: 양성원.

김주희(2018). 새로운 사회적 위험에 대한 사회보장전략에 관한 연구: AHP를 통한 전문가 인식을 중심으로. 부산대학교 대학원 석사학위논문.

김진근(2018). 지역사회 재난회복력 구성요소와 재난관리정책 결정요인 분석. 서울시립대학교 대학원 박사학위논문.

김청자, 선우현, 유경훈(2012). **발달심리학의 이해.** 서울: 동문사.

김충렬(2010). 도박중독의 원인에서의 의지적 요인의 연구. **신학과 실천,** 22, 209-254.

김충희(2004). 정신장애인의 인권과 편견. **사회과학연구논총,** 12, 357-373.

김해솔(2022. 02. 06.). 40%가 극단적 선택 생각…'성소수자 청년 정신건강' 위험수위. 파이낸셜뉴스. https://www.fnnews.com/news/202202052123461047.

김현주(2014). 부모의 양육스트레스가 장애인 자녀 학대에 미치는 영향: 사회적 지지의 조절효과를 중심으로. **재활복지, 18**(1), 113-134.

김흥수(2014). 사회복지시설 종사자의 인권의식이 학대행위에 미치는 영향. 대구한의대학교 대학원 박사학위논문.

남정원(2022). 정서인식능력이 청소년의 학교생활적응과 긍정적 정신건강에 미치는 영향: 긍정정서반응의 매개효과. 서울여자대학교 일반대학원 석사학위논문.

대검찰청(2021). **마약류 범죄백서.**

대검찰청(2023). **마약류 범죄백서.**

대한신경정신의학회(2013). 정신이 건강해야 삶이 행복합니다. HIDOC.

목회데이터연구소(2023. 02. 14.). 179호-〈한국 대학생의 사회 의식과 생활 조사〉. http://www.mhdata.or.kr/bbs/board.php?bo_table=koreadata&wr_id=231.

문용린, 문미희, 곽윤정(2002). **인권감수성 지표 개발 연구.** 서울: 국가인권위원회.

민성길(2012). **최신정신의학**(제5판). 서울: 일조각.

박명숙(2002). 아동학대 유발요인으로서 장애아동부모의 스트레스에 관한 연구. **한국사회복지학**, 51, 311-327.

박상현(2016). 재난피해자 지원 강화를 통한 재난복지와 안전 한국 실현. **한국법제연구원**, 53, 19-23.

박상현, 윤지원, 심서영(2015). **재난피해자 삶의 질 측정기술 개발**. 경북: 국립재난안전연구원.

박선환, 박숙희, 이주희, 정미경, 김혜숙(2017). **정신건강론**. 경기: 양서원.

박성은(2016). 인터넷 중독에 영향을 미치는 요인들의 메타분석. 숙명여자대학교 교육대학원 석사학위논문.

박수진, 박경애(2020). 청소년의 인권존중 경험이 삶의 만족도에 미치는 영향: 자아존중감의 매개효과. **학습자중심교과교육연구**, **20**(22), 349-365.

박영주(2017). 정신건강전문가의 소명과 삶의 만족도의 관계: 기본심리욕구의 매개효과. 이화여자대학교 교육대학원 석사학위논문.

박옥임(2009). 농촌지역의 노인학대 위험요인과 사회지원체계. 2009년 한국지역사회생활과 학회춘계학술대회 자료집.

박재연(2010). 청소년의 자살위기와 레질리언스. 이화여자대학교 대학원 박사학위논문.

박필현(2013). 기혼여성이 지각한 원가족 경험이 현재의 가족 레질리언스에 미치는 영향. 경성대학교 대학원 석사학위논문.

박혜숙, 임정희, 성정혜, 신승이, 정정희, 조귀영, 허금희, 허현점(2021). **다문화의 이해와 건강**. 경기: 양성원.

보건복지부(2011). 정신질환실태 역학조사 보고서. 서울대학교 의과대학.

보건복지부(2020). 2020년 보육사업 안내.

보건복지부(2020). 2020년 아동분야 사업안내.

보건복지부(2020). 2020년 아동분야 사업안내 2.

보건복지부(2020). 2020년 장애아동가족지원 사업안내.

보건복지부(2022). 2021년 아동학대 연차보고서.

보건복지부(2022). 2022 보건복지통계연보.

보건복지부(2022). 장애인복지 사업안내.

보건복지부(2023). 2023 정신건강사업안내.

보건복지부, 대한의학회, 국가건강정보포털(2011). 틱장애.

보건복지부, 한국생명존중희망재단(2022). 5개년(2016~2020) 전국 자살사망 분석 결과보고서.

서정표, 조원철, 김계조, 박종윤(2013). 재해구호의 실태와 발전방안에 관한 연구. **방재저널**, 55, 109-123.

성기환, 한승환(2008). 이재민 복지서비스 증진을 위한 통합적 사회복지서비스 전달체계 구축. **정책개발연구**, 8(1), 103-130.

손명자, 배정규(2001). **정신분열병과 가족**. 대구: 정신재활.

손재익(2010). 장애아동 아버지의 양육참여도와 어머니의 양육스트레스가 어머니의 양육효능감에 미치는 영향. **유아특수교육연구**, 10(3), 89-109.

송윤정(2014). 대학생의 전공선택동기, 전공만족도, 교수-학생 상호작용이 대학생활적응에 미치는 영향. 동아대학교 대학원 박사학위논문.

신복기(2016). 재난민복지법의 제정 방향에 관한 연구. **사회복지법제연구**, 7(8), 3-30.

신주연, 이윤아, 이기학(2005). 삶의 의미와 정서조절 양식이 청소년의 심리적 안녕에 미치는 영향. **한국심리학회지 상담 및 심리치료**, 17, 1035-1057.

안성원, 한상철(2013). 도박중독자의 2차 범죄화 예방방안에 관한 연구: 치료 프로그램 중심으로. **한국중독범죄학회보**, 3(1), 90-114.

안소현(2023). 장애인 실태조사와 국민건강영양조사를 이용한 장애인과 비장애인의 만성질환 유병률 및 건강행태 경향 비교. 건국대학교 대학원 박사학위논문.

여성가족부(2019). 청소년매체이용 및 유해환경 실태조사: 가장 최근에 한 가출 기간.

여성가족부(2019). 한부모가족실태조사.

여성가족부(2022). 2021년 인터넷스마트폰 이용습관 진단조사.

여성가족부(2022). 2021년 전국다문화가족실태조사.

여유진(2017). 아동빈곤의 추이와 함의. **보건복지 ISSUE & FOCUS**, 336, 1-8.

오혜경(2008). 인권과 장애인복지실천. **사회복지리뷰**, 13, 27-57.

옥경희(2005). 조부모-손자녀가족 조부모의 손자녀 양육. **한국가정관리학회지**, 23(3), 103-114.

유성경, 박은선, 김수정, 조효진(2014). 삶의 의미와 정신건강과의 관계에 관한 메타분석: 1997년-2013년 국내연구를 중심으로. **한국심리학회지 일반**, 33(2), 441-465.

윤경아, 심우찬(2015). 원조전문직 직무관련 삶의 질 수준과 관련요인에 관한 국외 문헌연구. **사회과학연구**, 54, 195-230.

윤정아(2015). 사회적 지지가 청소년 학교폭력 가해행동에 미치는 영향. 서남대학교 대학원 석사학위논문.

이건협(2007). 조직 내 커뮤니케이션 유형과 갈등관리방식의 관계에 관한 연구. 단국대학교 행정법무대학원 석사학위논문.

이경숙(2017). 중독 음악치료. 제22차 한국음악치료학회 정기학술대회 자료집, 49-56.

이경순(2013). 경찰조직의 갈등관리방안에 관한 연구: 갈등유형이 조직유효성에 미치는 영향을 중심으로. 단국대학교 대학원 박사학위논문.

이경우, 김경희(2007). **커뮤니케이션과 대인관계**. 서울: 역락.

이광숙(2016). 자살시도 경험 후기 고령노인의 레질리언스에 관한 근거이론적 접근. 한림대학교 대학원 박사학위논문.

이근희(2014). 동료지원활동에 참여한 정신장애인의 회복과정에 관한 근거이론 연구. 서울여자대학교 대학원 박사학위논문.

이기원, 정혜선, 남미애, 전영신, 임채윤, 오함초롬(2023). **인간행동과 사회환경**. 경기: 양성원.

이덕희(2014). 학생의 학교폭력경험과 학교폭력태도 간의 관계: 인권의식 및 촉진적 의사소통의 매개효과. **학교사회복지**, 27, 221-252.

이동욱(2018). 정신건강증진시설 종사자의 인권의식에 영향을 미치는 요인에 관한 연구. 대전대학교 사회복지대학원 석사학위논문.

이미애(2011). 노인 우울에 영향을 미치는 요인: 건강요인과 가족요인의 상대적 영향력을 중심으로. **한국지역사회생활과학회지**, **22**(4), 623-635.

이민규, 김교헌, 김정남(2003). 도박중독 실태와 중독자의 심리사회적 특성. **한국심리학회지**, **8**(2), 399-414.

이민아, 김지범, 강정한(2011). 동거형태와 한국노인의 삶의 질 만족도: 자녀와의 관계 만족도가 갖는 매개효과. **한국보건사회학회지**, 29, 41-67.

이상일(1997). **(치매가 무섭다고요?)치매! 빨리 알면 쉬워요**. 서울: 동학사.

이샛별(2017). 중학생의 인권침해 피해경험이 차별가해행동에 미치는 영향: 인권의식의 매개효과를 중심으로. 이화여자대학교 대학원 석사학위논문.

이선미(2017). 독거노인의 고독감이 죽음불안에 미치는 영향: 사회적 지지의 조절효과를 중심으로. 목원대학교 대학원 석사학위논문.

이수정(2020). 북한 이탈주민과 남한 주민 간 질병 및 의료이용 현황 비교: 국민건강보험공단자료를 이용하여. 고려대학교 대학원 석사학위논문.

이용표(2000). 지역사회정신보건프로그램이 정신장애인의 재활효과에 미치는 영향. 서울대학교 대학원 박사학위논문.

이재욱(2012). 학교폭력의 원인과 해결방안: 학교폭력예방 및 대책에 관한 법률의 실효성 검토와 법교육의 중요성 인식을 중심으로. 고려대학교 교육대학원 석사학위논문.

이재은(2000). 한국의 위기관리정책에 관한 연구: 집행구조의 다조직적 관계 분석을 중심으로. 연세대학교 대학원 박사학위논문.

이재은(2014). 법안리뷰: 재난 및 안전관리 기본법의 분석과 정비 방안: 가치, 책임, 현장, 전문성, 통합성을 중심으로. **한국의회발전연구회 의정연구,** 43, 271-278.

이정숙(2013). 정신장애인 회복 측정도구 개발 및 평가. 공주대학교 대학원 박사학위논문.

이해국, 이보혜(2013). 4대 중독 원인 및 중독 예방 정책. **보건복지포럼,** 200, 30-42.

이혜자, 박경애(2009). 농촌노인의 가족관계망 유형과 생활만족도. **한국노년학회지, 29**(1), 291-307.

임승권(1995). **교육심리학**. 서울: 동문사.

장경희(2018). 노인장기요양시설 요양보호사의 노인인권의식에 여향을 미치는 요인. 광운대학교 상담복지정책대학원 석사학위논문.

장기연, 이은진, 강미영(2020). 국내 노인들의 신체적 활동 유형별 참여와 건강 관련 요인 연구. **대한지역사회작업치료학회지, 10**(2), 47-61.

장선철(2002). **특수유아의 이해와 교육**. 서울: 동문사.

장용언(2019). 대학생의 취업스트레스가 정신건강과 자살행동에 미치는 영향: 자아탄력성의 매개효과와 성별의 다집단 분석. 위덕대학교 일반대학원 박사학위논문.

장은영(2008). 인지-행동적 음악치료 금연프로그램이 흡연청소년의 자아존중감과 금연 동기유발에 미치는 영향. 성신여자대학교 대학원 석사학위논문.

전정희(2010). 북한이탈주민의 건강신념이 건강행위에 미치는 영향. 한국방송통신대학교 대학원 석사학위논문.

전진아, 채수미(2023). 제5차 자살예방 기본계획의 주요내용과 향후 과제. 보건복지포럼, 58-69.

전혜숙(2020). 아동학대가 청소년의 자아존중감에 미치는 영향: 인권의식과 우울의 매개효과를 중심으로. **청소년복지연구, 22**(4), 37-42.

정지범(2014). 현행 재난 정책의 문제점과 정책방향: 재난피해자 보상 및 구호를 중심으로.

한국재정학회 학술대회 논문집, 34-52.

조광희(2007). 역할극을 활용한 집단음악활동이 흡연 청소년의 금연 자기효능감 증진에 미치는 영향. 숙명여자대학교 음악치료대학원 석사학위논문.

조원섭(2017). 결혼이주여성의 정신건강증진에서 레질리언스의 의의: 요인과 과정을 중심으로. 서울대학교 대학원 박사학위논문.

조윤자(2007). 청소년의 자아정체감, 우울, 인지적 와해 및 자살사고: 문제해결과 사회적지지의 조절효과. 경남대학교 대학원 석사학위논문.

주혜선, 조윤화, 안현의(2016). 정신건강전문가용 한국판 전문가 삶의 질 척도(K-ProQOL 5)의 타당화. **인지행동치료, 16**(3), 269-298.

주혜윤(2009). 인터넷 중독 청소년의 자기효능감 향상을 위한 즉흥연주 사례연구. 이화여자대학교 교육대학원 석사학위논문.

중독포럼(2013). 중독포럼 1월. 신년세미나 자료집.

중독포럼(2016). 인터넷 게임중독, 개인의 문제인가, 사회의 문제인가?. 제33차 10월 포럼 자료집.

중독포럼(2017). 균형과 조절 사회로 가기 위한 대선캠프 중독 정책 토론회 정책 제안 및 질의서.

지옥연(2018). 대학생의 취업스트레스, 인지적 유연성, 사회적 지지, 우울 및 자살사고 간의 구조적 관계분석. 동아대학교 대학원 박사학위논문.

질병관리청(2023). 2022 지역건강통계 한눈에 보기.

최명애, 이명선, 최정안, 신기수(2012). 북한이탈주민의 건강지식, 건강증진행위 및 건강증진행위에 영향을 주는 요인. **한국간호학회, 42**(5), 622-631.

최원석(2008). NA12단계 프로그램이 치료공동체입소 약물중독자의 자아존중감 향상에 미치는 영향. 평택대학교 상담대학원 석사학위논문.

최준호, 최충익(2018). 대도시 소방행정의 대규모 재난대응 전략과 함의. **한국지적정보학회지, 20**(3), 49-56.

통계청(2021). 사회보장정보시스템(행복e음) 연도 말 기준.

통계청(2022). 2022 고령자 통계.

통계청(2022). 인구주택총조사.

통계청(2023). 2022년 인구동향조사: 출생 · 사망통계.

통계청(2023). 2022년 혼인 · 이혼 통계.

통계청, 여성가족부(2021). 2021 청소년 통계.

통일부(2019). 2019년도 북한이탈주민 정착지원 시행계획.

하솔잎, 전진아, 이수정, 고제이, 주인중, 황안나(2022). **자살예방 전달체계 개편 연구.** 세종: 한국보건사회연구원.

하정(1997). 정서표현 성향과 스트레스 평가 및 대처가 우울에 미치는 영향: 정서, 사고, 행동영역의 통합적 고찰. 이화여자대학교 대학원 석사학위논문.

한국도박문제관리센터(2016). 잃어버린 나를 찾는 희망안내서 1(www.kcgp.or.kr).

한국도박문제예방치유원(2022). 2022년 청소년 도박문제 실태조사.

한국산업인력공단(2016). 대인관계능력 학습자용 워크북.

한국산업인력공단(2016). 문제해결능력 교수자용 워크북.

한국정보화진흥원(2015). 2015년 인터넷 과의존 실태조사.

한국정보화진흥원(2016). 2016년 인터넷 과의존 실태조사.

한동우(2006). 우리나라 재해구호체계의 문제점과 해결 과제: 재난 피해자들에 대한 실질적 지원과 민간 부분의 구호체계 네트워킹. **한국위기관리논집, 2**(2), 36-51.

행정안전부(2019). 2020 재해구호계획 수립지침.

허은실(2010). 노인인권개념 및 학대에 관한 고찰. 한서대학교 정보산업대학원 박사학위논문.

홍영수(2004). 청소년의 자살행동에 대한 생활스트레스와 심리사회적 자원의 영향. 연세대학교 대학원 박사학위논문.

황하성, 손승혜, 최윤정(2011). 이용자 속성 및 기능적 특성에 따른 스마트폰 중독에 관한 탐색적 연구. **한국방송학보, 25**(2), 227-313.

American Psychology Association(2008). Answer to your questions for better understanding of sexual orientation and homosexuality.
https://www.apa.org/topics/lgbtq/orientation.

American Psychological Association(2012). Guidelines for psychological practice with lesbian, gay, and bisexual clients. *American P sychologist,* 67, 10-42. doi: 10.1037/a0024659

American Psychiatric Association(2015). **DSM-5. 정신질환의 진단 및 통계편람.** 제5판. [Diagnostic and statistical manual of mental disorders](권준수 외 역). 서울: 학지사(원저 출간: 2013).

American Psychological Association(2015). *APA dictionary of psychology* (2nd ed.). Washington, DC: Author.

American Psychological Association(2023). Understanding transgender people, gender identity and gender expression.
https://www.apa.org/topics/lgbtq/transgender-people-gender-identity-gender-expression

American Society of Addiction Medicine(2011). Retrieved from
https://www.asam.org/resources/definition-of-addiction

Anthony, W. A. (1993). Recovery from mental illness: The guiding vision of the mental health service system in the 1990s. *Psycho social Rehabilitation Journal, 16*(4), 11-23.

Arkoff, A. (1968). *Adjustment and mental health.* New York: McGraw-Hill.

Bagnardi, V., Blangiardo, M., La Vecchia, C., & Corrao, G. (2001). A meta-analysis of alcohol drinking and cancer risk. *British Journal of Cancer, 85*(11), 1700-1705.

Bellack, A. S. (2006). Scientific and consumer model of recovery in schizophrenia: Concordance, contrasts, and implications. *Schizophrenia Bulletins, 32*(3), 432-442.

Block, J. H. & Block, J. (1980). The role of ego-control and ego-resiliency in the organization of behavior, In W. A. Collins (Ed.), *Development of cognition, affect, and social relations: Minnesota Symposia on Child Psychology* (Vol. 13, pp. 39–101). Hillsdale, NJ: Erlbaum.

Block, J. H.& Kremen, A. M. (1996). IQ and ego-resiliency: Conceptual and empirical connections and separateness. *Journal of Personality and Social Psychology, 70*(2), 349-361.

Borgogna, N. C., McDermott, R. C., Aita, S. L., & Kridel, M. M. (2019). Anxiety and depression across gender and sexual minorities: Implications for transgender, gender nonconforming, pansexual, demisexual, asexual, queer, and questioning individuals. *Psychology of Sexual Orientation and Gender Diversity, 6*(1), 54–63.
https://doi.org/10.1037/sgd0000306

Boss, P. G. (1988). Family Stress: Perception and context. In M. B. Sussman & S. K. Steinmetz (Eds.), *Handbook of marriage and the family* (pp.695-723). New York: Plenum.

Carter, B., & McGoldrick, M. (1997). **가족생활주기와 가족치료.** [The Changing Family Life Cycle: A Framework for Family Therapy] (정문자 역). 서울: 중앙적성출판사(원저출간: 1988).

Catalano, R. F., Berglund, M. L., Ryan, J. A., Lonczak, H. S., & Hawkins, J. D. (2004). Positive Youth Development in the United States: Research Findings on Evaluations of Positive Youth Development Programs. *The Annals of the American Academy of Political and Social Science, 591*(1), 98-124.

Comfort, L. K. (1988). *Designing policy for Action: The Emergency. Management System.* Managing Disaster, North Carolina: Duke University Press.

Cooley, M. L. (2012). **아동정신건강과 통합교육.** [Teaching kids with mental health & learning disorders in the regular classroom] (최나야, 최인화 역). 서울: 학지사(원저출간: 2007).

Dacey, M., Baltzell, A., & Zaichkowsky, L. (2008). Older adults' intrinsic and extrinsic motivation toward physical activity. *Am J Health Behav, 32*(6), 570–582.

Davidson, L., & Roe, D. (2007). Recovery from versus recovery in serious mental illnesses: One strategy for lessening confusion plaguing recovery. *Journal of Mental Health, 16*(4), 1-12.

Deegan, P. E. (1988). Recovery: The lived experience of rehabilitation. *Psychosocial Rehabilitation Journal, 11*(4), 11-19.

Deutsch, M. (1973). *The resolution of conflict.* New Haven: Wale University Press.

Durkheim, E. (2008). **자살론.** [Suicide] (황보종우 역). 경기: 청아출판사(원저출간: 1897).

Durkheim, E. (1951). *Suicide: A Study in sociology.* London: The Free press(Original work Published 1897).

Egeland, B., Carlson, E., & Sroufe, L. A. (1993). Resilience as process. *Development and Psychopathology, 5*(4), 517-528.

Egger, O., & Rauterberg, M. (1996). Internet behavior and addiction. Semester thesis(Swiss Federal Institute of Technology, Zurich, 1996).

Feinstein, B. A., Hurtado, M., Jr., Dyar, C., & Davila, J. (2021). Disclosure, minority stress, and mental health among bisexual, pansexual, and queer (bi+) adults: The roles of primary sexual identity and multiple sexual identity label use. Psychology of Sexual

Orientation and Gender Diversity. Advance online publication. https://doi.org/10.1037/sgd0000532

Fritz, C. E. (1961). Disaster. Institute for Defense Analyses, Weapons Systems Evaluation Division.

Gainor, K. A. (2000). Including transgender issues in lesbian, gay, and bisexual psychology: Implications for clinical practice and training. In B. Ife, J. *Human rights and social work*. New York: Columbia University Press.

Garmezy, N. (1993). Children in poverty: resilience despite risk. *Journal of psychiatry, 56*, 127-136.

Garmezy, N. (1994). Reflections and commentary on risk, resilience, and development. In R. J. Haggerty, L. R Sherrod, N. Garmezy, & M. Rutter (Eds.), *Stress, risk and resilience in children and adolescents*. New York Cambridge: Cambridge University Press.

Goldberg, I. (1996). Internet addiction disorder. *Retrieved November,* 24, 2004.

Greene, B., & Croom, G. L. (Eds.). (2000). *Education, research, and practice in lesbian, gay, bisexual, and transgendered psychology* (Vol. 5). Thousand Oaks, CA: Sage.

Griffiths, M. D. (1999). Internet addiction: Internet fuels other addictions. *Student British Medical Journal, 7*(1), 428-429.

Hackney, C. H., & Sanders, G. S. (2003). Religiosity and mental health: A meta-analysis of recent studies. *Journal for the scientific study of religion, 42*(1), 43-55.

Harding, C. M. (1988). Course types in schizophrenia: Analysis of European and American studies. *Schizophrenia Bulletin*, 14, 633-643.

Hawkins, J. D., Catalano, R. F., & Miller, J. Y. (1992). Risk and protective factors for alcohol and other drug problems in adolescence and early adulthood: Implications for substance abuse prevention. *Psychological Bulletin*, 112, 64-105.

Herrman, H., Stewart, D. E., Diaz-Granados, N., Berger, E. L., Jackson, B., & Yuen, T. (2011). What is resilience?. *The Canadian Journal of Psychiatry, 56*(5), 258-265.

Jacobson, N., & Curtis, L. (2000). Recovery as policy in mental health services: Strategies emerging from the states. *Psychiatric Rehabilitation Journal, 23*(4), 333-341.

Kaiser, B., & Rasminsky, J. S. (2013). **유 · 아동기 문제행동 예방 및 지도**, 제3판. [Challenging behavior in young children: Understanding, preventing, & responding effectively, 3rd Edition](이병인, 윤미경, 이지예, 강성리 역). 서울: 시그마프레스(원저출간: 2011).

Kavale, K. A., & Forness, S. R. (1995). *The Nature of Learning-Disabilities: Critical Elements of Diagnosis and Classification.* Mahwah, NJ: Lawrence Erlbaum Associates.

Kazdin, A. E. (1993) Adolescent Mental Health Prevention and Treatment Programs. *American Psychologist,* 48, 127-141.

Kempe, C., Silverman, F. N., Steele, B. F. et al. (1962). The battered child syndrome. *Journal of the American Medicinal Association,* 181, 105-112.

Keyes, C. L. M. (1998). Social well-being. *Social psychology quarterly*, 121-140.

Keyes, C. L. M. (2002). The Mental Health Continuum: from Languishing to Flourishing in Life. *Journal of Health and Social Research*, 43, 207-222.

Keyes, C. L. M. (2005). Mental Illness and/or Mental Health? Investigating Axioms of the Complete State Model of Health. *Journal of Consulting and Clinical Psychology*, 73, 539-548.

Keyes, C. L. M. (2007). Promoting and Protecting Mental Health as Flourishing: A Complementary Strategy for Improving National Mental Health. *American Psychologist, 62*(2), 95-108.

Keyes, C. L. M., & Lopez, S. J. (2002). Toward a Science of Mental Health. *Handbook of Positive Psychology*, 45-59.

King, M., Semlyen, J., Tai, S. S., Killaspy, H., Osborn, D., Popelyuk, D., & Nazareth, I. (2008). A systematic review of mental disorder, suicide, and deliberate self harm in lesbian, gay and bisexual people. BMC P sychiatry, 8, https://doi.org/10.1186/1471-244X-8-70

Kropf, N. P. (1997). Older parents of adults with developmental disabilities: Practice issues and service needs. *Journal of family psychotherapy, 8*(2), 37-54.

Kuo, W. H., Gallo, J. J., & Tien. A. Y. (2001). Incidence of suicide ideation and attempts in adults: The 13-year follow-up of a community sample in Baltimore, Maryland. *Journal of Psychological Medicine, 31*(7), 1181-1191.

Lazarus, R. S. (1976). *Pattern of adjustment.* New York: McGrow-Hill.

Lazarus, R. S. & Folkman, S. (1984). *Stress, Appraisal, and Coping*. New York: Springer.

Liberman, R. P., & Kopelowicz, A. (2005). Recovery from schizophrenia: A criterion-based definition (pp.3-17), In *Recovery in mental health*. edited by R. Ralph and P. Corrigan. Washinton: American Psychological Association.

Litchfield, B., & Litchfield, N. (2002). **기독교 상담과 가족치료** 4. [Christian counselling & family therapy](정동섭 역). 서울: 예수전도단(원저출간: 2000).

Luthans, F. (1985). *Organizational Behavior* (3rd). New York: McGraw Hill.

Mcloughlin, D. (1985). A Framework for Integrated Emergency Management. *Public Administration Review*, 45, 165-172.

Nestler, E. J. (2005). Is there a common molecular pathway to addiction?. *Nature Neuroscience*, *8*(11), 1445-1449.

OECD(2019). Society at a Glance 2019: OECD Social Indicators, OECD Publishing, Paris, https://doi.org/10.1787/soc_glance-2019-en.

Orford, J. (2001). Conceptualizing addiction: addiction as excessive appetite. *Addiction*, 96, 15-31.

Pellicane, M. J., Ciesla, J. A. (2022, February 14). Temporal Trends in Rates of Depression, Anxiety, and Suicidality Among Cisgender Sexual Minority and Heterosexual College Students. Psychology of Sexual Orientation and Gender Diversity. Advance online publication. https://doi.org/10.1037/sgd0000563

Petak, W. J. (1985). Emergency Management: A Challenge for Public Administration. *Public Administration Review*, 45, 3-7.

Rest, J. R. (1983). *Morality. Handbook of child psychology*(volume 3). New York: Praeger.

Richardson, G. E. (2002). The metatheory of resilience and resiliency. *Journal of clinical psychology*, *58*(3), 307-321.

Ryan, R. M., & Deci, E. L. (2001). On Happiness and Human Potentials: A Review of Research on Hedonic and Eudaimonic Well-being. *Annual Review of Psychology*, *52*(1), 141-166.

Ryff, C. D. (1989). Happiness is Everything, or is it? Explorations on the Meaning of Psychological Well-being. *Journal of Personality and Social Psychology*, *57*(6),

1069-1081.

Savolainen, V. T., Liesto, K., Männikkö, A., Penttilä, A., & Karhunen, P. J. (1993). Alcohol consumption and alcoholic liver disease: evidence of a threshold level of effects of ethanol. *Alcohol Clin Exp Res,* 7, 1112-1117.

Schilt, K., & Westbrook, L. (2009). Doing gender, doing heteronormativity: "Gender normals," transgender people, and the social maintenance of heterosexuality. *Gender & Society, 23*(4), 440–464. https://doi.org/10.1177/0891243209340034

Selye, H. (1963). Stress and adaptation. *Indian Medical J,* 57, 132-135

Shneidman, E. S. (1985). *Definition of Suicide.* New York: Wiley.

Skovholt, T. M. (2001). *The resilient practitioner: Burnout prevention and self-care strategies for counselors, therapists, teachers, and health professionals.* Needham Heights, MA: Allyn & Bacon.

Song, L.-y., & Shih, C.-y. (2009). Factors, process and outcomes of recovery from psychiatric disability: the unity model. *International Journal of Social Psychiatry, 55*(4), 348-360.

Staples, L. H. (1990). Powerful ideas about empowerment. *Administration in Social Work, 14*(2), 29-42.

Stein, D. J. (1997). Internet addiction, Internet psychotherapy. *The American Journal of Psychiatry, 154*(6), 890.

Suler, J. (1996). The Psychology of Cyberspace. Retrieved from http://www-usr.rider.edu/~suler/psycyber/cybaddict.html

Thiersch, H. (1995). *Lebenswelt und Moral. Beiträge zur moralischen Orientierung sozialer.* Arbeit. Weinheim & München: Juventa.

Thomas, K. W., & Kilmann, R. H. (1975). *Thomas-Kilmann Conflict mode in strument.* New York: XICOM, Tuxe do.

United Nations International Strategy for Disaster Reduction(UNISDR, 2015). Global Assessment Report.

Vasak, K. (1982). *The International dimensions of human rights.* Paris: Greenwood Press Unesco.

Werner, E. E. (1995). Resilience in development. *Current Directions in Psychological Science,*

4(3), 81-84.

Whitley, R. (2014). Introducing recovery. *Canadian Journal of Psychiatry, 59*(5), 233-235.

Wilson, L. C., & Liss, M. (2022). Safety and belonging as explanations for mental health disparities among sexual minority college students. *Psychology of Sexual Orientation and Gender Diversity, 9*(1), 110–119. https://doi.org/10.1037/sgd0000421.

World Health Organization(1946). Preamble to the Constitution of the World Health Organization as adopted by the International Health Conference, New York, 19-22 June1946; signed on 22 July 1946 by the representatives of 61 States(Official Records of the Wolrd Health Organization, no. 2, p. 100) and entered into force on 7 April 1948.

World Health Organization(2005). Promoting mental health: Concepts, emerging evidence, practice: Summary report.

World Health Organization(2016). Mental health: Strengthening our response(Fact Sheet). Retrieved November, 4, 2018, from http://www.who.int/mediacentre/factsheets/fs220/en/

Young, K. S. (1996). Internet addiction: The emergence of a new clinical disorder. *Cyber Psychology and Behavior, 1*(3), 237-249.

Zubin, J., & Spring, B. (1977). Vulnerability: A new view of schizophrenia. *Journal of Abnormal Psychology,* 86, 103-126.

찾아보기

저 / 자 / 소 / 개

■ 정명희

평택대학교 대학원 사회복지학박사
현, 중원대학교 사회복지학과 교수
〈저서〉 아동복지론, 가족복지론, 가족상담 및 가족치료 외

■ 김안식

한림대학교 사회복지대학원 사회복지학석사
한신대학교 대학원 목회학박사
현, 세한대학교 사회복지상담학과 초빙교수
〈저서〉 장애인복지론, 사회복지실천기술론. 사회복지와 문화다양성 외

■ 박서진

단국대학교 경영대학원 경영학석사
극동대학교 대학원 경영학박사 재학 중
현, 강동대학교 창업경영학과 교수

■ 오은주

광주대학교 대학원 보건학박사
현, 동아보건대학교 사회복지전공 교수

■ 윤명길

서울신학대학교 일반대학원 사회복지학박사
현, 강동대학교 글로컬사회복지과 겸임교수
〈저서〉 사회복지법제와 실천, 사회문제론, 빈곤이해의 기초 외

■ 이영희

청주대학교 대학원 사회복지학박사
현, 대전과학기술대학교 보건복지상담과 교수
〈저서〉 가족복지론, 노인복지론, 지역사회복지론 외

■ 이용환

한서대학교 대학원 사회복지학박사
현, 혜전대학교 사회복지과 교수
〈저서〉 사회복지학개론, 지역사회복지론, 정신건강론 외

■ 주민경

호서대학교 벤저대학원 노인복지학박사
현, 호서대학교 평생교육원 사회복지학과 교수
〈저서〉 지역사회복지론, 사회복지와 문화다양성, 사회문제론 외

정신건강론

1판 1쇄 인쇄 — 2024년 2월 20일
1판 1쇄 발행 — 2024년 2월 25일

저　　자 - 정명희 김안식 박서진 오은주
　　　　　 윤명길 이영희 이용환 주민경
발 행 인 - 강성민
발 행 처 - 수양재
주　　소 - 경기도 파주시 검산로 173번길 29-12
전　　화 - 031-946-3863(代)
팩　　스 - 031-946-3864
이 메 일 - syjpub@naver.com
출판등록 - 2016년 6월 3일 제 406-2016-000069 호

ISBN 979-11-89457-32-7

정가 23,000원